如何有尊严地离去？

关于临终、死亡与安宁疗护的社会学研究

In Search of a "Good Death":
A Sociological Study of Dying, Death and Hospice Care in Contemporary China

涂 炯 ◎著

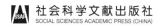

社会科学文献出版社
SOCIAL SCIENCES ACADEMIC PRESS (CHINA)

·

序

从 2014 年底至今我一直在一所肿瘤医院进行田野调查。过去几年里遇到的不少癌症患者已经离世，也有很多患者的人生故事还在继续，这些在肿瘤医院治好或者治不好的患者出院后去了哪里？怎么度过日后的每一天？我的一位老朋友因为家人患癌的经历，在看到我关于癌症患者的图书后，问我"如何处理癌症后期的问题研究了吗？我很想知道怎么面对和处理"，这一问难倒了我。毕竟在研究癌症患者的经历时，我并没有延续到癌症末期及家属将要面临的患者死亡的问题，虽然这个议题已经在研究中凸显。现实中，癌症晚期患者往往没有合适的地方可去，他们在家或到基层医疗机构、中医院、民族医院度过生命的最后时光，而这些机构在缓解癌痛等身体症状方面的技术、设备和措施可能并没有充分发展起来。即便是面临死亡，我们也希望临终患者在没有太大痛苦的情况下离开，这就需要探究如何更好地改善国人的死亡质量。对癌症患者的追踪研究引导我从 2017 年开始探究临终与死亡的议题，探究在中国推动安宁疗护与发展临终照护的本土实践。

周围有朋友知道我在做关于癌症患者及临终照护的课题，会以请教的姿态来找我打听，应该如何与身患绝症的朋友互动，如何提供安慰，如何面对亲人将要或已经去世的困境，如何走出丧亲阶段。而这些问题实则是我的困扰，也是推动我持续研究的动力，因为这些常常是人们生命中陌生的、不熟悉的经历，也在社会讨论中不常见到，但它们是每个人或早或晚会经历的，而一旦经历应该怎么办？这项研究也推动我一路回忆和反思，想起不少生活中遇到的亲友离世的情况：小学同桌在一个寒假后再也没有回来上学，后来听说她得了白血病，不久离世了，而我们在放假前领成绩单的时候还在比谁考的 100 分更多；一个高中好友在进入大学后突患重疾，我们几个同学还计划着从各自大学所在的城市赶回成都看她，还没来得及成行，她就离世了。她从发病到离世仅仅一个多月。后来听她妈妈说在最后时刻是她自己拿掉了氧气面罩，告诉弟弟代她照顾父母，然后让父母放她"离开"。我一直不明白为什么这个好友在最后关头会自己拿掉氧气面罩，直到我开始研究癌症患者，了解了不少人遭遇的苦痛以及对死亡的想法，才有点明白。如果前述同学的死亡来得突然，生活中遇到的另一些死亡则显得"自然"些：家里祖辈的离世，有的在卧床很久之后离世，有的在疾病突然发作之后离世，这些死亡伴随着整个家族的紧急动员和团聚，伴随着各种公开的丧葬仪式。这些延续一段时间的仪式过程以及众人的团聚也让个人的悲伤慢慢被稀释，变成怀念和怀想。而前述我的小学同桌和高中好友在死亡"本不该"发生的年龄离世，这让亲友更加难以释怀和悲痛。直面死亡对我冲击最大的还是 2021 年参加的一场追悼会，记忆中活生生的充满魅力的青年老师突然离世，再次见到时是躺在殡仪馆里的遗体，已经和记忆中的样子全然不同。年迈的父母与幼子送别壮年的场景让我止不住泪流。这种场景让参加追悼会的每一个年轻人反观自己的处境，它警醒着我们更要珍惜生命、身体与健康。毕竟在生命面前，其他很多东西看起来虚无缥缈、可有可无。这也是我在做癌症患者研究时的深刻感受，病人无论过去如何身居高位，在疾病面前一样无力、无助、无奈……

死亡让我们看到生命的脆弱性和人类共有的特性。我的一个老朋友晓华跟我提及他作为癌症患者家属的经历，感慨地说"你现在研究的这个领域很深沉，不过人生也能早早就豁达了"，这或许是他自己作为癌症照护者的心境，但也是我的切身感受。虽说不上有多豁达或通透，但研究确实启发我改变生活态度。它让我深刻地理解到人生除了生死其他都是可以解决的事情，生活中没有什么是不可以化解的障碍。它让我慢慢改变自己，对生命中可有可无的东西不太在意，让我希望自己可以成为一个更纯粹的人，未来可以做得比现在更好一点。我的一个学生在看完电影《送你一朵小红花》后给我留言："老师，活着的每一天就是幸福。"这不仅仅是这个学生身患重病并恢复后看到一部电影的感慨，也是当下很多人的感受：在疫情等影响越来越多的人、猝死等意外事件被频繁报道、生活中猝不及防的事件突兀地呈现在每一个人面前时，活着本身就是意义，值得珍惜。看起来有些无奈的活命哲学启发普通人更加珍惜生活的日常。

这本书能够出版，我要感谢很多人：我的同事、朋友、合作者、学生。首先要感谢我的前同事、朋友陈家建老师对本书出版的资助，陈家建老师为人为学沉稳、真诚，是我一直以来学习的榜样。感谢我的朋友梅笑老师，我们多年来的长期合作和她提出的真诚意见，让我对研究议题不断深入思考；我们都是挣扎在养娃和做学术研究中的妈妈，一起合作的过程让我们（在时间上和智力上）彼此帮助和互相弥补，给我带来诸多鼓舞。在中山大学，我得益于社会学与人类学学院很多同事在研究和工作中的帮助与支持。感谢梁玉成老师多年来的支持与帮助，他不仅仅是同事、师长，更是真诚的分享者，他跟我讲述的他的那些个人经历和人生感悟深深地刻在我的脑海里，成为我研究中时刻回放的声音。感谢贺立平老师，他引领我接触到益先社会工作研究院，我多次搭乘贺老师的车跟益先的工作人员一起去不同机构探访，这些都构成了本书重要的资料来源。在我隔壁办公室的王宁老师如同一盏明灯，永远在安心地做着学问，同样是我学习的榜样。王宁老师退休后隔壁很少出现他的身影，但我希望自己以后成为他的样子，让学术成为融入生活的习惯与热爱。同样在我办公室隔壁、温暖的方芗老师在工作和生活中给我提供无数的建议，我们日常见面碰到后可随时讨论，让我遇到问题第一个就想到她。办公室另一侧的王兴周老师则给予了我很多无私的帮助，让我在刚进入中山大学时感觉它并不是一个陌生的环境。还要感谢人类学系的程瑜和余成普两位老师，从我进入中山大学工作至今，多年来他们一直帮助和提携我，让我的研究和工作走得更顺。这本书的内容写作大部分是在英国兰卡斯特这个小城完成的。在兰卡斯特大学我受益于我的同学、朋友胡扬老师的激励与启发。他几年前邀请我去兰卡斯特大学开会，后邀请我来访学，在我访学这一年他成为兰卡斯特大学最年轻的教授之一，也是英国社会学界为数不多的华人教授。每次聊天看到他的工作状态、他对自己的严格要求以及对学界的点评后，我对自己的要求会更严格一些，也更清晰地看到自己未来努力的方向。

本书的内容及研究也归功于我才华横溢的学生们，他们在不同时期启发、激励甚至推动着我往前走，不断更新自己：我的合作者及博士生田甜就安宁疗护给我带来很多个人的和行业的信息，本书的很多内容都是同她一起去机构调研、探访、交流获得的；我的硕士研究生黎子莹跟我一起完成我的课题，收集了一大批护士从事临终照护的资料；李明慧同样帮我收集了很多护士关于死亡、临终看法的资料；史晗靖则收集了本书中不少医生对临终、死亡和安宁疗护的看法和经历；畅雨竹从本科开始到研究生阶段一直跟我在肿瘤医院做调查，给我带来很多启发和我看不到的视角；刘节很早就跟我研究丧亲之痛并亲身参与安宁疗护志愿者的陪伴探访活动，给我带来很多新的信息；陈欣写本科毕业论文时就开始做死亡地点的研究，跟我在康市医院做调研，工作后还继续给我提供与殡仪相关的信息，开阔了我的视野。我的本科学生王琦、杨威鹏、张子渝等，跟我做专业实习时收集了不少有关安宁疗护志愿者、丧葬仪式及临终照护护工等方面的资料；杨艺涵、周心怡同样跟我做专业实习，协助我收集了不少有关护士对临终和死亡的态度及看法的资料……我也尝试邀请不同时期的合作者或学生跟我一起来完成本书，但因为毕业离校、已参加工作等种种原因，大多数人都只能参与一下就离开了。虽然没有人同我一路一直把这个课题及书稿完成下去，但正因为有上面这些同学在不同时期参与进来，从各个方面协助我收集了大量的资料，我才有机会利用丰富的信息完成本书。另外，上面提到的三个学生还提供了更多协助：陈欣对第四章死亡地点的部分国内文献做了梳理，黎子莹整理并分析了部分护士的访谈及第七章安宁疗护的一些制度背景，田甜整理了第七章关于安宁疗护的部分政策资料及文献格式。

关于"临终医护制度与实践"的研究我完成得很困难，就在于死亡话题的难以启齿，以及观察的艰难；后来因为新冠疫情，进入医疗及养老机构也变得困难。多亏了来自行业内部的从业者的帮助。感谢接纳和帮助我做研究的医务人员：吴小兰主任、罗兰主任、李景秋护士长、曾建平医生、曹伟华主任、王瑞总监、沈曼璇护士、程维护士长、周宁宁教授、谢焯熙主任、赵一凡医生、胡艳霞护士长、元刚教授、钟就娣护士长及其科室的姑娘们等。罗兰主任多年来无私地跟我分享很多自己从事安宁疗护的经历，并且让我有机会亲身体会跟护士上门的工作。感谢益先社会工作研究院，让我这些年持续地接触到广州和佛山地区最前沿的实务经验，以及来自全国各地的安宁疗护从业者。感谢从事安宁疗护事业的王化明老师，他将我拉入他建立的"长照与安宁疗护"微信群，让我得以了解到"末期养老照护人"在日常工作中面临的困境。也谢谢史晨瑾记者，她跟我分享自己报道中遇到的故事，帮我更好地看到临终患者的困境。在完成这项研究及写作本书的过程中，我和沈曼璇、黎子莹合作了关于护士面对死亡的英文论文，我和梅笑合作了关于中国安宁疗护本土化发展所面临的困境与挑战的研究。这些合作促使我不断深入反思本书的内容，一些未尽的讨论则在论文中继续深化，在此再次感谢我的合作者们。最后，我要感谢我的家人，他们习惯了我面对电脑打字的身影，包容并给予我时间安心写作，才让我有机会完成本书。

涂 炯

2023 年 7 月初稿

2024 年 2 月最后修改

目　录

第一章 绪论

一 研究背景

随着现代社会的发展，人口老龄化的加速及人均寿命的延长，死亡问题得到越来越多的关注。统计数据显示，我国老年人口比例呈逐年上升态势，截至 2016 年，全国 65 岁及以上老年人口达到 1.5 亿人，占总人口的 10.8%；[1] 截至 2020 年 11 月 1 日，65 岁及以上老年人口超过 1.9 亿人，占总人口的 13.5%。[2] 若年龄放低到 60 岁，这个规模则更大，国家统计局在 2021 年公布的第七次全国人口普查最新数据显示，我国 60 岁及以上老年人口有 2.64 亿人，占总人口的 18.7%。[3] 老年人口比例持续提升，老龄化程度逐渐加重，这也意味着临终患者的增加。有研究指出，我国 81% 的临终患者为 60 岁及以上的老年人（Fang et al.，2015）。在老龄人口比例不断增长的当下，死亡率同样走高，2021 年我国死亡人口达 1014 万人，死亡率为 7.18‰。[4] 每天有约 2.78 万中国人离开人世。死亡已经不只是关乎个体生死的问题，更牵动着全社会的神经，对老年群体和整个社会如何应对死亡提出了新的要求。

---

[1] 《2016 年社会服务发展统计公报》，中国政府网，https://www.gov.cn/xinwen/2017 – 08/03/content_5215805.htm。

[2] 《2020 年民政事业发展统计公报》，中华人民共和国民政部网，http://www.mca.gov.cn/images3/www2017/file/202109/1631265147970.pdf，最后访问日期：2021 年 9 月 10 日。

[3] 《第七次全国人口普查主要数据情况》，国家统计局网，http://www.stats.gov.cn/tjsj/zxfb/202105/t20210510_1817176.html，最后访问日期：2021 年 5 月 11 日。

[4] 《中华人民共和国 2021 年国民经济和社会发展统计公报》，中国政府网，https://www.gov.cn/xinwen/2022 – 02/28/content_5676015.htm。

与此同时,随着疾病谱的转变,慢性病重病的发病率上升,也使得临终患者人数有所增长。死亡的疾病谱转变表现为:心脑血管疾病、恶性肿瘤、心脏病、呼吸系统疾病等占死亡原因的大部分。截至 2018 年底,我国 60 岁及以上老年人患有慢性病的比例高达 75%。[①] 2018 年 "前五位重大慢性病约构成城乡居民死亡原因的 86% 以上"(许静,2019)。《2017 年中国肿瘤登记年报》显示,我国每年新发癌症病例约 380 万例,死亡人数约 229 万人,癌症发病率及死亡率呈现逐年上升趋势。[②] 这些数字表明,目前我国有大量的慢性病临终患者,面临着巨大的安宁疗护需求。

死亡的议题摆在面前,迫在眉睫。然而中国人口的死亡质量不高。2015 年,经济学人智库发布的报告显示,在所调查的 80 个国家和地区的 "死亡质量指数" 排名中,中国列第 71 位,处于整个排名的倒数第 9 位。这份报告不仅指出了中国社会在姑息治疗与医疗环境、人力资源、医疗护理的可负担程度、护理质量、公众参与方面的问题,也间接地反映了社会和个人对于死亡相关问题的忽视。该报告指出,中国是少数几个处于低收入国家分组,但对安宁疗护需求较高的国家。[③] 安宁疗护可以减少病人临终前的激进治疗,提高临终患者的生活质量,节省资源及临终期医疗费用(吴丹等,2021)。然而,我国医疗服务系统现有的安宁疗护服务每年仅能惠及 28.3 万人左右,占死亡人口总数的不到 3%(景军、徐蓓,2020)。此外,中国文化在很大程度上有着一种 "重生轻死" 的倾向。不管是强调社会和家族传承的儒家文化,还是注重经济发展和生活质量的当今社会,死亡这一话题都没有得到足够重视。

[①] 《健康中国行动(2019—2030 年)》,中国政府网,https://www.gov.cn/xinwen/2019 – 07/15/content_5409694.htm,最后访问日期:2023 年 7 月 19 日。

[②] 《健康中国行动(2019—2030 年)》,中国政府网,https://www.gov.cn/xinwen/2019 – 07/15/content_5409694.htm,最后访问日期:2023 年 7 月 19 日。

[③] The Economist Intelligence Unit, "The 2015 Quality of Death Index Ranking Palliative Care across the World," https://www.basw.co.uk/resources/2015 – quality-death-index-ranking-palliative-care-across-world,最后访问日期:2023 年 7 月 19 日。

死亡作为一个终极的问题，不仅是对人类自身存续的威胁，也是对个体社会关系的挑战。如何面对自己的疾病与死亡，以及如何面对亲人的离世是很多人不得不思考的问题。如何提高和保障人民的老龄生活、提高死亡质量也是政府和社会必须回应的问题。如何安顿将死之人，让人有尊严地走向死亡更是人道主义精神的体现。以此为背景，本书从社会学的学科视角探讨中国的临终和死亡问题，理解个人和社会对于死亡态度的变化，当下中国社会的死亡现状与问题，以及安宁疗护的发展与困境，为改进临终照护与死亡质量提供参考。

二 关于临终和死亡的社会学研究

从20世纪50年代开始，国际学界出现了一股研究死亡的热潮。对临终和死亡的研究来自医学、法学、伦理学、心理学、社会学、人类学、宗教学等各个学科，甚至出现专门的死亡学（Death Studies，Thanatology）。死亡并不是一个单一的概念，而是一系列经历和现象的集合。换句话说，死亡并不只是一个瞬间，而是一个过程，涉及临终照护、死亡的申报和处理、丧葬礼仪以及丧亲之痛等多个方面。与死亡有关的诸多议题，如临终关怀、丧亲之痛、哀伤辅导、生命教育等也受到学者的关注。对死亡的研究从来不是以单一学科为主的，而是跨学科的。从古至今，哲学和神学就不懈地思考和探寻死亡的意义。到了近现代，死亡更是许多学科的研究议题，从医学、心理学、宗教学到社会学、人类学，等等。不同学科对临终和死亡问题的讨论关注点有所不同。关于死亡的社会学研究与其他学科的研究密切相关。社会学传统研究生命历程，研究人的生活，死亡和死后的部分则关注少一点。早期对死亡问题的社会学关注的缺失，也被认为是与社会整体对临终和死亡问题的犹豫态度有关（Faunce & Fulton，1957）。虽然早期临终和死亡问题缺少社会学的关注，但近几十年，在西方学术界，有关临终和死亡的社会学研究越来越多（Exley，2004）。

早在 1957 年，英国学者就指出，死亡社会学的研究内容包括死亡的社会文化内涵、死亡的社会角色、丧亲之痛的辅导、死亡仪式和葬礼，以及个体在日常生活中对死亡所持态度的社会效应，等等（Faunce & Fulton, 1957）。近年来，死亡社会学的研究也不再浮于死亡事件的表面，而是越来越注重从社会学的核心概念，如结构和行动、集体行为、社会化、组织与阶层、权力运作等来获得死亡研究的启示，更加明确死亡社会学的根本立场。回顾已有文献，与本研究直接相关的关于死亡方式及死亡应对的社会学研究主要集中在如下几方面。

（一）死亡与社会变迁

这部分文献关注死亡从传统社会到当代社会的变化，比如，死亡原因从传染性疾病到慢性疾病，死亡地点从非医疗场域转移到医疗机构，死亡过程从自然死亡到在医疗干预下死亡，死亡的判定从宗教到医疗职业，死亡被从公共领域移开成为私人事情（Callahan, 1993; Mellor & Shilling, 1993; Howarth, 2007b）。

在原始社会和封建社会中，由于生产力和医疗水平低下，死亡曾是伴随人们日常生活的一部分。随着社会发展和医疗水平进步，曾经占比最高的婴幼儿死亡率大幅降低，人均寿命显著提高，人们在日常生活中遭遇死亡的概率也大幅度降低（Walter, 1994）。一个世纪以前，人类社会主要的死亡致因还是传染性疾病。而随着公共卫生条件的改善，如干净的水源、废物处理、治疗感染的药物及免疫药物的出现，人口的预期寿命大幅提高，在很多国家，死亡的主要致因从传染性疾病走向慢性疾病（Murphy, 2000）。我国也经历了一个类似的转变。2000 年初，中国城乡居民死因排序中占前 3 位的疾病都是慢性疾病，分别为恶性肿瘤、心血管疾病和脑血管疾病（刘金纪等，2006）。

随着慢性病的高发和医疗技术的发展，死亡变得缓慢，临终也成为当代个人生命历程的一个重要阶段。对很多人来说，死亡不再是突发的、没有征兆的离世，而是一个漫长的过程。Zimmermann（2007）回顾历史后指出，20世纪上半叶，由于战乱频繁和社会动荡，死亡常常表现为一种突发的意外事件，生命是戛然而止的。到了20世纪下半叶，虽然出现了一些局部战争，但是全球社会趋于稳定；与此同时，人道主义思潮在战后社会的重建中大受欢迎。另外，由于医疗水平的提升，不仅医疗技术能够长时间维持生命，而且重症的确诊时间也越来越早，无形中，治疗和临终过程都延长了，死亡由瞬时事件转变为漫长的等待过程（从急性死亡到慢性死亡）。伴随着这一变化，社会文化观念也从面对疾病和死亡的宿命论走向更加强调个人的自决和自主权；也正是在这样的背景下，临终成了当代生命历程中一个重要的阶段，这个阶段是20世纪晚期的社会建构，并没有一个明确的临床定义（Carr & Luth，2019）。Barrett（2011：485）也指出，一些慢性病人（如心脏病、慢性肾衰竭、慢性阻塞性肺病、癌症）的死亡历程可能是一个持续的、历时多年的缓慢衰竭，而没有一个准确的时间来区分"慢性（病）"和"临终（状态）"。死亡的轨迹变得很长，这更对医疗提供、人际互动等提出了挑战。这样的情况同样发生在中国，随着人口预期寿命的提高，死亡的延缓，中国人"健康预期寿命"与"预期寿命"之间出现了近十年的差距，而且该差距还呈现出缓慢扩大的趋势（李成福等，2018）。这意味着人们被延长的是低质量的死亡的过程，即学者所称的"胜利的失败"（failure of success）（Gruenberg，1977）。曾毅和冯秋石提及，国际文献中使用的"胜利的失败"太过悲观，针对我国当下的情况建议使用"胜利的成本"和"胜利的效益"来表达人口预期寿命提高带来效益的同时，也有一定的成本（曾毅、冯秋石，2017）。

伴随着死亡的转变，社会学界对死亡的研究也嵌入对社会变迁及现代化这些社会学核心议题的讨论中。如Walter（1996）关于传统社会、现代社会和后现代社会死亡的理想三分类在学界极具影响力。他认为西方社会的死亡性质在不同时期有所变化，基本可以分为三个时期：在传统社会的死亡中，宗教占据主导，死亡发生在社区中，死亡的应对方式是祷告；在现代社会的死亡中，医疗专家是权威，死亡常发生在医院这样的机构中，被严格控制，应对死亡的方式是保持沉默；在后现代社会个人是自己死亡的权威，死亡发生在家庭内，人们应对死亡的方式是心理学（心理咨询）的情感表达。社会学家看到前现代社会人们借助于宗教或其他文化解释来理解和应对死亡，现代社会对死亡的控制（基于医疗技术和保险体系等实现对死亡的精密控制），后现代社会死亡的失控（如恐怖袭击、新发传染疾病等各种意外情况）。社会学研究尤其关注死亡在当代社会的图景，讨论死亡如何在晚近现代社会被异化和遮蔽，其中，研究较多的是死亡的医疗化。

医疗技术的发展改变了人们何时何地死亡以及如何死去的方式。传统社会，很多人都更愿意让人生最关键的事件（如生死）在家中发生。然而，死亡的医疗化与生育的医疗化一致，两者都从家庭环境移入医疗机构中，用医务人员取代家庭成员照顾者。死亡地点向医院及其他照护机构转移，使死亡远离家庭日常生活，围在患者身边的不是家人，而是一批陌生的专业人员。这在20世纪70年代引发了学界广泛的关注。国内学者最近也关注到我国的死亡医疗化，发现虽然有越来越多的人死在医院，但社会地位较高者有更大的可能在医院死亡，即死亡医疗化的发生仅涉及一部分人（景军、袁兆宇，2016）。在一些民族地区，发生在家中的死亡仍占多数，但也开始出现变化，医院成为一些体制化精英的生死临界地（和文臻，2016）。下面一小节将详细呈现社会学研究对死亡医疗化和技术化所持的批判态度。

（二）对死亡医疗化和技术化的反思

不少研究都关注到现代社会用医疗的方式应对死亡的趋势。如 Parsons（1963）指出现代社会应对生命与死亡的方式从死亡的宿命论转变为理性应对、积极干预，并且发展了一系列制度化手段来应对死亡，现代医疗体制就是其中最重要的一种方式。Blauner（1966）也认为现代社会形成了一套标准化、制度化的死亡应对方式，现代医疗技术使死亡可预测，从而将主流社会与死亡隔离开，形成与传统社会不同的死亡安排机制。死亡的医疗化被认为是一个现代的"应对机制"来帮助照顾提供者处理死亡，而当下有一个趋势是即便死亡不可避免，人们依旧试图从医学中寻求解决的答案（McCue，1995）。

但死亡的医疗化引来很多研究者的批判反思。从过去大多数人在家庭中死亡到现在越来越多的人在医院中死亡，死亡从一件社区的公共事件开始变得越来越私人化。奥地利哲学家伊万·伊利奇（Illich，1976）指出，死亡地点以医院为主的趋势，意味着死亡的过度医疗化，而死亡的过度医疗化又是社会生活过度医疗化的一部分，在死亡的医疗化背后，是世人不能接受死亡自然属性的社会思潮（转引自景军、袁兆宇，2016）。以医疗方式处理死亡，也让死亡变成一种陌生的经历，死亡不属于人们之前的生活，是外来的和陌生的；死亡的医疗化也让临终变得非人化，因为其将死亡当作医疗失败，而为了维持临终者活着的状态，其让临终者不断受到技术干预（Illich，1976）。死亡的医疗化趋势也不利于个人和家庭对临终者的关怀（Ariès，1974）。赛德诺（Sudnow，1967）在医院的民族志研究中提醒人们对善终的期待不能过高，因为现代医院的管理被常规化和标准化，医务人员对绩效的关注超过对临终患者的关怀程度，临终照护的质量受到医疗机构管理制度的限制，往往缺乏人情味。Kübler-Ross（1970）也指出现代医疗对濒死之人治疗的非人性化方面。在越来越复杂的医疗环境中，患者对死亡的能动性减少，这与医疗机构中重症监护室和复杂医疗技术的出现相关。电子监测仪、静脉注射药物、手术干预等都让医疗机构对死亡的干预变得更加专业，让患者和家人感觉面对死亡没有资格做决定。

日益发展的医疗技术在不断延长生命的同时，也给人们临终治疗抉择和面对死亡造成了诸多困境。那些过去被认为是新的医疗干预实践，现在变成了医疗实践中常规的或正常的手段，成为考夫曼（Kaufman，2015）所谓的"普通医学"（ordinary medicine）的一部分。医疗技术的进步改变了医学的实践，尤其在救治生命的重症领域，这些救命技术的发展给患者和家属提供了更多的干预选择，但也提出了道德难题（Bandini，2020）。如生命维持技术使得过去以呼吸和心跳停止为死亡判断的标准受到挑战。手术中，医疗技术可以让人心跳停止，进行手术；而在脑功能受损后，现代医疗技术也可以让患者维持呼吸和心跳，以植物人状态存活；过去大脑功能和心肺功能紧密相连，现代技术却可以让二者分开（张大庆，2007：246 - 248）。正因如此，新技术和设备如心肺复苏和生命维持的机器，有时被批判为剥夺了临终者拥有一个"好的"、有尊严的死亡的可能性。

但也有研究显示，医疗设备和技术在突发死亡的情况下使用反而可以让死亡多一份尊严，因为用这些设备进行抢救让亲友和医务人员能有一个短暂的喘息机会为必然到来的死亡做准备（Timmermans，1998）。很多研究将技术与自然死亡两极化，认为随着医疗技术在临床领域的大范围运用，特别是介入死亡过程，使得死亡从自然事件变为非自然事件。社会学家 Seymour（1999）则不认可这种观点，她认为在高度技术化的医疗环境中，关键问题在于理解人们如何看待技术的意义，以及找到运用医疗技术的限度和方式。当医疗技术能够满足人们的期待、获得人们的信任以及得到适当的使用时，技术也能构成自然死亡过程的一部分。她指出，对死亡医疗化的批评源于自然死亡范式，这种观点认为医疗技术模糊了生死界限，其过度使用很容易造成非人性的后果，难以保证病人的自主性，反而加剧人的痛苦。但问题是在现代社会，社会的正常运作离不开技术，技术已经深深嵌入日常生活的方方面面。对于病人的亲友来说，可能所谓的"自然死亡"就是医疗技术对死亡结果的预测，这使他们有足够的心理准备来接受死亡。医疗技术的发展是人们运用工具理性的结果，疾病与治疗已经成为临终经验的一部分，因而适当的医疗介入也是自然的死亡方式。

（三）死亡观念、态度与交流

虽然死亡本身是不变的生物事实，但死亡的态度和信仰是变化的。历史学家阿里耶斯（Ariès，1974）分析了死亡态度的历史变迁，从前现代社会将死亡视为自然，用葬礼仪式来化解死亡的失落感，到现代社会拒绝和回避死亡，隔绝和边缘化死亡的过程。他指出，西方社会人们死亡态度的变化经历了四个阶段[①]："驯服的死亡"，"自己的死亡"，"你的死亡"，"禁忌的死亡"。人们对死亡的观念随着宗教影响、社会变化、科学技术发展和医疗技术进步而不断变化。早期，死亡常被归结为命运，是人生自然的归程；但随着死亡率的下降，死亡逐渐淡出了人们的日常生活，被从家庭和社区移入医院后，死亡变成了命运的偶然和意外，是一个异化的恐怖事件（Callahan，1993）。同时，随着医疗技术的提高和推广，人们对医学的期望不断增大，死亡常常被视为治疗的"失败"或者医护人员的"无力"。Barsky（1988）认为，医学延长生命的能力可能矛盾地创造了一种对死亡的焦虑气氛，强化了对治愈的不切实际的期望。除此之外，媒体对于死亡的报道多集中于事故、灾难或犯罪。这一系列因素无疑加剧了人们对于死亡的恐惧与排斥，甚至慢慢将死亡视为一种禁忌（Gorer，1965）。对死亡的焦虑或恐惧成为当代社会的产物。

当代社会，人们生活在一个充斥着即时大众媒体的世界里，临终、死亡和丧亲之痛的经历在电视屏幕、报纸和网站上常被呈现。死亡和临终直观地出现在人们的眼前，人们近距离地感受死亡、悲伤与恐惧。在这个方面，死亡一直存在于我们的生活中。然而，这只是观察"他人"的死亡与痛苦，我们很难将死亡和自身建立起联系，尤其生活在一个重视年轻与健康的社会。死亡与年老有关——老年人可能被认为没有太多经济能力或对社会有用的价值（Turner，1995），也因此很难成为社会关注的焦点。在社会层面上，死亡和死亡率通常被管理得很好，对社会平稳、高效运行几乎没有影响（Exley，2004）。然而，许多人在个体层面"仍然对死亡的事实感到不舒服"（Mellor & Shilling，1993：423），因为死亡是一个社会学意义上威胁我们"本体性安全"的事情，它打乱我们

① 对这四个阶段的扩展解释见本书第38页。

对这个社会的秩序、运行框架和意义的认知（Giddens，1990）。死亡对很多社会都是一个问题，但社会制度不得不接纳死亡，因为其成员必然会死亡，与此同时，社会制度又在一定程度上否定死亡，以便让人们继续日常生活（Mellor，1993：13）。鲍曼认为，在现代社会，人类理性成为行动的指导，现代人有控制和避免死亡的野心，持否认死亡的态度，即使死亡迫在眉睫也要坚持延续生命。因为现代医学是一种持续解构死亡的努力，而死亡则"必定仍是人类潜能有限性的象征和原型"（鲍曼，2002：190－191），死亡是现代性的耻辱。

对死亡的态度也影响到人们的死亡交流。正因为死亡成为现代性的耻辱，这导致集体层面上人们难以合理且有意义地谈论死亡。在医疗场域，多项研究发现，医务人员和病人在关于死亡的交流中常涉及一些欺骗措施或"阻拦"行为，导致患者对死亡将至的怀疑无法获得确认，一些患者甚至配合医生来互相假装（不知道死亡将会到来）（Glaser & Strauss，1965a；Kaufman，2005）。面对死亡，医务人员承担着巨大的心理和情感压力。与临终患者交流医学的有限性以及治愈的无望，挑战着"治病救人"的医学理念，给医生带来痛苦压抑的感觉（Donovan，2001）。医生不能跟患者充分沟通死亡的原因还包括：没有足够的时间，没有恰当的技术，担心给患者带来痛苦，害怕不能处理患者的情绪波动，担心告知带来更多伤害，害怕被责备，害怕引起患者的反应等（Buckman，1992；Kaye，1995）。但临终患者有很多情感上的需求；有效的交流往往能够减轻患者的压力，让其更容易面对病情；不给患者表达感受的机会，会增加他们的隔离感，也可能导致家属不能了解临终者的心愿，带来遗憾（Faulkener，1995；Wilkinson，1999）。因此，西方医学界后来出现了诸多指导医务人员与患者交流坏消息的培训项目。遗憾的是，我国还很少有这样的培训。在中国社会，对重病患者隐瞒病情是常态，但不告知病情也让患者无法进行临终安排，影响到安宁疗护的开展。后文对此有详细分析。

（四）临终、死亡与丧亲之痛的体验及应对

临终和死亡作为人类的体验也受到研究者的关注。临终者通常具有一些共性特征，其中最普遍的一点是痛苦。研究发现，大多数临终者在基本的行动、呼吸、进食、认知能力等方面都会出现不同程度的困难，同时还会伴随着明显的疼痛症状。而且，临终者的痛苦程度不仅受其病理性因素影响，还受到社会、心理等诸多层面因素的影响。譬如，是否与家人保持良好的情感联系，是否对死亡具有理解与接纳的态度，是否产生拖累家人的负罪感，等等，这些在一定程度上将影响临终者的状态（Emanuel & Emanuel，1998）。

对于临终与死亡，社会学研究者更关注其社会层面。学者指出，除了生物的、医学的和伦理的因素，死亡的定义也需要考虑社会因素，死亡体现了社会生活的互动、互惠和建构的特性。社会学家（Van Brussel & Carpentier，2014）用社会建构的框架分析死亡和临终，认为死亡和临终的过程不仅仅是一个生理事件，由身体活动的停止而界定；死亡是社会的，位于身体中也超越身体，比如存在于公众的想象中、家庭的意识中。此外，研究发现，濒死患者经常面临社会心理上的孤立。死亡也意味着社会关系的终结。如人类学家 Murphy（1990）分享了他自己走向死亡的经历，他描述了面对死亡的沉默，写到患病过程中自身能力的失去、对他人的依赖、地位丢失、社会隔绝的痛苦。赛德诺（Sudnow，1967）则描述了"社会"死亡和"临床"死亡之间的区别，他强调在病人经历生理死亡之前，可能在医院里已被工作人员当作尸体一般的存在，仅仅被关注到身体的部分，而忽视了其社会性。格拉泽和施特劳斯（Glaser & Strauss，1965a、1968）也指出，慢性病时代，死亡可能涉及一个很漫长的过程，伴随着疾病的起伏，"社会"死亡和"生理"死亡的结合可能出现问题；如果临终的历程太长，照顾者对照料工作产生疲倦，患者有可能在生理死亡前先社会死亡，包括被工作人员或者亲属遗弃。这样的死亡在社会和

政策话语中都被当作有问题的。那么如何改变或延缓这种死亡?研究者关注到机构内老人临终的历程,指出在疗养或养老机构的老人所经历的死亡历程是一个状态不断变差的进程,而成功并不意味着康复,而是让从一个阶段到另一个阶段的走向死亡的历程变得缓慢;既然改变不了患者走向死亡的身体状态,机构工作人员要做的则是尽量延续这些患者的社会生活,协助患者顺利度过从临终阶段到接受死亡的转折(Gustafson,1972)。

临终和死亡不仅仅给患者个人带来痛苦,更给家庭和广泛的社会关系网络带来巨大影响。面对临终、死亡和丧亲之痛,家庭和亲属网络也需要健康干预(Kleinman,2010)。家属怕在亲人死亡过程中承担道德责任,因此当死亡(尤其是亲友独自死亡)发生后,家属需要进行叙事重构来圆满地解释死亡(Seale,1998)。研究者对遗失、悲伤、哀悼、面对丧失时的意义重构进行了很多研究(Murphy,1990;Neimeyer,2001、2015)。而当代西方社会,死亡及丧亲之痛变成了一件私人的事情,死亡被从公共领域移开(吉登斯,2016;Mellor & Shilling,1993),死亡对个体意义造成威胁,因此成为个人的问题,而丧亲的悲痛变得私人化,限于家庭内部,不再在公共空间展演(Howarth,2007b)。与这个趋势不同,早期在死亡的应对中,公共空间的仪式发挥了重要的作用。社会学家涂尔干在对仪式的讨论中提到,仪式是对死亡的回应,死亡让人感觉被削弱,仪式让人们聚在一起重新激发集体情怀(Durkheim,1954[1915])。社会在失去其成员时,往往通过各种礼仪和仪式来悼念逝者,同时规范和引导生者,以确保社会整体机能的持续和稳定。通过这些仪式和程序,不仅社会成员间的关系可以得到再确认,还可以增强社会成员间的团结(solidarity),进而为社会整体的发展提供保障。彼得·伯格(Berger,1969)也提到,面对死亡,人们聚在一起,这些都是社会的构成因素。人类学研究尤其重视死亡的仪式和信仰,认为其满足了个人和群体的精神需要,以减轻死亡带来的压力(富晓星、张有春,2007:116;Robben,2004)。在我国传统社会中,亲人去世之后,会有安葬、祭奠死者的一系列礼仪和习俗，这在缓解丧亲之痛中发挥了积极作用。但对于改进临终者死亡和临终过程本身，学界做了哪些讨论？

（五）临终服务与死亡权利

作为人类改善死亡的方式，安宁疗护与缓和医疗近年来受到越来越多的关注。在西方社会，特别是二战以后，政治的稳定和经济的繁荣促进了生活质量的提高，同时也促进了个人对于主导自己生活乃至死亡的期望。另外，正因为慢性疾病的高发及延长生命技术的发展，临终的历程变得很长，公众开始更加关注增强患者福祉、维护自主权及提供符合患者和家属意愿的医疗服务（Carr & Luth，2019）。前述对死亡医疗化和技术化的批判，认为现代医疗技术维持生命但也延长痛苦，尤其是机构照顾中不好的临终经历促使学界和业界反思死亡人性化的问题。与之相对，各国出现了一系列与死亡相关的社会运动，比如自然死亡运动、死亡咖啡馆运动、临终关怀运动。其中，临终关怀运动、生前预嘱和安乐死一起被认为是当代文化中死亡"去医疗化"的努力（Seymour，1999）。临终关怀/安宁疗护（Hospice care）与缓和医疗（Palliative care）是预防和缓解病人身心痛苦的服务，也让患者避免过度医疗干预。

死亡权利也常与安乐死一起讨论。安乐死（Euthanasia）意指无痛苦的死亡。20世纪下半叶，欧美国家的一些医生提出，医生的使命不仅是挽救生命，也应帮助临终的病人有尊严地、无痛苦地死亡；病人有权选择结束自己的生命（张大庆，2007：246）。但时至今日，安乐死的推行在很多国家依旧极具争议。在我国，安乐死常被媒体讨论，但安乐死的推行遇到诸多文化和制度的障碍（尹秀云，2010；李丹丹，2012）。有研究指出，安乐死是对我国"乐生恶死"传统生死观的颠覆；是对"救死扶伤""延年益寿"传统医德的偏离；是对"父慈子孝"传统家庭伦理观的挑战（邓寒梅，2012：254 - 258）。安乐死和尊严死常与生前预嘱（living will）的执行相关，用写下遗嘱的方式来保障患者对自己临终方式的自主权。但现有对西方国家预立临终照顾计划（advance care planning）的研究呈现出一个多样的结果。有研究者认为在新自由主义的政策环境下，强调患者自主的预立临终照顾计划其实很难实现患者真正的自主，因为临终的历程具有极大的不确定性，对于临终者来说难以琢磨，也难以真正地进行"自主"判断，且忽视了医疗照护关系中（医患间）微妙的协商（Borgstrom，2015）。

国内外安宁疗护实践也并不是理想中那么完美，国际学界出现了很多对安宁疗护实践的批判反思。有学者认为随着安宁疗护的发展，安宁疗护实践与其初衷有所偏离，尽管安宁疗护的目标是使死亡过程人性化，但在某种意义上也是隔离和隐藏死亡与死亡过程的社会愿望的进一步体现，安宁疗护机构成为用来隔离死亡和死亡过程的一种方式（Lawton，1998）。另有不少研究关注安宁疗护的制度化和官僚化。随着安宁疗护成为一种制度化的形式，并被纳入主流医学，善终的安宁理想与维护组织的成本效益、行政命令等之间存在冲突（McNamara，Waddell & Colvin，1994）。Russ（2005）用"礼物"和"商品"来描述临终护理的两种意涵，指出安宁疗护机构在两种不同框架的夹缝中运作，一种以纯粹的馈赠、牺牲和慈善为特征，另一种以效率和纪律、成本控制和利润为标准。随着临终护理在人力和财务方面的成本不断上升，他们越来越多地与"同情疲劳"和"职业倦怠"做斗争，没有时间和更少主动去关注照护对象的情感需求，而这些在过去是安宁疗护的核心特征。此外，主流医学的侵蚀和医疗技术的必要性也被视为对安宁疗护原则的持续威胁，也是安宁疗护实践中长期存在的问题。有研究者担心安宁疗护中对患者的全人关怀（total care）可能会变成全面控制（total control）（Clark，1999），反而可能成了医疗技术扩大其干预范围（从身体到心理、社交、灵性）的机会，让那些富有同情心的安宁疗护医生不仅探视人的身体，也深入个人内心（Arney & Bergen，1984）。另有研究者（James & Field，1992）认为，安宁疗护机构提供的安宁疗护服务，已经不是个性化和整体性的，虽然明显不同于医院提供的治疗，但事实上正在变得越来越"常规化"。Graven 等（2021）通过在丹麦的研究指出，当前安宁疗护实践存在的问题是如何平衡医疗专业和临终关怀的价值理念，安宁疗护存在过度医疗化的倾向，"同情"和"使命"是安宁疗护哲学精神的核心，而当前医疗化的、按照公式应用的关怀使安宁疗护成为一种缺乏同情和个性化的技术。

安宁疗护相关服务的使用也具有差异性。西方国家的调查发现，不同人群对安宁疗护的使用不一致，比如非裔美国人更少使用宁养院（Greiner et al.，2003）；在荷兰也发现一些移民更少使用宁养设施（Barrett，2011）。这与不同族裔的文化、信仰、所处社会场景等都有关系。此外，有研究者指出，虽然相比医院的死亡，安宁疗护的死亡（hospice way of dying）更具吸引力，但安宁疗护服务并不一定适用于所有人：比如对一些人，死亡过程伴随的疼痛是死亡经历有意义的部分（而不需要有意的疼痛控制）；而对另一些文化环境中的人，他们更倾向于与死亡对抗或去建构自己的死亡路径（而不是去适应和接纳死亡）（Howarth，2007a：145）。因此，有研究者质疑，安宁疗护模式究竟在何种程度上考虑到了一系列的社会差异：性别、年龄、家庭背景、宗教信仰、种族，等等；安宁疗护机构看起来更适合白人、中产阶层、信仰基督教的人群（Clark，1993：172，转引自 Howarth，2007a：145）。

改革开放后，我国推动安宁疗护、尊严死和生前预嘱的努力也开始出现，当前国内很多城市已相继出现了安宁疗护医院、病区或科室。但在全国范围内，安宁疗护机构和科室仍然数量很少。研究方面，国内针对安宁疗护的社会科学研究主要集中在不同民族或信仰的死亡观念与临终关怀传统（如包路芳，2007；嘉日姆几，2007；李晋，2007；黄剑波、孙晓舒，2007；严梦春，2013a、2013b），基于医疗场域对安宁疗护的考察不多（如张庆宁、卞燕，2007；庄孔韶，2007；刘谦、王德林，2020）。另有研究呈现了中国的临终关怀发展的不足与患者优逝善终之难（景军、王健、冷安丽，2020）。上述对当下西方社会安宁疗护实践的批判研究，启发我们在接下来的研究中关注安宁疗护本土实践的文化与社会差异性，也启发我们去探究在具体的制度环境中，安宁疗护实践可能会遇到的种种问题。

综上所述，国内社会学人类学对临终与死亡的研究开始出现，但数量较少，并且很少直接关注医疗场域内人们面临死亡的态度和经历，从业者实践临终照护会受到哪些因素影响。中国的死亡观念和实践正处在一个有巨大争议的变革期。死亡医疗化在一部分人身上发生，但也有一部分人在临终前并不能获得适当的医疗干预。死亡的话题在媒体上和医学界被越来越多地讨论，但在日常生活中，人们依旧倾向于不去谈论死亡，当死亡来临时个人和家庭往往准备不足。不愿意接受死亡或直面死亡，让临终服务难以推广，对安宁疗护、尊严死的讨论也受到限制。人们如何理解临终和死亡，如何面对死亡以及如何死亡？要推广和发展符合中国国情的死亡应对体系和安宁疗护制度，首先需要了解中国社会对待死亡的态度与当下的临终照护实践。

三　研究问题与思路——社会文化背景下的死亡与临终照护

死亡是一个生理事件，更是一个社会文化事件。临终（dying）、死亡（death）和丧亲之痛（breavement）不会在社会真空中发生。个人和群体如何经历这些现象将在很大程度上受到它们所发生的社会环境的影响。因此，为了对临终和死亡有充分的理解，我们需要在分析中融入社会学的视角。

社会学将死亡看作社会问题，人们面对临终、死亡和丧亲之痛的经验是嵌入所处的社会和文化世界的，也反映了人类社会文化的多样性（Howarth，2007a：2）。社会学使我们能够看到小规模的微观互动是如何与更大规模的宏观过程、结构和机构相联系的（Thompson et al.，2016）。这样的视角有助于对临终、死亡与丧亲之痛的理解。早在1957年，英国学者（Faunce & Fulton，1957）就提出应当以社会学的视角观照死亡，"死亡是一个制度化的现象……，从社会学的角度来说，死亡可以被看作一系列相互关联和影响的文化特征所构成的特定文化综合体（culture complex）的核心"。没有任何社会学理论是专注于研究死亡的，但如前面的文献回顾所示，很多社会学家都论及了死亡给人所带来的根本性的威胁和挑战，进而阐述了社会和个人是如何面对死亡的。社会学探索个人与社会，更关注群体如何处理死亡的问题，以及社会作为一个整体如何处理人群中个人的死亡，社会制度如何组织起来应对死亡的发生。社会学领域对死亡的研究依旧绕不开社会与个人、结构与能动性这些概念框架。从上述研究可以看到，大多数对死亡议题的研究都倾向于研究死亡这一社会事件及其相关社会因素对个人的影响，从死亡的社会观念、抉择、临终关怀到丧亲之痛。如同出生、成长及日常的经历是社会的，受各种社会因素所影响，临终与死亡也一样。最新对死亡的研究动向也倾向于研究个人在面对临终、死亡与丧亲之痛中的能动性，强调个人在死亡中的自主权，以及他们如何通过社会互动来处理死亡的问题。这也是人们面对被异化的死亡的自我反思。另外，对于安宁疗护实践的社会学研究，不少学者基于安宁疗护从业者的实践和体验进行分析，关注他们的具体行动及行动的环境和背景。这些研究指出，安宁疗护的决策是嵌入社会环境和社会结构中的，对于推进安宁疗护实践的阻碍不能局限于从个人层面找原因，而要考虑这样一个看似独立的领域如何在综合的社会背景下运行（Spencer et al.，2017）。如有研究（Cain，2019）指出，安宁疗护工作者的实践嵌入多层制度逻辑中，安宁疗护是管理逻辑、医学专业逻辑和整体护理逻辑三种制度逻辑的混合，这三种制度逻辑存在于组织层面，并在工作人员的互动和日常工作实践中实施，安宁疗护工作者利用这些制度逻辑来做出关于照护的决定，区分工作的优先秩序。

总的来看，社会学的视角启发我们关注在临终与死亡的应对中，在安宁疗护和临终照护的本土实践中，个体的行动是如何与中观、宏观的结构相联系的。死亡是打乱社会生活秩序的经历。个人、机构和社会如何经历和应对死亡事件的发生？死亡的情感和体验是私人的，但死亡的机构化、制度化和医疗化却具有广泛的社会意义，国家更需要通过死亡率的统计、死因监测等来管理人口，通过医疗服务调整来影响个人从生到死的历程，这进一步彰显了死亡的政治意义。社会作为一个整体及机构对于死亡的管理，与个人面对和处理死亡的私人经历之间可能会有冲突和裂隙。与此同时，社会影响死亡本身和个人的死亡观念，医疗机构的现实条件和与死亡相关的国家政策也影响着个人面对死亡的考虑和选择。因此，要探索中国社会的死亡应对体系及尊严死亡的可行性也涉及三个相互影响的层面：个人对死亡的态度和选择（如患者和家属在临终阶段愿意选择怎样的死亡方式），机构对死亡的处理方式及相关服务的提供（如医疗机构对提供临终照护的科室的设置以及相关人员的配置），国家和社会对相关服务的政策与制度支持（如医保是否覆盖临终阶段的安宁疗护服务）。

本书将探索医疗场域的个人（患者、家属和医护人员等）对死亡的应对、医疗机构对开设临终照护和安宁疗护服务的考虑和所遇到的困难，以及社会对临终照护与安宁疗护的政策与制度安排。具体来看，本书试图呈现以下三个层面的内容：（1）了解个人（临终病人、家属和临终照护专业人员）如何交流、经历和应对临终与死亡（工作体验、照护体验），以及遇到的困境；（2）探讨医疗机构内对死亡的应对以及可以改进之处，医疗机构内安宁疗护项目的实施可能性、制度安排与困境；（3）探索国家和社会如何建立起死亡应对体系和中国特色的安宁疗护制度的尝试。在后文的分析中，本书分为两大部分，第一部分是关于当下中国医疗场域的临终与死亡本身的研究，展现当下的临终与死亡如何受到传统文化观念、社会期待、家庭伦理、医疗体制安排、社会保障体系等多重因素的影响与形塑。这部分呈现患者、家属、医护人员、社工等不同角色作为公众总体面对死亡的问题与困境。第二部分则聚焦分析当下安宁疗护的探索性实践。安宁疗护作为一个新的制度引入当下中国的医疗体系，如何嵌入以救治为主的医疗场域及文化中？安宁疗护落地到中国本土的社会文化环境会面临什么样的问题？这部分呈现医护人员在临终照护中具体尝试安宁疗护时面临的问题和困境，他们如何发挥能动性来解决困境及其局限性，并结合机构与制度环境进一步挖掘中国安宁疗护实践困境的深层逻辑及社会机制。

四 研究设计与方法

（一）概念使用

本书主要围绕两个主题进行探究：临终/死亡体验（end-of-life experience）和"临终照护"（end-of-life care）。本书的第二、三、四章都围绕着当代中国社会的临终与死亡现状及体验进行呈现；后面的第五、六、七章则围绕着当下中国医疗场域所提供的临终照护进行分析。而在探讨广泛的"临终照护"时，本书绕不开当下国内正在广泛推行的"安宁疗护"。因此在后面章节中，"临终照护"与"安宁疗护"是两个常用词。

"安宁疗护"沿袭了国家相关部门及医疗体系对正在推动和开展的临终服务的名称。原国家卫生计生委 2017 年发布的《安宁疗护实践指南（试行）》，将安宁疗护定义为"以临终患者和家属为中心，以多学科协作模式进行，主要内容包括疼痛及其他症状控制，舒适照护，心理、精神及社会支持等"[①]。该概念指出了安宁疗护的服务对象为临终患者和家属，包括肿瘤与非肿瘤的疾病终末期患者；介入时间为患者临终前，但并未指出具体的临终期；服务内容为症状控制，心理、精神等方面的全人照护；服务目的是减轻患者痛苦，提高患者终末期生命质量，帮助患者平静离世，实现"善终"愿望（姜珊等，2019）。"安宁疗护"实则对应着我们常用的另一个词"临终关怀"，但避开了传统文化和生死观对于

---

① 《国家卫生计生委办公厅关于印发安宁疗护实践指南（试行）的通知》，http://www.nhc.gov.cn/yzygj/s3593/201702/83797c0261a94781b158dbd76666b717.shtml，最后访问日期：2023 年 7 月 18 日。

"临终"和"死亡"的忌讳问题。

"临终照护"是本书探索的主要内容。临终照护是广义上的患者生命末期的照护，强调的是临终阶段这一特殊时间段为临终者提供的照护。安宁疗护是一门新型交叉学科，有相应的理论与宗旨指导进行实践，一般在临终者的生命末期施行，属于临终照护的一种模式。相比一般的临终照护，安宁疗护更重视提高患者的生命质量，旨在帮助患者舒适、安详、有尊严地离世。当前安宁疗护在我国还处于起步阶段，在摸索中发展，实践中大多停留于临终照护。本研究探索临终者整体照护的困境，包含但不局限于安宁疗护。临终照护是一个更宽泛的词语，涉及提供的主体不仅仅是医护人员等专业人士，也包括临终之人在生命末期接受的照护总体，更符合本书的研究目的。

在国家卫生部门核准确定下来"安宁疗护"这个词及其定义之前，大陆及港澳台地区还使用了很多常用的概念：临终关怀、姑息治疗、缓和医疗、舒缓医疗、和缓医疗、安宁照护、宁养照护、善终服务……但大体上，这些不同的词都对应了两个英文单词："palliative care/medicine"和"hospice care"。palliative care/medicine 常被翻译为"舒缓疗护""缓和医疗""姑息治疗"，指为患有重病的患者所提供的服务，预防和缓解患者身心痛苦，服务提供时间较长、范围更广泛，包括所有非根治性的治疗手段，可以覆盖疾病整个周期，而不局限于疾病终末期；其等同于我国传统意义上的对症治疗（姜珊等，2019）。hospice care 常被翻译为"临终关怀""晚晴服务""善终服务""宁养服务""安宁疗护"，指为患有不治之症者在生命最后六个月或一年提供的服务，目的是提高患者和家属的生活质量，让患者无痛苦、安详地离世，同时让家属心灵得到慰藉。

在调查中，我们发现，不同的从业者会根据自己从事的领域及方向，在使用这些词语时有所差异。在很长一段时间内，民政系统倾向于用"临终关怀"一词；医学界更常用"安宁疗护"或"缓和医疗"；而不少医养结合领域的从业者则偏向于使用"终末期患者"或"（终）末期养老"。医学临床实践者（如协和医院的宁晓红团队）则在倡导用"安宁缓和医疗"（hospice & palliative care）一词，将安宁疗护与缓和医疗结合到一起，因为都涉及对不可治愈患者的症状缓解，当然也不一定局限于临终期，"安宁缓和医疗"这样的概念有利于推动更多科室（不仅仅局限于临终关怀科）带着安宁缓和的理念执业，提前缓解患者身心的痛苦。在调查中，我们还发现，护理人员倾向于认为安宁疗护是属于护理层面的，而缓和医疗属于医疗手段。在我们调查的机构中，与安宁疗护业务相关的命名还包括"生命关怀病区""安宁护理""安宁舒缓""康宁科""宁养服务""宁养护理""关怀科""关爱病房""颐养病区"等。当下临终照护的从业者有时候也会把这些不同的词语混用。当然也有不少研究者和从业者在努力厘清这些不同概念的区别，并发展本土的安宁疗护定义和标准（姜珊等，2019；路桂军等，2021）。临终照护相关词语的使用与概念的模糊也侧面反映了当下我国安宁疗护实践还处于探索发展阶段。

本着遵从受访者的原话或文献所使用的原词的原则，后文在不同地方也会涉及这些词语的使用，但本书的研究核心依旧在"临终照护"与"安宁疗护"这两个概念。后文论述若涉及广义的为临终者提供的照护时，则用"临终照护"一词；而当论述指涉临终照护中专门的安宁疗护实践时，则用"安宁疗护"一词。

（二）田野点

本书最早的研究始于我 2011 年开始做博士学位论文的田野调查，当时的研究聚焦于中国医疗体制转型背景下不同个体的看病就医体验，田野中无意碰到不少的生离死别，有的死亡被认为是好的死亡，有的则太突然让所有人错愕。这些记录有一小部分最终被写入博士学位论文，大多则留在了田野笔记中，直到后来做这项关于临终与死亡的研究才被重新翻开。2014 年底，我进入一所肿瘤医院（后文用 Z 肿瘤医院），探索癌症患者的疾痛体验，其中癌症晚期患者的境况尤其引人关注。数据显示，我国每年新发癌症病例约 380 万例，因癌症死亡人数约 229 万。① 癌症已成为中国城乡居民最主要的死亡原因之一。肿瘤医院和医院内的肿瘤科常被业界称为"太平间的中转站"，是医院中面对生死最频繁的地方，因此选择这所肿瘤医院作为田野点有助于考察公立医疗机构如何处理临终和死亡。与此同时，随着医学的发展、新型抗肿瘤药物的不断出现和治疗策略的优化，癌症开始成为我国最大的慢性病之一，被诊断为癌症的患者常常会经历较长时间的医疗干预。缓和医疗与安宁疗护服务最早就是为了满足癌症晚期患者的需求而出现的，当下国内大多数接受安宁疗护与缓和医疗的也是癌症晚期患者。癌症患者的疾病历程对研究临终、死亡与安宁疗护极具启发，本书多处分析都以癌症晚期患者为例进行探讨。但 Z 肿瘤医院并没有开设专门的安宁疗护服务，晚期的肿瘤病人在这里做最后的治疗努力，接受最新的放化疗方案、靶向药或临床试验，直到没有任何选择的疗法。医院也倾向于只收治那些还有"治疗价值"的病人，生命垂危的病人则不再收治。研究中，在大多数患者出院后，我就与他们失去了联系，不知道他们是否康复得很好，后续的医疗需求如何处理，如果病情恶化，肿瘤医院不再收治，他们能够去哪里。

带着这些疑问，我于 2017 年开始了一项关于"临终医护制度与实践的社会学研究"，并正式开启了关于死亡和临终照护这个艰难的课题。研究设想的是继续在 Z 肿瘤医院开展田野调查，因为癌症在人们的印象中常常与死亡相联系。当开启田野的时候，我从过去做研究的肿瘤外科科室走入收治更多中晚期患者的内科科室，我和我的学生跟随肿瘤内科教授出门诊，进入内科病房参观，发现了和肿瘤外科完全不同的氛围和场景。如果肿瘤外科多是早期或还有手术价值的患者，手术治疗常给人带来"治愈"的希望，那么肿瘤内科则完全不同。内科的放化疗有时是为了辅助手术治

---

① 《健康中国行动（2019—2030 年）》，中国政府网，https://www.gov.cn/xinwen/2019-07/15/content_5409694.htm，最后访问日期：2023 年 7 月 19 日。

疗，有时则是无法做手术的患者不得不选择的治疗路径，很多人已经无法"治愈"，仅仅是为了延长生存期。随着研究的推进，我发现仅仅在这所肿瘤医院并不能回答研究问题，因为这里的死亡常常是被回避的、排除的，很多癌症晚期患者难以被收治，时常被劝退。在该机构的研究中，我们发现的更多是晚期患者的巨大需求，当下医疗体系安宁疗护发展的不充分，以及对晚期患者照护的不足。

为了更好地了解当下中国的医疗体系如何应对死亡，以及临终照护在医疗场域的具体实践，后续我将田野点从这所公立肿瘤医院扩展出去。当下国内临终照护的承接机构主要是医疗机构和医养结合（养老）机构。前者是当下推动安宁疗护的主流自不必说。而对于后者，国内医养结合机构（具备医疗卫生机构资质，并进行养老机构备案）的数量达到 5857 家，床位数达 158 万张。[①]虽然没有具体数据统计究竟有多少家医养结合机构开设了安宁疗护相关业务[②]，但这些机构在老人临终照护中发挥了举足轻重的作用。这类机构常常被认为提供长期照护居多，但它们收治了大批重病慢病老人并面临着临终照护的问题，且很多从业者在这些机构积极地探索安宁疗护。此外，在医养结合机构主导临终照护实践和安宁疗护探索的依旧是以医护人员为主的医疗专业人士（相比医疗机构，医养结合机构也有更多护理人员参与照护），且医养结合机构几乎都在养老的业务部门外专门开辟了医疗部门（如属于一级医疗机构的护理院、小型医院或医务室），专门负责解决临终者的医疗需求，因此在探索临终医护制度的时候，医养结合机构是绕不开的部分。本研究主要在上述两类机构——医疗机构和

---

① 《"十四五"健康老龄化规划》，中国政府网，http://www.gov.cn/zhengce/zhengceku/2022-03/01/content_5676342.htm，最后访问日期：2023 年 7 月 19 日。

② 虽然没有权威的统计数据，但有媒体报道提及了相关数据。如"截至 2015 年，全国设有临终关怀科的医疗机构共有 2103 家，提供临终关怀等服务的老年（关怀）医院 7791 家、护理院 289 家"。引自《专家呼吁加强临终关怀让生命有尊严地"谢幕"》，新华网，http://www.xinhuanet.com/world/2016-10/08/c_1119676342.htm，最后访问日期：2023 年 7 月 19 日。

医养结合机构进行。从 2017 年至 2022 年，我和学生以及合作者（如益先社会工作研究院的工作人员）一起走访调研了广东省内及全国各地 20 多家涉及安宁疗护服务提供或计划开展安宁疗护服务的机构。对各机构整体情况进行了分类汇总。在此基础上，我在珠三角地区重点选取了各类型机构有代表性的一家进行深入的田野调查工作。除了在"Z 肿瘤医院"（代表三级公立医院）的长期田野，其他深入的田野主要在四所不同类型的机构进行。

一家三级民营医院——"安心医院"① 的临终关怀科。该科隶属于肿瘤科，也被称为肿瘤五科，为临终患者提供安宁疗护服务。该科室共有医生 5 人，护士 11 人，护工 3 人。与 Z 肿瘤医院不同，这里主动接收终末期的患者，尤其是癌症晚期患者。即使这些患者选择不再进行激进的治疗，但是他们生理上的不适也需要医疗手段来缓解。该机构的不少患者就是从 Z 肿瘤医院治疗无望后转院过来的。科室在 2019 年 2 月刚开科就迎来了大批病人，从侧面反映了癌症晚期患者有医疗照护的需求却无处可去的境况。安心医院作为一家民营机构主动设立临终关怀科，一方面是为了扩大医院的影响力和知名度，另一方面也是为了吸引更多病人进入机构。医院也对临终关怀科医护人员提出这样的要求，但护士长对医院领导说，现在还没到承接这个目的的时候。在实际运营中，该科室最大的困难是不敢收病人，因为"收一个亏一个"。医院运行的组织目标和医务人员医疗职责的共存与冲突在这家机构表现得特别明显，后文对此有详细论述。

一所二级公立医院——"康市医院"。康市医院是广东省最早以公立医院注册并提供安宁疗护服务的医院之一，该院康宁科是其临终关怀病区，主要提供住院服务。康宁科占据了这所医院八层主楼最高的三层楼空间，现共有 107 个床位，是医院最大的科室。这里接收肿瘤晚期、高血压、糖尿病等老年衰竭、慢性病晚期以及畸形、植物人等病人。科室接收病人的标准为临终期 90 ~

---

① 本书田野调查的所有机构名称均为化名。

180 天内，综合目标是提高老年人生活质量、照护重症患者及减轻临终患者痛苦。我在该机构也遇到不少在 Z 肿瘤医院治疗无望的癌症晚期患者。该病区既是在医院的空间内开设的住院病房，又依照临终关怀标准调整配置，与普通医院的住院环境既有相似也有不同，因而既可以观察到住院环境的非人性化带来的影响，也可以看到医务人员尽力给病人提供人性化照护的努力。这家机构也提供了一个很好的案例：二级公立医院努力做出变革以回应老龄化社会的需求，并突破自身发展瓶颈。但该机构开展安宁疗护服务也遇到诸多困境，后文对此有详细论述。

一家社区卫生服务中心——"船街社区卫生服务中心"，是其所在城市为数不多的为患者提供居家上门服务的社区卫生机构。该机构自 2011 年起开始探索"安宁舒缓疗护"服务，2012 年建立安宁病区，后承接其所在街道社区护理站、为辖区居民提供居家上门服务，构建了集"门诊服务、住院服务、居家延伸护理"于一体的服务模式。截至 2021 年，该中心共有病床 220 张，安宁病区约占其中 90 张床位，中心还设有 1 个洗浴室、1 个告别室（根据需要在空置病房中安排）。安宁病区收治的是有不可逆转的慢性疾病且处于终末期、预期存活期 3 ~ 6 个月的病人，包括癌症晚期临终病人、高龄老衰临终者、不可逆转植物人等。我也曾跟随该机构的护理人员为辖区居民提供居家上门服务，居家护理照护的慢性病卧床患者居多。但在过去几年间，机构也为不少不愿意在机构离世的临终居民提供了居家护理服务。在该机构的调查让研究者看到，社区医疗机构在临终照护中可以发挥的巨大作用，以及当下实践的困境与局限性。

最后一所机构是一家医养结合机构——"安养家园"，该机构内设护理院，是一个一级医疗机构。其如大多数医养结合机构一样按自理、中度失能、重度失能安置长者，分为住院部（失能失智、需要卧床的老人）和养老部（自理及半自理的老人）。医养结合机构承接老人从自理、失能到临终的各个阶段，能更好地将临终和死亡作为一个变动的过程来处理。安养家园为院内临终老人提供安宁疗护服务，设立宁养室，提供陪伴空间。长者状态转差后会通知家属，家属可以选择全程陪伴，直至长者离世。该机构开展综合的临终照护服务：通过基础镇痛用药帮助临终老人缓解不适症状，并提供舒适护理、家属陪伴支持和长者信仰支持，满足身心社灵的综合需求。但机构对于长者症状和疼痛控制面临较大的困难，护理院仅能服务老人的一些基础用药及症状控制，面对癌症末期老人更高的症状控制和镇痛需求则无法应对，因此需要与附近医院进行合作。缺乏足够的医生和更好的医疗支持，这也是大多数服务老人的医养结合机构所面临的困境。此外，安养家园也面临安宁疗护实践中的经济压力、人手缺乏等运营问题，这也反映了这类机构的普遍情况。

后文的分析主要以在珠三角地区的上述五家机构收集的资料为主，但也涉及来自全国各地的情况。需要说明的是，正在快速发展中的安宁疗护在各个地方的实践情况差异较大。虽然都是走在全国前列的城市，北京与上海的情况就有很大不同；沿海城市与内地的实践差异也极大；城市与农村地区更加不同，研究者在认识到这些差异性的前提下，试图做一个总体性的社会文化分析，来呈现安宁疗护发展的一些问题和规律。此外，本研究并不限于探讨安宁疗护本身，而是同时涉及人们对待临终、死亡的观念、态度与实践，以及当下的医疗体系如何回应临终照护之困。因此本研究并没有选择一个安宁疗护发展前沿的地方或试点城市，而是集中在一个老龄化程度深、社会有很大临终照护需求的地区。

最后，由于研究不集中在一家机构，而涉及五家不同的机构，研究者根据研究需要在每家机构开展田野调查的时间及深浅有所不同。这些机构因为各自的特色，也呈现了鲜明的对比，如 Z 肿瘤医院和其他的综合大医院是人们排着队为了"生"（活下去）的地方；而安心医院的临终关怀科开科后迅速住满了患者，运营较久的康市医院康宁科甚至需要排队等床位，该机构的运营主任开玩笑说它是病人"排着队来死的地方"。即便这些机构都面临大量患者的需要，前者"为了生"的医院往往异常热闹与拥挤，病房里有亲友探访留下的鲜花水果，希望之墙上写满了亲友祝福病人康复的留言（见图 1-1），医护人员也常常不得不控制探访的人数、家属照护的人数，以减少交叉感染的概率和对病人休息的影响。后者"为了死"的机构则显得有些冷清与过于安静，虽然病房里住满了病人，家属照护者的数量却少很多，亲友探访的痕迹也少很多，走廊里的留言栏主要是感恩、过好每一天等内容（见图 1-2）。为什么是这样的情况？这与人们的死亡观念有关吗？与医疗体系及社会对待死亡的方式有关吗？我带着这些疑问开启了研究探索。

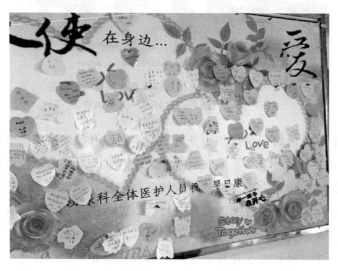

**图 1-1　以治疗为主的医院科室留言墙上都是"早日康复"
"手术成功"的积极字眼**

（三）研究对象及方法

目前在中国临终照护和安宁疗护的实践中，医护人员是主要的推动者和实践者，然而专职从事安宁疗护的医护人员不多，从事安宁疗护的医生、护士也多由临终患者较多的科室（如肿瘤科、呼吸科、疼痛科、老年科）的医护人员兼任或转任，这些医护人员虽然没有安宁疗护经验，但大多有临终照护经验。另外，当前安宁疗护在我国还处于起步阶段，在实践中大多停留于广义的临

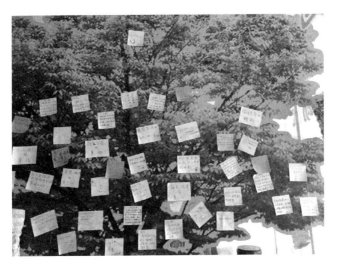

图 1 - 2　康宁科走廊的生命常青树留言栏则围绕
感恩、过好每一天等内容

终照护，专门的安宁疗护服务较少，多在原有临终照护的基础上摸索发展。立足于当下的安宁疗护发展现状，后文从更广泛的临终照护实践切入，也许能从中发现限制安宁疗护发展的痛点。临终照护实践涉及的行动者有运营机构、服务提供者（本研究中主要关注医护人员）、临终患者和家属、其他辅助人员等，这些行动者同处于一种社会文化体系之中，共同面对并协商临终与死亡的问题，因此他们构成了本研究的研究对象。

　　在机构内的田野调查主要运用半结构式访谈和观察法收集资料。研究者广泛地与不同机构的医务人员、管理者、护工、社工、心理咨询师等人员进行交谈与正式的访谈，跟随并观察（shadowing）他们的工作，记录他们的日常工作内容与工作状态，观察医院里发生的临终和死亡，医疗体系对死亡的处理与应对，以及在医疗场域中实施临终照护的日常实践。此外，研究者在情况允许的时候也访谈患者及其家人，了解他们面对临终和死亡的境况。在获得许可后观察患者及其家人在机构内的状态及互动。这些在机构内部的田野调查让研究者理解医务人员、患者和亲属对生死的"原生观点"，了解他们处在自己所在位置的想法。

研究者不仅在这些机构内进行研究，也从机构扩展出去，比如参与这些机构探访的义工团体（尤其是涉及临终患者探访的两个机构——十方缘、红房子）的活动，对义工和志愿者团体对生死的态度进行了解；在医疗机构接触到殡仪服务的人员，并观察他们的工作。研究者还追踪一些患者从医院回到社区，探索个人、家庭和社区如何应对临终和死亡的发生。在过去几年的研究中，研究者也积极参与各种安宁疗护的训练营、培训班、研讨会，与来自全国各地医疗机构的一线从业人员进行交流，有的在获得许可后进行了正式的访谈。此外，研究者系统收集和分析了国家对安宁疗护、尊严死、安乐死等的相关法律法规、政策条例，细致收集媒体资料、医疗机构的规章制度、地方规范等，并在第七章制度分析部分对此进行了系统梳理。

新冠疫情一度让在机构内的田野调查中断，很多医疗机构、医养结合机构不再能进去，于是在过去几年间，本研究的部分调查改到了"线上"，通过熟人介绍、"滚雪球"的方式邀请研究对象线上访谈来收集资料。我们对目前已经开展或者准备开展安宁疗护的机构内的从业人员进行深度访谈，了解从业者在工作当中的真实情况，尤其是可能遇到的困难和压力。这些访谈不再局限于上述五家机构，而是扩展到珠三角地区乃至全国更多的机构。此外，研究者也广泛地对老年科、呼吸内科、神经内科、肿瘤内科、重症监护室等终末期患者较多的科室及机构的从业者进行访谈，了解他们面对死亡的感受与认知，他们提供临终照护的实践与体验。这些"线上"访谈意外地进行得很顺利，因为不少临终照护提供者因为新冠疫情可能被隔绝在机构内部，无法外出，这时候与研究者的线上聊天成了一个"排解"的渠道。有时候访谈甚至可持续几个小时，这也是过去习惯线下访谈的研究者没有预料到的。即便研究者难以亲历别人的困境，以当事人的感受为中心，共情地理解和倾听也可以在一定程度上获知他们的经验与体会，并让受访者感觉被理解和认同。

整个研究共正式访谈了58位护士、30位医生，这些医护人员或直接工作于正在提供安宁疗护的科室，或来自临终照护集中的科室。此外，本研究还访谈了10位直接参与临终照护的护工，4位为临终者服务的社工，3位殡仪工作人员。整体来看，受访的医护人员居多，尤其是护理人员，这也反映了当下临终照护从业者的现状。中国人的十大死因中有九个是疾病，这意味着最常与死亡会面的人是医护人员。而在临终照护阶段护理人员占据了最大的比例，我调查的多家提供临终照护的机构或部门的主要负责人都是由有护理人员背景的从业者担任，这反映了护理在当下临终照护中的重要性。在医护人员之外，其他安宁疗护发展需要的专业人才较为缺乏，如社工、心理咨询师、营养师、志愿者等。在临终照护中，那些生活照护提供者如护工同样非常重要，但因为她们的工作性质和要求与隶属于机构的医护人员有很大不同，而且篇幅有限，本书仅将她们的观点作为反映大众的死亡观念和态度的一部分，而没有将其作为从业者专门分析。

我们的研究也面临一些困境，如访谈从业者更容易，与患者及家属访谈则更难。正是由于人们对死亡议题的忌讳或不愿直接谈论，我们在研究中如何了解他们的真实想法面临挑战。研究中，由于难以和患者、家属或公众直接谈论死亡，大多数对于患者和家属态度的了解都是田野笔记中记录的日常观察和交谈，或者嵌入我早期对癌症患者及家属就疾痛体验的访谈，而不是专门的正式访谈。此外，本研究也设计了一些创新的研究方法，从侧面或多渠道收集资料，比如收集熟悉的临终者家属对亲人离世的自传式记录和反思，从网络平台收集患者和家属的感受与困境。当人们不那么愿意直接谈论死亡的时候，我们通过收集公众对一些事件的看法也能从侧面了解大家对死亡的态度，例如对于交通事故、自杀、疫情死亡等新闻事件的点评，这样谈论的主题从"死亡"转移到了"新闻"上，从他们对于类似事件的看法中可以发掘其背后反映的普遍观念。

（四）研究意义

2022 年端午节前一天我在安心医院临终关怀科做调查，赶上科室医护人员点外卖在会议室聚餐提前庆祝端午，我拍了一张午餐照片发了朋友圈，我的朋友留言说"你这田野既不风吹日晒，伙食也非常好"。不风吹日晒，不同于日常对于"田野"的想象，但是心情的沉重与压力更大。在这种生命晚期病人的科室，医护人员及研究者都要面对生死病痛，病人的状态极差，身体消瘦、卧床、腹胀、头发稀疏……日日面对临终与死亡的医护人员更需要科室偶尔的仪式性活动（如聚餐）来舒缓心情。医院、养老院、医养结合机构这些专门承接重病、伤痛、衰老与死亡的机构，让临终与死亡淡出人们日常生活的视野。我们平常的生活很少见到濒死状态的人，日常遇到的是一个个有活力的"正常"人，也正是因为这种习以为常让我每次去调查机构都感觉压力沉重，离开机构则感觉回到了"人间"。可是人间本身就充满悲欢离合、生老病死。研究临终与死亡或许能还原生活中被忽视但本来就存在的另一面，对我们理解生命及人类的处境提供新的思考。而死亡也为我们提供了一个窗口，来反观我们习以为常的社会安排、习俗、观念、道德，来反思什么是最人性的安排。

在理论意义层面，本书希望能扩展医学社会学的研究领域[①]。国内医学社会学现阶段对临终与死亡议题的研究还不太多。关于安宁疗护和临终照护的研究也多集中于护理、公共卫生等医疗健康领域，社会学的研究较少。然而临终和死亡不会在社会真空中发生。个人和群体如何经历这些现象将在很大程度上受到他们所处的社会环境的影响。安宁疗护也不是一种纯粹的医疗手段，它强调对临终患者身心社灵的综合照护，涉及医生、护士、患者、

---

① 医学社会学和死亡社会学早期并未区分，因为早期社会学的大多数死亡研究都在医疗场域进行。后来随着死亡社会学的发展，其试图理论化死亡本身并拓展了很多非医疗相关的研究，成为一个与医学社会学不同的分支领域。因本书主要聚焦临终与临终者的医疗照护，因此依旧在医学社会学范畴内。

家属等多方面的社会成员。安宁疗护的推进也涉及医疗体系、政策、制度、社会力量支持等多个社会系统。正如安宁疗护的服务提供团队需要多学科成员，安宁疗护的相关研究也需要多学科视角。本研究通过对临终、死亡及安宁疗护的社会、文化与制度分析，可以为死亡与临终照护研究提供一种社会学的切入视角与解释。另外，现有文献对安宁疗护实践的影响因素的探讨多是"居高临下"地对结构性因素进行描述。本研究通过对实践机构及从业者作为行动者为何这样行动进行分析，将微观层面的个体行动与宏观层面的社会因素联系起来，进而挖掘中国安宁疗护实践面临困境的深层逻辑及社会机制。

在现实意义层面，对临终和死亡的研究也是回答如何更好地面对疾病和衰老的问题。其关系着每个人都将走过的生命终末期和生命整体的质量，也关乎医学的价值取向和社会的文明进步。随着我国老龄化程度的加深和慢性病患者的增加，人们对安宁疗护的需求也很快增长，然而我国安宁疗护事业目前仍处于发展阶段。本研究通过对当下死亡与临终照护现状及困境的呈现，对安宁疗护实践的制度分析，希望能为改善临终照护进而改善死亡质量提供参考。本书最后的讨论部分会在前文分析的基础上继续探索如何更好地发展符合国情的临终照护实践，发掘本土资源，找寻安宁疗护与本土观念、文化及制度契合的地方，希望在未来可以构建更好的死亡应对体系。

第一部分

中国社会的死亡现状与困境

这部分是关于当下中国医疗场域的临终与死亡本身的呈现。对于中国社会的死亡现状与困境，有不少研究都指出中国人口的死亡质量整体不高。如前文所述，2015 年，经济学人智库发布的报告显示，在所调查的 80 个国家和地区的"死亡质量指数"排名中，中国列第 71 位，处于整个排名的倒数第 9 位。[①] 2021 年的一项最新国际调查则显示，中国人口的死亡质量居所调查的 81 个国家中的第 53 位（Finkelstein et al.，2022）。两次调查的标准和方式有所差异，中国排名的相对提升也显示了我国近些年为提高人口死亡质量而不断做出的努力。即便如此，大量的文献和数据依旧显示中国人口的死亡质量不高，在临终者的死亡现状中尚且有很多问题需要解决。如中国居民离世前疼痛等各种症状没有得到很好的缓和治疗，且离世前医疗费用负担较大（赵耀辉、张泉、王梅，2021：41-49）。对中国老年人死亡质量的调查则显示，接近四成的老年人在痛苦中离世，超过八成的老年人临终前生活不能完全自理，接近九成的老年人临终前由家庭成员而非专业人士提供照料（宋靓珺、苏聪文，2021），这意味着大多数人去世前难以获得专业的临终照护。此外，研究发现我国老年人死亡质量整体不高，且城乡、不同社会经济地位老年人的临终痛苦程度有显著差异（张韵、陆杰华，2017）；城市老年人死亡质量相对高于农村老年人的死亡质量（陆杰华、张韵，2018）。

另外，影响我国人口死亡质量的因素有很多。现有研究发现，中国社会老年人的死亡质量影响因素中，一方面是生命最后一年较高的医疗支出与较差的死亡质量相关，意味着不合适的或过度的医疗救治导致死亡质量不好；另一方面是临终阶段缺乏及时的医疗服务的老年人也更可能经历更差的死亡质量（Gong et al.，2022）。这在本书第三章所呈现的"被维持的生命和过度治疗的死亡"与

---

① The Economist Intelligence Unit，"The 2015 Quality of Death Index Ranking Palliative Care across the World，" https://www.basw.co.uk/resources/2015-quality-death-index-ranking-palliative-care-across-world，最后访问日期：2023 年 7 月 19 日。

"被放弃抢救的生命与治疗不足的死亡"中也有所体现。此外，国内临终死亡质量的主要影响因素还包括可享受的姑息医疗资源情况、照护人员提供的服务、临终患者自身因素、传统死亡文化、临终患者死亡地点等（傅心等，2023）。对于老年人的死亡质量来说，病理症状不是影响老年人临终感受的唯一因素，临终照料、社会支持及社会环境等因素都会显著影响老年人的临终感受与痛苦程度；临终照料的可及性、可负担性与专业性越高，老年人临终的痛苦程度越低（张韵、陆杰华，2017）。而安宁疗护服务缺位、临终医疗资源配置失衡、生死教育缺失等发展短板则限制了我国老年人的死亡质量（宋靓珺、苏聪文，2021）。

上述研究呈现了中国人口死亡质量不高的现状，也初步指出了导致死亡质量不高的一些相关因素。但大多数现有的分析都是基于局部或小规模的调查数据，并没有就中国人口死亡的现状从临终照护中的多重参与角色（患者、家属、医护人员等）的角度做细致的分析。死亡是生命变化中的一个历程，在这一变化的历程中，临终者、家属与医护人员等多角色共同协商。那么，我国人口死亡质量不高对于临终者来说，具体表现在哪些方面？对于亲历死亡和提供临终照护的个体而言，"好死亡"（善终）的困境在哪些地方？不同角色在死亡这一变化的过程中如何决策与协商？这部分呈现临终照护中不同角色面对死亡的问题与困境。本部分通过三章——面对死亡：观念与态度；无法自主的死亡？死亡的告知与抉择；无处安放的死亡：临终地点的协商与变迁——来呈现临终与死亡的困境如何受到具体临终场景下不同角色之间的权利与抉择的形塑，当下的死亡与临终又如何受到传统文化观念、社会期待、家庭伦理、医疗体制安排、社会保障体系等多重因素的影响。

第二章　面对死亡：观念与态度

生死是最私人的问题，也是公众最关心的问题之一。不同文化中人们应对临终与死亡的态度不同。Broom 和 Kirby（2013）指出，有必要将死亡过程视为处于一种文化环境中。要了解死亡观念如何影响临终照护实践，首先要了解临终照护实践嵌入怎样的社会死亡观念中。了解人们对死亡的态度，对探寻如何实现有尊严的死亡至关重要。本章将对不同角色（医护人员、患者、家属等）对好死亡的理解、面对死亡的困境与处理死亡的态度进行呈现。

一　介绍：死亡观念和态度的研究

死亡的实践、态度和信仰是变化的，随着社会发展而变化，也受性别、年龄、种族、社会阶层等的影响。早期，由于生产力和医疗水平的低下，个体对抗死亡的能力很低，人们的死亡常被归为命运，通常需要借助于宗教或其他文化解释来理解死亡。随着社会发展和医疗水平的进步，人均寿命显著提高，人们在日常生活中遭遇死亡的概率大幅度降低（Walter，1994）。随之而来的是，死亡逐渐淡出了人们的日常生活，死亡大多被集中于医疗机构并由医疗专业人员处理；在医疗场域，死亡常常被视为治疗的"失败"或者医护人员的"无力"。死亡被医疗化后，人们不再将死亡当作自然的现象，而是视为一个异化的恐怖的事件（Callahan，1993）。此外，媒体对于死亡的报道多集中于事故、灾难或犯罪。这加剧了人们对于死亡的恐惧与排斥，甚至慢慢将死亡视为一种禁忌（Gorer，1965）。死亡从人生自然的归程，变成了命运的偶然和意外事件，患者和家属常常无法直面死亡，对死亡的焦虑或恐惧也成为当代社会长久发展的产物。但并不是所有人最开始都对死亡恐惧，人类学家记录了一些人群，如亚马孙丛林中的皮拉哈人（Piraha people），他们聚焦当下的生活而不惧死亡（Everett，2008）。不同社会对死亡的态度也不一样。有研究认为，个性至上的社会中通常伴随着对死亡的恐惧，这与工业和后工业时代的社会里，人们失去了其他社会提供的以社区为单位的联系相关（雷明、迪金森，2016：34）。

历史学家阿里耶斯（Ariès，1974）指出西方社会死亡态度经历的四个阶段①：12 世纪以前，西方人对死亡的态度十分坦然，死亡是熟悉的，人们知道如何死亡，死亡的过程可称为"驯服的死亡"（Tamed Death）；之后是"自己的死亡"（One's Own Death），死亡此时变得更加个人化，基督教中死后的审判让人们担忧死后上天堂还是下地狱，并为自己的死亡负责；到了 18 世纪，变为"你的死亡"（Thy Death），死亡开始变得戏剧化、被敬畏甚至被恐惧，与正常的生活区别开；到 20 世纪中叶，随着科学技术的进步和现代医院的出现，死亡的观念和处理死亡的方式被世俗化和医疗化，这个阶段是"禁忌的死亡"（Forbidden Death），死亡是不被需要的和被对抗的，人们在病床上与死亡战斗到最后一刻。

对死亡与临终的研究，一个重要主题是对好/坏死亡观念的探寻，这些观念与对健康的广泛定义密不可分（Barrett，2011）。英语社会和一些技术不发达社会一样，对好死亡的想象都包含如下一些元素：在度过丰富而长寿的一生之后，由自然原因导致的平静死亡，临终时待在有家庭支持的环境里（Barrett，2011：480）。但这

---

① 结合阿里耶斯后期的研究，有些人把西方社会死亡态度分为五个阶段或模式：Tamed Death，One's Own Death（Death of the Self），Remote and Imminent Death，Thy Death（Death of the Other），Forbidden Death（Death denied）。阿里耶斯也指出，人们的死亡态度阶段变化不是完全按照时间顺序，人们的态度变化是慢慢发生的，新的态度和之前的态度可能重叠共存。后来不少人也批判阿里耶斯的分类并没有基于大量真实的证据或案例，而是基于对宗教仪式、艺术、文学等不同的证据做出的归纳，且太过于理想化过去传统的死亡。

样的理想很多人难以实现。如社会学家埃利亚斯（Elias，2001）表示，现代社会对死亡的处理方式不仅让个人无法自主死亡，也让临终之人陷入一个被隔绝的制度环境：他害怕临终时被隔绝在医院空间内、被冷冰冰的医疗设备围绕、在无情的医院规章制度下孤独地死去。在批判机构内隔绝的死亡而发展起来的安宁缓和理念下，好死亡则包含如下一些元素：个人对死亡的公开意识、交流、接纳以及个人自主（Saunders，2006）。最近一项对现有文献关于好死亡的综述发现，好死亡的 11 个条件（按照重要性排序）包括：减轻身体疼痛和其他身体症状；与医疗服务提供者有效的沟通和关系；文化、宗教或其他精神仪式的实施；减轻情绪困扰或其他心理痛苦；治疗相关抉择的自主权；在自己想要的地点离世；生命不被非必要地延长；意识到正在发生什么及其深意；来自家人和朋友的情感支持；没有成为任何人的负担；有权利中断自己的生命（Zaman et al.，2021）。作者指出，这些好死亡的条件大多可以在不需要昂贵的医疗设施或专业知识的情况下提供给临终者。当然这项综述基于的研究以中高收入国家为主。而对于好死亡的理念在中国这样一个迈入中等收入国家不久的社会是什么样？

　　不同的社会和族群对好死亡的想象多种多样，比如研究者（Long，2005）发现日本有两种对死亡的想象，一种是年老后在家里慢慢死去，这样可以让人为死亡做好准备并且有家人围绕；另一种是突然死去，这样可以免除家庭的照顾负担。而印度在河边的传统宁养院成为很多人带临终家人去等待死亡的地方，这些地方只提供简单的居所和宗教服务，与医疗机构在临终过程中大量的医疗干预完全不同（Justice，1997）。总的来看，研究者认为，好死亡的定义有很多，而好死亡的定义并不是客观的，而是经过一个文化协商过程而建构的。比如战争中的死亡可以被认为是好的死亡（高尚的死亡），也可以是不好的死亡（被浪费的生命），这都取决于其表征的方式，而这样的表征是文化赋予的，用以维持社会秩序（Bradbury，1999，转引自 Howarth，2007a：134–135）。研究者需要注意到死亡观念的社会文化多样性。

相比于西方社会，长久以来中国社会对于死亡有很强的抵触情绪。从传统文化的角度来说，以现实利益和家族传承为中心的儒家文化在很大程度上把死亡限定于家庭背景下，通过一系列的殡葬祭祀仪式将逝者统合到祖先群体之中，同时也为生者提供了一个与逝者建立相互依赖关系的过程。这种关系体现于生者的供养和逝者的"保佑"。在日常生活中，生和死就这样被统合到一个服务于生者和重视现实利益的框架中。与此同时，中国的民俗和宗教在很大程度上将死亡定义为消极的、"晦气"的存在，导致人们在日常生活中对于与死亡相关的话题避而远之。在日常生活中，人们接收到的大多是如何"养生保健""延年益寿"的信息，注重"生"，而避讳"死"。这也导致临终关怀事业在我国一度发展缓慢。尽管对于死亡的禁忌在当今的中国仍然根深蒂固，但是随着生活水平的提高，如何优生优逝也逐渐受到人们的关注。不同文化应对临终、死亡和丧亲之痛的态度不同，要推广和发展符合中国国情的临终关怀制度，首先需要了解中国社会对待死亡的态度。

二　好死亡 vs. 不好的死亡

我们常说的"五福临门"中，五福之一就包括"善终"。[①] 可是对于国人来说，什么是善终？什么是好的死亡？研究中，我们有意地收集不同人群对"好死亡""善终"的看法，受访的医护人员、社工、志愿者、护工、患者、家属等会就它们谈论自己的看法。人们对善终有隐含的看法，即便不同身份的人就好死亡的具体定义有所差异，在好死亡中关注的点有所不同，但总的来看，大家的观点有很多相似性。好的死亡对应着这些词：自然、长寿、无痛苦、有尊严、有陪伴、被关爱、没有遗憾、自主、有准备；

---

① 《尚书》中记载的"五福"：一曰寿、二曰富、三曰康宁、四曰攸好德、五曰考终命。

而不好的死亡则对应着这些词：突发、意外、年轻、孤独、隔离、痛苦、重病缠身、没有尊严、带着遗憾……

（一）有准备的没有遗憾的死亡 vs. 突然的无准备的死亡

2012 年 2 月 1 日，我做博士学位论文的田野调查，遇到了社区里面一个老人突然离世的事件。那天是农历正月初十，我到一家准备做访谈的店铺后不久，就发现街上另一边茶馆前停了一辆救护车，很快，周围街坊都在说开茶馆的老太太倒在地上不省人事。茶馆由一对老夫妻打理，老太太 76 岁，老头 80 多岁，儿女都在外地。我跟着街坊一起来到茶馆附近，茶馆对面和屋里已经聚集了很多街坊邻居，大家在谈论发生了什么事情，回忆老太太当天的行程……身穿白大褂的医生和护士两人拿着东西进屋去看病人，里间卧室里老太太躺着，医护人员开始急救，几位邻居也在那里看能不能帮上忙。老头在这个过程中忙着给亲人打电话，对电话里的人着急又无奈地说"喊他（儿女）回来有啥用，他又没啥特长能把人救活。能治就治，治不好就只有死，死了算了"，气鼓鼓的语气，却又满怀伤心。过了一会儿，医生出来宣布病人死亡，老头开始再次打电话给儿女及其他亲属，无法顾及周围的事情。关系近的邻居们则自愿忙了起来，讨论传统仪式要做的事情，商量着马上去买纸钱和寿衣等各种事宜。医生和护士拿着登记本出来问那些商量事宜的人，死者什么名字、多少岁，邻居们忙着各种传统仪式没有回应。医生和护士又走进屋里去找家属填表签字缴费，但没找到人。在一片乱哄哄中，医生无奈地大喊"我们走了，问你们又不回答，你们以后开不到死亡证明是你们的事情，别来找我们"，然后上了救护车关上了车门。旁边商量事宜的几个邻居赶紧跑过去敲开车窗说，请理解一下，这家人儿女都在外面，只有这个老头在，老头又在打电话，他们都是邻居来帮忙。医生问抢救费什么时候缴，邻居看了看还在打电话的老头说现在暂时不缴费，于是救护车立马开走了。在一片混乱后，一整条街都知道了老人去世的消息并议论纷纷，大家说老太太倒在屋后的厕所旁快一个小时才被发现，家人马上找了附近私人诊所的医生来看，医生来的时候已经把不到脉，赶紧打了120急救车。大家也说起这个老太太很勤快，周围荒地都开出来种菜；她当天还在给旁边一户人家结婚铺床，第二天早上还要赶媒婆，中午吃了午饭一个多小时前还从街上走过；也有人说"少来夫妻老来伴"，老头估计要伤心很久，老太太一直把老头照顾得很好；面对生命的突然离去，人们也纷纷感叹"人没得意思""说没就没了"，感慨命运的无常，并提及前些日子还有个拉煤的人，经常走这条街，大家都认识，结果一天早上五点多起来拉煤让车撞死了。

在这个社区平常的一天，死亡的突然降临，让人们议论纷纷。人们感慨命运无常就在于死亡的突发性和不可预测性，上午还好好的人，中午还刚从街上走过的人，午后突然就去世了。而与突发死亡带给人的心理冲击同样麻烦的是，活着的人要在慌乱与毫无准备的情况下处理复杂的程序。老百姓在人死后最急于要做的是传统仪式，而不是医疗程序；而从死亡的法定程序上来看，宣布死亡、办理手续和死亡证明其实更加重要。于是我们看到一片混乱：急救程序和人死后社会习俗同时进行的冲突；医生治病救人和填表收费的冲突；各种情绪和混乱环境交织的烦乱……

在调查中，受访者都不希望死亡没有准备。没有预料的突发死亡，如交通事故导致的死亡、自杀、他杀、医疗事故中的死亡，常常被当作"坏的死亡"，是"横死"。在一些地方的文化观念中，病死也被认为是没有福气的，有的甚至被看成"横死"（"得病无医"而死为九种横死之一）。突然去世的原因比较多地表现为突发性的疾病，如脑出血、心梗。突然离世意味着人们来不及对生命进行自我裁定和衡量，便被无情剥夺，这折损逝者的尊严（刘谦、王德林，2020：149）。对于突发的死亡，亲属往往也没有做好足够的心理准备，表现为一时难以承受，甚至很长一段时间都备受困扰。

有准备的、没有遗憾的死亡是更好的死亡。这样的死亡往往发生在寿终正寝的老人身上或久病的人身上。"寿终正寝"指自然老死，年龄很大才死去。《清稗类钞》"丧祭类"载："俗有所谓喜丧者，则以死者之福寿兼备为可喜也。"意思就是说，死者是德高望重、福寿双全的人，同时家族兴旺、死者年龄在 80 岁以上，这样的死亡可以称作喜丧，家人不会那么悲伤，会停灵三至五日，大摆宴席，招待亲朋好友。德高望重的人自然死亡后，早有准备的葬礼是"隆重""热闹"而让人羡慕的。老人寿终正寝、在家自然死亡或睡梦中离世，是好死亡，最好在死亡前能行动如常，自我照顾，身体没有太多病痛。不少农村地区老人更会早早地为自己的死亡做准备，提前备好临终时要穿的寿衣和棺木。对死亡的提前准备构成了这些老人对"好死亡"的理解中的重要部分，老人提前对死亡进行准备以免给儿孙带来负担，也才能带来一个更好的死后世界（通过仪式，死者成为跟家庭继续保持联系的祖先，而不是游荡的鬼魂）（Liu & van Schalkwyk, 2019；Keimig, 2020）。而对于已经患病的人，他们会降低自己的期待，但也顺应传统文化，期待活到一定年龄达到"寿终正寝"：

> 我要求不高，其实我就按我们老家的规矩，60 岁之前死的叫短命鬼。我希望我活过 60 岁，就算是寿终正寝了。（20190511HLB，病人）
>
> 年纪大的（病人离世）当然没那么多感触，但是有些比较年轻的（病人离世）就会感触比较深。我在 ICU 有个 100 多岁的（病人）……104 岁了啊，（如果去世）那这种就是喜丧了。我也有治过那种 12 岁就走掉的（病人），他还说他好了之后让我带他打"王者（荣耀）"，然后出来过了三天吧，就腹腔大出血，当天就没了。（220914HJ，医生）

正如上述医生表达的，与"老去的自然死亡"相反的则是"年轻的非正常死亡"。正因为人们对于年老高寿死亡的期待，当死亡发生在最不应该的人群（如儿童、青年人）身上时，尤其让人难以接受。在一些地方未成年人的死亡甚至不被家族认可，无法安葬于祖坟。对死亡和生命的看法受到特定历史和医疗条件的影响，在过去很长一段历史时期，医疗条件有限、儿童死亡率高，父母只能听天由命，未达到一定年龄的儿童并不被视为一个完整的人。这些观念在医疗条件改善的今天依旧影响着人们对儿童死亡的看法。专门服务肿瘤儿童的公益机构——广州市小家公益服务中心负责人分享了肿瘤儿童离世后无法安葬的故事：在孩子出生的村子，村里人觉得孩子太小，生病死亡很晦气，不同意孩子在村里离世，也不准父母在村里安葬孩子，父母需要把孩子葬在村外，或者找个地方偷偷掩埋，不能立碑。① 然而在当代社会，受生育政策的影响和家庭结构的变化，儿童在家中的地位不断上升，成为家庭幸福的核心。夭折且无法安葬的孩子将带给父母无尽的伤痛。即便是已成年的年轻人，其离世也很难与善终关联：

> 有些人比较年轻，二三十岁，或者有些人刚刚生了小孩，刚当上妈妈，她就因为疾病离去。（这是）整个家庭和医生本人都很难接受的一个事情。可能一个家庭就这样完全地不一样了。（220913YJZ，医生）

老年人的死亡是符合社会期待与规范的。当然这个符合社会期待的年龄也随着人均预期寿命的增长而变化。过去"人生七十古来稀"，而当代中国人的人均预期寿命已接近80岁，② 人们对老年的定义和预期的离世年龄也相应有所变化。调查显示，越是低龄的老年人，死亡时越容易痛苦，可能的原因是还未做好充分的死亡准备，不愿过早离开人世（宋靓珺、苏聪文，2021）。总的来看，民众年老后因慢性病死亡成为主流。2016年我国的死因监测

---

① 引自广州市小家公益服务中心创始人罗典2021年9月4日于广州和睦家医院讨论会上的分享。

② 《2021年我国居民人均预期寿命提高到78.2岁》，中国政府网，https://www.gov.cn/xinwen/2022-07/12/content_5700668.htm，最后访问日期：2022年7月12日。

数据显示，60岁及以上年龄段的老年人死亡人数占当年总死亡人数的75%（中国疾病预防控制中心，2017：17）。与数据一致，民众对老年人的离世更容易接受，这反映的是老年人所扮演的社会角色期待及对死亡的准备。研究者（Blauner，1966）指出，死亡的影响取决于死者的社会地位和社会参与，当代社会，老年人不再参与关键的工作，也不承担养育孩子的重任，因此一个老年人的死亡不会严重地影响社会秩序，无论他对一些特定个人的心理影响有多大。比起年迈的老年人因慢性疾病缓慢离世，年轻人的猝然离世不符合社会期待，带给人们更多的是惋惜。特别是当死者的年龄较小（"36岁就走了"，"他太年轻了"）或者未达到预期（"才64岁，很不甘心"），这样的去世被认为是很难接受的。在提供临终照护的机构，医护人员也提及，儿童和中青年病人这两个群体是最难照护的，家属、病人自己还有医护人员都不容易接受这种临终状态。对上述病人特别是中青年病人自身来说，他们的人生正处于成家立业的上升期，人生还有很多计划要做的事情，求生欲望非常强；对家属来说，作为家中顶梁柱的中青年人或作为家庭幸福核心的孩子进入临终，对家庭的打击极大，家属更不容易接受安宁疗护，会一直寻求医疗救治；对医护人员来说，面对年轻的病人，他们的心理压力非常大，危重疾病发生在不该发生的年龄，他们想救却无法挽救。

　　年轻人的死亡或突发的死亡没有发生在死亡的合适时间。格拉泽和施特劳斯（Glaser & Strauss，1965b）构建死亡过程为"地位历程"（status passage）①，这个历程是患者、家属和医疗专业人士共同协商的；然而当死亡突发、没有被预料到，则没有留下时间来协商这个历程，严重的社会和心理影响则会发生。在医疗机构内部，死亡成为考验医患关系的关键事件，纠纷常常是由出乎家属意料的突发死亡而引发的。没有太多医学专业知识的家属往

————————————

① 地位历程指一个人从一个地位/人生状态（status）向另一个地位/人生状态的过渡。临终（dying）则是从活着的状态向死亡的状态过渡。

往无法接受患者"竖着进来，横着出去"——患者自己走进医院去看病，却在治病救人的医院突然离世被抬出医院。所以当媒体报道医生被打杀事件之后，不少医疗平台流传出医生自救指南提及，"在宣布死亡之前先评估家属的接受能力，预先叫好保安到场"①，以避免突然宣布的死亡讯息激化矛盾，引起纠纷。

没有预料的突发死亡也常常是带着遗憾的死亡。而有预料的死亡则有机会避免遗憾。正如很多受访者表示，好死亡最基本的就是要没有"遗憾"。也就是临终者和家人都有所准备，并为死亡提前做安排，让自己及身边人都没有遗憾与牵挂。民间朴素的安宁实践就是帮患者完成自己的各种心愿：想吃什么，想见某个人，想回家……受访者均表示，患者要完成心愿才会安详离世。

> 最起码，他能好好地把自己的意愿，或者是自己的一些遗憾，或者是对家人的一些关系，最后（都）处理好。他如果都没有牵挂了，不会太恐惧地面对死亡，我觉得这个是善终。（210704PYL，社工）

在临终患者的心愿中，亲情关系非常重要。受家庭主义影响的中国患者，会将人生意义的圆满与价值的升华归结为亲情关系的巩固、维系或修复（张晶、李明慧，2022）。然而，在现实中很多人带着遗憾离世，没有能全部完成自己的种种心愿，很多患者或家属的遗憾也在于临终的时候没有及时"道别、道谢、道歉、道爱"。而为了对死亡有准备、让家人和临终者都没有遗憾，有些时候家庭不得不付出很大代价来延续患者生命。一位患者家属（190612BDG）就提及，自己从北京回老家陪伴身患癌症的老父亲，刚过完年父亲就因肠梗阻住进医院，但一直拖了四个多月才离世。他感慨地说，这四个多月对他们来说是很不一样的，虽然花了几十万元（包括

---

① 参见媒体报道如《医生自救指南！》，搜狐网，https://www.sohu.com/a/73969102_267160，最后访问日期：2023 年 1 月 12 日。

医疗费和请护工费用），但在这四个多月的时间里，家人慢慢地接受了患者要离开的事实，并做好了准备，并且老人也交代了各种后事及遗愿。在生命的尽头，为了做到"有准备"和"没有遗憾"，患者也可能要承受更多的身体痛苦，这究竟是好的死亡还是不好的死亡？二者如何平衡也是患者、家属和医护人员将要面临的问题。

（二）没有痛苦的死亡 vs. 痛苦的没有尊严的死亡

在田野点医疗机构里，很多患者或老人在有意识、可以清楚表达意愿的时候对我表示，希望自己尽可能没有痛苦地离世，希望自己走的时候"少遭罪"。"病得晚，死得快"是公众对没有痛苦的死亡的朴素表达。医学界也提出了"压缩疾病"（compression of morbidity）的相似观念，希望通过压缩疾病在生命中的发生时间，让人们在晚年尽量短时间带病度过，而真到了死亡将至的时候，走向死亡的过程更快（Fries，2002）。这样的理想在当代社会伴随着人均预期寿命的延长和慢性病的高发难以实现，但也反映了人们的普遍想法。没有病痛是好死亡的一个条件，而当病痛不可避免地发生的时候，则希望尽量减少痛苦。医护人员也额外关注患者的痛苦，强调好的死亡是没有太多痛苦的死亡，但有时候救治本身就会给患者带来额外的痛苦。正如受访的医护人员说"医院的死亡大多很惨"，在医院里离世的病人很多是极度痛苦的，这种痛苦常人无法想象，但亲身参与救治的医护人员感受很深。他们提及插管、心肺复苏（胸外下压深度 5 ~ 6 厘米才算有效）、电击除颤的那种感受，正常人永远无法体会；还提及病人只有 1/3能治愈，还有更多是治愈不了的，他们需要的不是抢救而是安宁。一项对中国癌症晚期患者的研究也发现，绝大多数患者明确表示，在生命末期不希望接受侵入性治疗或心肺复苏，以保持尊严（Huang et al.，2018）。从上述可见，对大多数人来说，好的死亡是不过度治疗的死亡。相比之下，不太好的死亡则完全相反：

　　我觉得在医院里能平安和谐的没有几个，大多是要抢救完，插着好几条（管）。在心内科遇到的那个（病人）是我实打实地接手的患者，他是一个冠心病三支病变，就是多条血管堵塞，放了支架的患者。那天我们值班已到 7 点多钟，8 点交班就可以走人了。结果他 7 点多钟心律失常，恶性心律失常，不停地室颤，不停地心脏骤停。然后当时就疯狂地给他胸外按压，上各种肾上腺素。后面抢救到 8 点多 9 点钟，把他送去楼下的那个手术室，给他做冠脉介入手术。结果他在手术台上死掉。在手术台上，还在给他按按按，（我们）穿着几十斤重的铅衣在上面给他按。（220621TYS，医生）

　　在 ICU 经历了一系列抢救，（患者）都走得太惨了……在走之前他可能经历了插管，用各种各样的管道。从他真的不行，到他生命真正终结，之间他经历太多磨难了……起码外科发现你病情不行，会先抢救一轮，抢救得好就是进 ICU，后来病情（不行）又抢救，可能就拼命按压，有时候病人其实神志已经昏迷，或者处于昏迷的状态，（抢救）其实是用各种各样的机器去维持他的生命体征。（20210721GROUP2，护士）

　　新医疗技术和设备如心肺复苏和生命维持的机器常常被批判为剥夺了临终者拥有一个"好的"、有尊严的死亡的可能性。医学的目的是治疗和控制疾病，减轻病人的苦痛。当医疗技术无法治愈疾病的时候，医生的工作则是缓解病人的痛苦，帮助病人善终。然而技术的侵蚀让救治的边界变得模糊，这其实不是医护人员可以独自主导的。看到太多病人临终时在痛苦中离去，大多数医护人员强调，好的死亡是无痛苦或少痛苦的死亡，因此镇痛止痛尤为重要，同时也要避免进行一些不必要的医疗干预：

　　没有痛苦，尽量减少他的痛苦，缓解他的症状。……然后他还有什么未了的心愿尽量（帮他）完成。比如说想见孩子，那能不能见得到，对吧？有什么事儿，想跟家人说什么，想交代什么。是不是都搞定了？完成他的心愿，然后尽量减少他的痛苦。比如说我们可以给他持续的镇静、镇痛，然后就让他睡着了。(220621ZYS，医生)

在医务人员和公众的理解中，痛苦不仅仅是疼痛本身，还与身体整体的舒适和整洁有关。不少医养结合机构在提供老人照护时都强调，老人走的时候要"干净""整洁""舒适"，即身体清洁、没有异味、皮肤没有溃烂、没有压疮，走的时候身心都舒服，这是他们认为的尊严，这样才会让家属满意。因而，对于不少老人来说，临终的阶段能在一个条件不错的或有名的护理机构，有效地控制疼痛和维护身体的舒适也是不错的选择。而一些残障或依赖他人照护的老人受经济条件限制，不得不在缺乏监管、条件不好的护理机构生活，直到临终则可能导向不好的死亡（Keimig，2020）。当然少遭罪的死亡最理想的就是无病无痛地自然老去，而身患疾病对人的死亡总是有影响的，不仅带来身体的疼痛，还可能带来社会和心灵的痛苦。比如一些疾病如艾滋病导致的死亡常给人带来耻辱感（Nardi，1990）。而疾病的治疗更可能导致个人尊严的丧失。在医院的病房内，目睹患者带着极度的身体痛苦长期卧床，在与他人的互动中被进一步异化、嫌弃，连医护人员都心生感慨，不愿意自己也这样没有尊严地度过晚年。

因为太痛苦了。我见过很多，我们护理室就好多，那些肿瘤晚期的，真的很可怜，痛得可能都昏过去了，腿还在颤抖，而且因为他们长期卧床，身上肯定会有一些汗味，如果一发烧那些身上黏黏的臭，然后护工阿姨……有一次早上六七点钟干活儿的时候我就看到，那时护工阿姨开始（给病人）抹身，这个病人之前都挺好的，后来插了管上了机，身体有点僵硬。我就看到护工阿姨（把病人）翻过来翻过去，在说"臭死了臭死了"。我就想如果有一天我也这样子怎么办？我也可以理解护工阿姨，毕竟你每天都做这个很烦躁，就会嫌弃。但我就觉得他被别人嫌弃了。很不希望看到他会是这样的。真的，我觉得那样子活着我不知道有啥意思。（200816ZYH，护士）

即便离开医院，疾病带来的痛苦可能依旧无法完全摆脱。我在研究中遇到不少癌症患者，他们在度过五年生存期后，依旧深感痛苦，尤其是生病不能（完全）自理，让他们感觉没有尊严，想要解脱。而公众对好死亡的朴素理解也包含了少遭罪，甚至有人劝说久病的老人"放弃""放心离开"。因为痛苦的死亡不仅仅是临终者个人的痛苦，还在于这种痛苦可能蔓延至身边的亲人，如将家人置于救治的道德困境中、陷入经济困难中、背负着沉重的照护负担。这种连累家人的内疚感更给临终者带来痛苦。

在我们老家，我们农村那些老人，如果是快不行的话，一般都是……亲戚和邻居……来到老人家里（探望），如果他看见老人真的是不行了，他就不会去鼓励老人（坚持），他反而会去劝老人，要老人放弃。很多人会劝他，现在小孩也大了，样样都搞好了，你就不要有什么想法了，如果你实在受不了了，你就安心放手，反而会这样劝他，不会说要挺住……（210702YQD，护工）

如果说有准备的死亡是希望死亡不要来得太快、太突然，那么少痛苦的死亡则可能是希望临终的时刻快一点、短一点。因此从死亡的时间历程看，突然的死亡和太慢的死亡都是不好的死亡，这看起来有些矛盾却又合情合理。来得太缓慢的死亡是对临终者痛苦的延长，也是对其家人及照护者的持续消耗。然而正如上述，有家庭为了"有准备"而延长临终者的死亡。在第三章读者也会看到当下社会中依旧有不少被维持的生命与过度治疗的死亡，它们可能让临终者难以实现自己理想的"好死亡"。

（三）有人陪伴与关心的死亡 vs. 孤独隔离的死亡

临终患者除了希望得到身体苦痛的缓解，还对死亡感到焦虑、恐惧，这些心灵方面的需求更难以满足，尤其是在大多数人没有明确宗教信仰的情况下。此时，亲友的陪伴则能减少患者对死亡的恐惧和心理上的痛苦。能在至亲至爱的人陪伴下，安静坦然地面对死亡，是很多人口中的好死亡。调查显示，超七成晚期患者"迫切或非常迫切需要家人陪伴"，近六成患者"迫切或非常迫切需要亲友探视"，"家人亲友陪伴"也是被调查患者"最期望的临终关怀内容"（华长军等，2018）。家庭在中国人心中的好死亡中扮演着重要的角色（Fu & Glasdam，2022），如对中国农村老人的调查发现，对老人来说有后代，尤其是儿子和孙子，对好的死亡和好的死后世界尤其重要，老人临终时最好有子孙围绕在床边，死后由儿子主持葬礼（Liu & van Schalkwyk，2019）。一些地方习俗也要求临终者在生命的最后阶段回到家中，由全家人 24 小时轮流守候，直到离世。在临终时刻，家庭成员的团结与陪伴是对临终者的莫大安慰。一位受访的护士长表示，自己照护癌症患者几十年，感觉患者在疾病终末期极度需要家属的陪伴和关心；哪怕在机构离世，患者也希望能有家属陪在身边；如果实在没有家属在旁边做心理的陪伴和关心，也应请社工或志愿者来陪伴和关心：

> 应该是有家人关心吧。我发现广东潮汕地区他们家庭观念非常重，家里老人住院的话，绝对是有好多人来陪的。像前段时间不是有那个疫情管控吗？家属不让探视，有些老年患者他就不理解，他就很不高兴。所以我想可能病人对家人来看望他（很看重），这是可以理解的。生病的时候有家人关心，走的时候有家人在旁边，或者（如果没有家人在旁边）有志愿者来帮忙，来进行谈话呀，心理疏导，我觉得这方面也是很重要的。（210925WJ，护士）
>
> 我看到有些病人的死亡，家属（对病人）完全不理不睬

的，这种（病人）活得没有尊严，从生到死（家属）也不过来看一下，或者一过来就吵架的那种也是没有什么尊严的……家庭和睦的那种，病人走得确实会安详点，然后病人的痛苦感也会少一些。（210629ZYS，医生）

与上面医生的叙述类似，现有研究也发现在中国家庭不和谐是老人实现"好死亡"的障碍，而住在机构内的老人难以维持对"好死亡"很重要的家庭和社会关系（Keimig，2020）。不仅仅是老年患者，几乎所有临终者都害怕孤独的死亡，害怕离世的时候没有家人的陪伴，恐惧在一个陌生的环境孤独地离世。但到了最后时刻很多人可能无法自主，如不少社会学研究呈现了医院对死亡的封闭和隔离（Glaser & Strauss，1965a），在医院里，临终者的生活充满了无意义、孤立、无能为力和失去控制的经历，临终者的自主性被医院制度和医疗安排所束缚（Sudnow，1967）。我们的受访者也提及，担心的那种隔绝状态在隔离病房如 ICU 尤其突出。躺在 ICU 病房中插着各种维持生命的仪器、奄奄一息的病人出了ICU 后，回忆起来会说"地狱就是 ICU 的样子"，自己的手脚被束缚，身上插满管子，家属不能探望，孤苦至极。一位护士也提及：

> ICU 我觉得是非常（不人性化的），我去过几个医院，大部分 ICU 特别不人性化，（家属）只能在窗外看一看，是看不到病人的，病人在临终时其实是很孤苦的。这种病人有需要的话，应该给他这样的一个房间，比如说在重症医学科，病人和家人有一个告别。有这样的一个安排，对病人来说是很大一个释怀，对家属也是一个很大的释怀。（210906HYX，护士）

死亡不仅仅是一系列的生理衰退的过程，对人类社会而言，死亡有其被赋予的社会意涵。人在生理死亡过程中同时进行着社会意义上的死亡，即病人脱离社会："社会空间因素对于病人脱离社会有很大影响。这种脱离通过两种方式实现：病人远离他人，他人远离病人。"（雷明、迪金森，2016）临终者经历的社会隔离同慢性病人的社会隔离类似，一是病人的被迫退出，二是他人的主动退出（Strauss et al.，1984）。被限制在医疗机构中，临终病人在大多数时候独自一人待着，一方面他们由于生病远离了亲人和朋友以及自己的事业和兴趣爱好，同时医疗机构对个体行动的限制会影响病人的自主权，病人最后要完全依赖他人，更加剧了病人远离他人；另一方面，亲人和朋友接受了临终病人的状态，会减少探望的次数，造成他人远离病人，也加深了病人的被抛弃感。

> 对癌症晚期病人，家人一般会照顾得比较好，因为他们知道也不会照顾多久，通常比较有耐心。但一些慢性病、重病病人的家属因为已经照顾很长时间了，有一句话"久病床前无孝子"，其实真的是因为照顾的时间太长了，慢慢地家属就没有耐心了，家属的耐性也被磨尽了，用医学上临床的话来说，就是他们自己心里其实也已经有病了。所以这里慢性病病人的家属就不怎么经常来……很多时候我打电话给病人家属说，给子女说，说病人很想他，想见他，可是子女说我很忙啊。很多子女几个星期甚至一个月不来看望父母（一次）。（170316GHS，护士）

正如研究者指出，老人最恐惧的不是死亡，而是无助，他们恐惧变得像小孩子一样完全依赖他人，但是不能像孩子一样被爱，而是仅仅被维持着生命，不管他们愿意还是不愿意（Kearl，1989：125）。除了医疗机构，住进养老机构和医养结合机构，对老人来说可能也面临着一种潜在的隔绝。住进机构后，老人随之慢慢退出过去的社会互动，社会关系逐渐减少和断裂，来探望老人的人越来越少，甚至让老人处于一种被"遗忘"的状态。而在特殊的时期，如新发传染性疾病暴发时，机构封闭管理，家人与老人被迫分离，家人无法探视老人，直到老人离世才被告知，老人也是被迫隔断社会互动与关系。在临终照护中，家人和专业人员缺一不可，但在情感陪伴方面，再多专业照护者的陪伴也比不过亲人的陪伴。田野点安养家园安宁疗护负责人就提到，疫情期间，因为封院，一个老人在与家人分离 15 天后离世，这件事给她自己带来巨大冲击。作为安宁疗护从业者，她一直想着让老人善终，结果收治老人进入机构后，反而让老人难以善终：

> 有一位长者过来我们这里住，刚好赶上我们封院……从入住的那一刻开始（老人家和女儿就分离了），老人家去了我们住区的房间，女儿就在楼下办理手续，从那一刻开始（他们）就分离了。他是 15 天之后去世的……他入住的时候，两个女儿都跟他讲，爸爸我们现在要隔离，因为疫情的缘故，隔离 14 天之后我们就能进来看你了……这个老人家就撑到第 14 天。6 月 1 日住进来的，6 月 15 日可以出房间，我们就帮他下床，那天测的血压很正常，那两天测的体温也正常，跟他沟通交流，他比之前的状态好很多。当时我们拍了视频给他家属看，大家都很开心，觉得很好。他坐着轮椅出去的时候，还左看右看，其实他看不见他的女儿，他睁着眼睛在左看右看。（后来老人死后）他女儿和我说你知道他在看什么吗？他在找我们，但我们没有到，他就觉得我们大家都在骗他，他内心放弃了自己。他当天整个状态是很好的，从第二天开始就不好了，第二天早上抢救之后就没了。所以这个死亡（事件）对我的冲击是很大的……最后他是在没有女儿的陪伴之下离开的，之前三四年女儿都很贴心地照顾他的。（210626WR，安养家园安宁疗护负责人）

这个受访者表示，从业多年，她自己对死亡早已没有了恐惧，但疫情期间这种隔离的死亡给她带来极大的冲击，她一度怀疑安宁疗护工作的意义在哪里。病人身边没有家人陪伴，有严重的被抛弃感，这个受访者说她自己绝对不愿意选择这样的离世方式。而疫情期间这样的隔离发生在很多医疗机构和医养结合机构。患者入院需要查核酸、查胸部 CT，需要经历隔离期，入院后只能由一个家属陪伴，甚至一个家属都不能陪伴。到了生命末期，家人无法进入机构陪伴患者，向他告别，这给很多人留下了巨大的遗憾。这种遗憾在未来的很多年里会持续影响着丧亲者。正因为这种在机构离世的痛苦和隔绝，不少人指出，好的死亡不是在机构内，而是在家里、在亲友的陪伴下离世。

> 如果是善终的话，就不要在医院里走，不要在身上插那么多管子。其实最好的就是在（家里），如果你真的已经是那种癌症晚期，没有什么机会可以痊愈，或者说你的生存期，就算是用各种化疗药物，也只有 1 年多或几个月。这种我觉得最好的就是回家，把自己想做的事情做完，想见的人见完之后，选一个日子（离开）。（220621TYS，医生）
>
> 78 岁的老人家，不应该带他去医院，（最好）找一间温暖舒适的房子，找几个他喜欢的人打打麻将聊聊天，吃些喜欢的，痛就吃点止疼药……（190118TXQ，患者家属）

老百姓心中对于好死亡有朴素的想法：回家、把想做的事情做完、找一间温暖舒适的房子、找喜欢的人打麻将聊天、去旅游……身患重疾时要尽力救治，但在无法治疗的时候则选择"回家"，在家人的陪伴下做想做的事情、见想见的人，完成心愿，享受生活。这些对好生活、好死亡的想象与安宁疗护的理念是相契合的，与"尊严死"①的理念也较为一致。然而对于身患重疾的临终患者，要实现在家的、有人陪伴的善终，还需要专业的居家医

---

① "尊严死"与常被引起讨论的"安乐死"不同，是指在不可治愈的伤病末期，放弃抢救和不使用生命支持系统，让死亡既不提前，也不延后，而是自然来临。在这个过程中，最大限度尊重本人意愿，尽量使其有尊严地告别人生。参见白剑峰《不吐不快：善终也是一种权利》，《人民日报》2017 年 3 月 24 日，http://opinion.people.com.cn/n1/2017/0324/c1003-29165468.html，最后访问日期：2023 年 7 月 19 日。

疗指导和社区可及的医疗服务。在第四章我们会呈现，这些居家
医疗服务在当下中国是极度缺乏的，这也让重病临终者居家离世
变得困难。

三　社会文化中的死亡态度

人们对好死亡和不好的死亡有隐含的看法，而其中有很多看
法与安宁的理念非常契合。那么在面对死亡和谈论死亡的时候，
人们的态度是怎样的？这样的态度与安宁理念契合吗？不管在哪
个社会，死亡议题都是难以开启和直视的，死亡议题甚至会让人
与人之间的社会互动变得不舒服，人们不知道如何开启这种谈话。
有的采用社会学家戈夫曼（Erving Goffman）所说的"有礼貌地不
注意"态度——我们承认其他人在场，但避免与他们进行任何持
续的互动。[①] 人们倾向于对死亡采取存而不论、搁置的策略。虽然
人类面对死亡态度相似，但不同个体对死亡的态度和反应也受到
其所处的社会和文化环境的影响。在中国社会，我们可以从人们
对死亡的态度中明显看到这种影响。

（一）对死亡的恐惧、忌讳与回避

中国人的死亡观念与传统儒学和道教、佛教文化有关。孔子
提出"未知生焉知死"，让人们注重生而不要轻言死，儒家的"入
世"观强调人应该着眼于现世的社会生活，隐隐含有哀死、讳死
的倾向。道教本身就是追求长生不死和成仙，其本质上是否定和
回避死亡的。佛教的"地狱"概念也影响了民间对死亡的认知，
阴森恐怖的"阴曹地府"、残酷折磨的"十八层地狱"等形象频频
出现在文学作品和民间传说中。虽然大多数中国人没有明确的宗
教信仰，但是这些观念已经融入民间习俗中，形成重生轻死、死

---

① 参见高行云《一位美国社会学家的临终絮语》，https://mp.weixin.qq.com/s/
CZjSlvLEBCFTjhuP26Tu9Q，最后访问日期：2023 年 7 月 19 日。

亡禁忌的传统（柏宁、尹梅，2014）。受这些传统文化习俗的影响，很多人提及死亡的第一反应就是"害怕"。对死亡的恐惧体现在与死亡相关的日常话语和行动中，在与死亡相关的仪式和日常实践中固化和延续。

> 我们中国这种文化对死比较忌讳，死就是不吉利的，所以死就会用白色，很喜庆的就会用红色庆祝……可能他们见的死亡比较少，从小就对死有一种很恐惧的认知，觉得死就是很恐怖的事情，人们骂人都说"你去死"这样的。正常人大家对死都是有一点忌讳的，有点恐惧的。（200816ZYH，护士）

> 最近我看一个电视剧，主角的妈妈她在发脾气的时候，就说"早知道我还不如死了，死了一了百了"。实际上这只是一个发泄的端口，对他们来说，对这些老人来说，死有可能就是一个负面的东西。所以说他平常是很忌讳死亡的相关内容。我们有一个病人，隔壁床病人走了以后，那个床位（空着），第二天需要调床位。跟那个（病人）阿姨说"我把你调过来吧"，那个阿姨就死活不调。我们平常也有一种说法是"晦气"。（200907CW，护士）

在最普通的日常话语中，"死亡"被视作一种诅咒，暗含着"恐怖"的、负面的意义。无论是用作攻击他人还是发泄情绪，死亡的负面意义在日常生活中是不言而喻的。在医疗场域也类似，无论是患者、家属还是医护人员，在潜意识中都存在对死亡的忌讳和恐惧，死亡是"不吉利"、"晦气"、"意头不好"（预兆不好）、"倒霉"的，患者和家属会因此拒绝医护人员的一些安排（如换床位），而没有人会苛责他们，因为在中国文化背景下这是可以理解的。即使是接受过医学训练的医护人员，也会下意识地认为遭遇死亡和接触尸体是"倒霉的"。即便死亡在医院中并不算罕见，在医院工作的医护人员都有一定概率遇到死亡，然而他们还是会把这种概率事件解释为负面经历。正因为死亡象征着"不好""可怕""不幸"，所有人包括医护人员都不自觉地去尽力避开。

> 我记得我怀孕的时候，有一次有个病人家属说，那床（的病人）不行了，你不要过去了，你大着肚子。所以很多时候是周围的环境在那里，就觉得（死亡）好像是很神秘的东西，给你渲染了这种（恐怖）东西。（210527LLC，护士）

> 我伯父前几年走了，他好像也是得了什么癌。当年伯父病情很严重，他的女儿也就是我堂姐，都不敢进去看他。社会上很多人都很怕……她自己的亲爸，她都不敢进去看。他是我伯父，那时候听说他快不行了，我就回去看看他，其实我去看他也是很恐惧的，但是没办法，他是我的亲人，我还要进去看。当时那个堂哥也在，有堂哥在，我就跟伯父聊了几句。（210705ZYM，护工）

人们对死亡的恐惧也转变成对疾病、死亡的回避。有的甚至面对身边人的临终都选择远离，不仅避开老人、避开重病的人，更要避开临终或死亡的人。这让面对和经历死亡的临终者不得不独自对抗恐惧，更加孤独。在现代化进程中，越"文明"的地方，越把死亡隐藏、隔离得很远。吉登斯（2016）认为，现代性的一个显著特征是，它通过保护我们不与疯狂、犯罪、性、自然和死亡直接接触的制度和惯例来"购买"本体安全。围绕着死亡的"不安"，通常由专家和专业人员如医生、太平间工作人员、葬礼承办人、牧师来抚平和处理，他们做的工作就是使死亡不被看见（Willmott，2000）。而即便是在死亡经常发生的地方，死亡依旧是被隐藏的，如医院的太平间/停尸房的位置很隐蔽，殡仪馆往往在离城市中心很远的地方；与死亡相关的外显标志也常被隐藏，很多地方灵车的标志（如装饰的黑花）不再出现，与普通车辆看起来一样；在小城市还能在医院附近见到很多花圈店及其他丧葬用品店，在大城市里，这些店铺则开在更加隐蔽的地方。将死亡与人们的日常生活隔离开来，一般人不了解也看不到死亡，更不知道如何应对死亡。这种对死亡的隔离和净化，更加剧了人们对死亡的回避态度：怀孕的人不能靠近与死亡相关的物品、不能接触尸体，因为这样会被"冲撞"；公众也回避与死亡相关的地点，不愿意购买靠近墓园的房子，不愿意骨灰楼建在自己住的小区附近[①]，甚至不愿意养老机构建在小区附近。

> 我有个朋友很有钱，之前我们两人商量开一个临终养老机构，想找不那么远的地方，就在××新城那边一个小区看了地方，想租下来几层运营，结果业主不干，说那些穿着商业装的白领上下班和躺在推车上的老人坐同一个电梯的场景很怪。但是这其实很矛盾，因为年轻人有这个需求，家里老人需要人照顾，送远了又没办法探望，需要近的地方，但又不希望和自己在同一个地方。（210428XZR，护理部主任）

在现代社会，死亡被隐蔽在正常社会生活之外。人们对死亡的不安、恐惧被内化，并将这种无意识的恐惧转化为日常实践中有意识的"忌讳"和"回避"。有些人甚至觉得谈论死亡无异于"冒犯了他"，对死亡抱着排斥和逃避的态度，不仅不能谈论死亡，连"死"的字眼都不能出现。对死亡日复一日的忌讳也进一步加重了人们对死亡的恐惧与焦虑。正如 Gorer（1976）所说，死亡如果变得"难以启齿"，民众自然会对它感到"惶恐不安"（转引自陈纯菁，2020：55）。

> 他会对这个东西（死亡）比较排斥，还有点恐惧，他要

[①] 参见媒体关于居民抗议小区周围建"仙人楼"（骨灰楼）等报道，如《广东省广州市发生一起事件，位于白云区，事件令业主各个焦虑不安》，https://baijiahao.baidu.com/s？id=1664816794413809328&wfr=spider&for=pc，最后访问日期：2022 年 8 月 8 日。

逃避，他本身就有点不想谈这个东西。还有一些迷信的人，他感觉你说这个好像咒了他一样，谈这个东西不吉利。（200823YLL，护士）

很多人都很忌讳，包括说他身体弱，他都会忌讳……××主任那边他们做了一个调查问卷，问卷里面都是关于死亡的一些话题，然后给到我们机构里面，找几十个老人家去勾选的，结果只有两个人完整地去做了，其他人都说"现在不用看这个"。（210626WR，安养家园安宁疗护负责人）

（二）"死亡忌讳"的问题化

死亡忌讳几乎被所有受访者提及，但公众真的完全回避死亡吗？前文呈现，人们的日常观念中有朴素的安宁思想，也有关于好死亡的讨论。学界与业界常表述的"中国人忌讳死亡"是如何存在的？中国人是忌讳死亡本身还是痛苦的死亡？这种忌讳在人群中是否存在差异性？

社会学家 Allan Kellehear（1984）通过对过去大部分"否定/拒绝死亡"（death-denying）理论的回顾得出结论：西方社会从来就不是一个畏惧死亡并否定死亡事实的社会；我们混淆了个体层面——个体（心理）层面对死亡的否定/拒绝甚至害怕的态度，和社会层面——社会作为一个集体/组织对死亡的应对、控制与准备；而社会学应该更加关注作为集体的社会的态度。虽然在个体心理层面人们回避死亡，但有关死亡的社会制度在现代社会是活跃的、现实的、接纳死亡的（Seale，1998：3）。以上观点对本章的分析很有启发。在中国社会，虽然我们前面呈现了众多受访个体对死亡忌讳和恐惧的态度，但中国是一个多元的社会，不是单一的统一体。社会内部有不同文化的差异，人群有阶层差异、地域差异、民族差异、信仰差异，这些差异让人们对死亡的认知多元化。此外，中国社会作为一个整体也没有完全忌讳死亡，医院作为医疗机构控制死亡，医疗体系和保险制度作为社会制度管理死亡，当下安宁疗护的推进也是为了更好地应对死亡。本书第二部分将要分析中国社会作为一个整体推进安宁疗护以应对死亡，当下医疗体系也在变革为未来的死亡做准备。这一节则聚焦群体层面人们对死亡的差异化态度。

不同人群对死亡的态度不一样。不是人人都惧怕谈论或思考死亡。香港的一项研究显示，受访的 10 个老人都表示对死亡本身不恐惧，其中的一些老人还详细地描述他们为死亡所做的准备（Chong & Lang，1998）。对中国南方农村老人的访谈也有同样的发现，他们公开讨论自己（未来的死亡）和社区其他人的死亡，认为死亡是自然的事情，必然会发生，死亡是进入死后世界的一个转换，为此他们会提前为死亡做准备（Liu & van Schalkwyk，2019）。中青年人或许有对死亡的恐惧感，但对孩子和老人来说，对死亡的恐惧感则不同，孩子可能认为怕死和怕黑类似，老人则恐惧的不是死亡，而是担忧临终时对生活不能自理和对他人的依赖（雷明、迪金森，2016：31 - 32）。在一些宗教信仰中，死亡是生命的一部分。灵魂和死后的世界在一些宗教中是超验的存在。虽然前文提及受儒家文化重生轻死的影响，中国社会对死亡有所禁忌；但中国社会同样也受其他宗教和信仰的影响。前述佛教的"地狱"观念影响了民间对死亡的认知，但佛家生死轮回的说法也给人一个死后世界的想象，旨在"涅槃"，让人达到善终，走向彼岸至善的世界。同样道教追求长生不死和成仙，其本质上是否定和回避死亡的，但道家同样强调生死自然，死亡构成了自然世界的一部分，也是生命的一部分。对一些有宗教信仰的少数民族民众来说，死亡也并不是那么让人忌讳和恐惧的事情（包路芳，2007；严梦春，2013a）。如回族生死观受伊斯兰信仰影响，显得较为豁达和从容，面对死亡没有太多的恐惧，而是欣然的、安详平静的（买丽萍，2001；严梦春，2013b）。此外，研究发现，国内不同地域的民众对待死亡的态度也有差异。如对安乐死的态度，经济越发达的地区民众对安乐死的态度越包容、支持率越高，经济越不发达的地区民众对安乐死越抵触、越不支持和认同（吴晓瑞等，2010；赵桂增等，2014）。且学历越高者越倾向于赞成安乐死合法化（赵桂增等，2014）。由此可见，地区经济发展、医疗水平和人群文化程度、年龄、信仰等都影响着人们对死亡的态度。

在日常调研中，我们也常观察到，一些久病的患者及老人对死亡是有预判和思考的。传统上，我国不少地方有为 60 岁及以上父母准备寿衣、寿材的习俗。当下不少农村地区，老人在到了一定年龄后会为自己的身后事早做安排，提前做好寿衣和寿材，且越早准备越安心，这种对死亡的态度并不是避讳，而是准备，且越有准备的死亡才是好死亡。2019 年 11 月我和学生去丰都县调研当地的寿衣加工厂，工厂制作的衣服不再是过去的黑色寿衣，而是用印着福寿字样的红黄布料做成，上面吉祥的图案和文字让寿衣变得喜庆，似乎是对提前为死亡做准备的老人的祝福和保佑（见图 2-1、图 2-2）。寿衣厂老板提及，本地儿女会买寿衣礼包送给老人，有的儿女也会带老人过来挑选。因为有这些福寿文化元素的加入，做出来的寿衣就像精致的礼服一样，而对死亡的准备更成为当地老人生活中一件积极的事情。此外，很多受访者提及各自家乡的习俗，如家里老人在认识的年长亲友去世后，按照地方习俗，主动回到农村老家，修缮好自己的墓地，把它作为一件人生大事来准备。受访的临终照护从业者就提及，患者不是不愿意谈死亡，而是常常用隐晦的方式谈，从业者要注意倾听；而医养结合机构的从业者则看到在自己机构养老的很多老人对死亡早已坦然接受：

> 患者并不是说忌讳（死亡），不愿意谈死亡，而是会在话语中潜在表达。比如一个患者在病床上卧床不起的时候，谈生命如同树木，有春秋时序变化，春天树叶绿了，秋天慢慢变黄了，冬天落了，这是自然规律，生命有终点。……要听话外音。有的患者可能直接一点，问医生"我还有半年（活）吗？"之类的。（210802LF，医生）

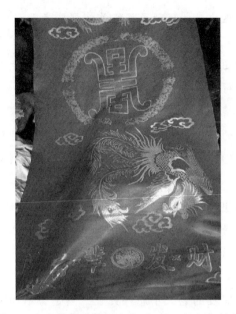

图 2 - 1　丧葬用品的福寿化（一）：红色布料上
印有"后辈发财"字样

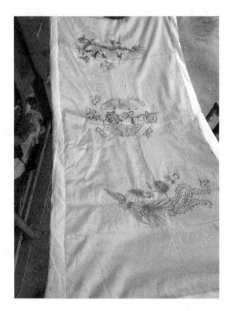

图 2 - 2　丧葬用品的福寿化（二）：黄色布料上
印有"永垂千古"字样

养老这块我也接触了临终关怀那些老人。每次我去查房，他也会跟我讲没有用了，太辛苦了，还是走了算了。他们其实对死亡还是挺坦然的。因为他觉得活得很辛苦，这确实也是。他觉得一点尊严都没有，要等人家来喂，有得喂他就有得吃，没得喂他就没得吃，然后翻下身又很痛，就是他有点生不如死的感觉，所以他倒想早点解脱，他对死亡反而是很坦然的，（所在机构死亡的老人）没有一个说（对死亡）抗拒得不行……家属（态度则）对半，一半对一半，一半的家属还是说顺其自然，尊重他的意愿，不要去弄他，他很辛苦，还有一半的话，还是想把他送到医院去挽救他的生命。（190404LSF，颐养院负责人）

上述访谈提及的老人不忌讳死亡，只是害怕痛苦的死亡，希望死亡不要那么辛苦。不少久病的患者会有超越疾病、看穿生死的情况。如作家史铁生在病后经历过很长的挣扎，终于想明白了一件事："一个人出生了，就不再是一个可以辩论的问题，而只是上帝交给他的一个事实：上帝在交给我们这件事实的时候，已经顺便保证了他的结果，所以死是一件不必急于求成的事，死是一个必然会降临的节日。"（史铁生，2007：8－9）我在 Z 肿瘤医院的研究也发现大多数癌症患者对生死做过思考，并且有很多交流的需求，尤其是癌症晚期患者。他们并不忌讳思考和谈论死亡，只是与家人谈论和商议死亡格外困难而已。也有医护人员总结道，中国人不是怕死，而是舍不得离开亲人。而就中国文化观念对推广安宁疗护会有什么障碍这个问题，台湾赵可式博士分享过个人的感受，她说老人病倒了其实比谁都清楚将要面临死亡，只是家人不愿意明说，于是彼此隐瞒，而这样的氛围一旦被捅破，（谈论死亡）也就顺理成章。①

① 参见赵可式博士于 2019 年 5 月 11 日在浙江省浦江县举办的国际医学人文论坛上的分享（线上讲座）。

　　此外，人们对死亡的态度也不是一成不变的。个人经历与死亡教育会让人们的观念产生变化。对护士的调查发现，护士接触死亡越多，对死亡考虑越多，对死亡的态度就越积极（梁红霞等，2007）；经常参与临终患者照护和参加死亡教育培训频次多的护士对死亡的态度更加正向（罗蕾等，2021）。我们调查的医护人员对死亡的态度虽然也受到社会文化观念的影响，但相比普通民众，他们会更加开放和平淡一些。近年来，每年的世界安宁缓和医疗日（每年 10 月的第二个周六），医疗机构和志愿团体都在推进安宁理念的社区宣传，媒体也更多参与宣传与讨论。随着网络的普及与信息的流通，人们越来越多地接触到与死亡相关的讯息：媒体关于灾难、战争、意外死亡等事件的报道，名人去世的消息，电视荧幕上公开的葬礼悼念活动（如政治人物的葬礼），网上的悼词，影视作品对死亡的刻画……在当代社会，死亡无时无刻不出现在人们的视野中。年轻一代也更多地开始正视和思考死亡，甚至早早订立遗嘱。① 随着人们生命意识和权利意识的不断提高，安宁疗护也越来越为公众所了解，成为更多绝症患者及家属的渴求。受访的医护人员也提及，随着死亡教育的开展，人们的观念在发生变化：

　　　　谈死色变。但是我觉得目前的话还是有一点改观，跟几个聊得比较好的能自理的老人家（聊），因为上次我们开展了安宁疗护服务交流会之后，那些老人家看到我之后都说，你是不是前两天搞了一个活动，是谈怎样死得舒服的。（他们）就直接跟我讲。然后我说你是怎样看的。她说"我挺认同的"，她很坦白地讲，"到时候去到那边的话，不要给我插管，不要给我什么了"。她能够这样去接受了，有一两个老人家也有这样的反馈。然后上一次开展了活动之后，刚刚讲到说（忌

---

① 《当 90 后、00 后开始思考死亡：数读想立遗嘱的年轻人》，https://m. thepaper. cn/baijiahao_18884525，最后访问日期：2023 年 6 月 28 日。

讳死亡)不愿意坐轮椅的阿姨,她后面主动跟我讲,她老公现在这样的状态,其实应该也是安宁疗护的对象。(210626WR,安养家园安宁疗护负责人)

对于很多人来说,在个体层面,对死亡的恐惧避讳与直面死亡的态度可能依旧矛盾地共存着,但在社会层面,人们日常越来越多地接触到与死亡相关的信息。更多地了解关于死亡的信息,在心理上和行动上则可以有所准备,进而减少面对死亡的恐惧与无措。不少临终照护行业的从业者在访谈中都提及,要尽早在全社会进行死亡教育,从而改变人们对死亡的态度,推动安宁疗护的发展:

(死亡教育)要到社区去,必须从娃娃抓起,从小学、幼儿园开始抓起……我们四个人在这里聊着,讲起来挺轻松的话题,你真正地去病人身上实施,你来跟他谈生死,特别在他生病的时候,在他身体承受疾病困扰的时候,跟他谈论生死,其实并不是那么容易……为什么要从娃娃开始抓起?如果我们所有人从小就开始接触到,有这样的成长环境,接触到有生死的环境,这样经过千锤百炼之后,他肯定不怕嘛。(210919XHZ,护士)

总之,随着中国社会的快速变化,个体和社会层面的死亡观念变化以及人群间死亡观念的多样化值得我们关注。这些多样化的死亡观念和正在进行的改变让我们在提中国社会"死亡忌讳"时多一分谨慎。

四 讨论与总结:变化的死亡观念与善终理念

社会对死亡的态度,影响着人们与死亡的关系。而了解人们的死亡观念是开展死亡教育、实施安宁疗护的一个前提。总的来看，中国社会的死亡观念正处在一个变革时期，既受到传统文化的影响，也受到现代医疗技术的影响，同时随着社会变迁而发生着变化。

在探索人们关于"好死亡"的观念之前，我曾思考，如果人们心目中的好死亡和安宁疗护理念下的尊严死亡不同，应该如何去跨越这种认知的差异。但研究的结果发现，公众和医护人员眼中或口中的好死亡与安宁疗护的理念较为一致。在社会观念中，好死亡和不好死亡的区分受到很多因素的影响，如死者的年龄、导致死亡的因素、死亡时的状态等。正如社会学家 Kellehear (1990) 指出，人们主要有两种方式来理解好死亡（good death）：第一个与死得好（dying well）有关，表现在关注临终时的生理质量；第二个与死得有尊严（dying nobly）有关，这是更社会性的方面，关系到对临终到来的准备。中国老百姓及医护人员对好死亡的隐含态度也是既包括生理状态的（没有痛苦），也包括社会及心理状态的（实现心愿、有人陪伴和关心）。总的来看，好死亡是有准备的、没有遗憾的、没有痛苦的、有人陪伴与关心的死亡，而不好的死亡是突发的、痛苦的、没有尊严的、孤独隔绝的死亡。其中，家庭在"好死亡"中扮演着重要的角色：家庭的圆满关系着死亡没有遗憾，感觉自己成为家庭的负担可能加重临终者的痛苦，家庭的陪伴与关心可以减轻临终者面对死亡的焦虑与孤独。受访的医护人员大多数认同和理解安宁疗护的理念，他们口中理想的好死亡非常符合安宁疗护的理念，不好的死亡则完全相反。而对于普通公众，民间也有朴素的安宁理念，从劝说老人放心离开，到"少遭罪"，到完成各种心愿，这些都有助于善终与安宁疗护的推行。然而大多数受访者对好死亡的观念讨论中并没有提及个人抉择、临终者的自主权等在西方好死亡观念中的重要内容，这也影响到下一章将论述的死亡的自主与抉择。

另外，在中国传统文化中，对很多个体来说，死亡依旧是负面的、令人恐惧的，进而带给人忌讳与回避的态度。但公众真的完全回避死亡吗？把人们对待死亡的态度放进整个中国社会来分析，则会发现不同人群对待死亡的态度不一样。中国本身是一个地域宽广、文化复杂的社会，具体到不同地域、文化和处境下的人群对死亡的态度会有多样性。其中，年龄、信仰、文化程度、地区经济发展水平、医疗水平的差异均影响着人们对死亡的态度。此外，公众对死亡的态度也在发展和变化中，尤其是当下一些推动尊严死、生前预嘱与安宁疗护的努力开始出现。① 死亡的话题在媒体上和医学界被越来越多地讨论，医护人员也开始反思当下医疗实践对死亡所带来的道德难题（中国医学论坛报社，2013）。但在日常生活中，人们（尤其患者和家属间）依旧倾向于不去谈论死亡，当死亡来临时个人和家庭往往都准备不足。不愿意接受死亡或者直面死亡，让对安宁疗护、尊严死等的讨论也受到限制。

总的来看，中国人面对死亡的观念和态度既有符合善终理念、有利于安宁疗护推进的部分，也有不利于善终、阻碍安宁疗护实施的部分。因为本书第二部分将聚焦于改进死亡质量和善终的议题，所以这一章倾向于把人们的死亡观念与它是否符合善终和安宁的理念做比较。但前人的研究提醒我们要当心"安宁的理念"本身成为一种意识形态和标准，而限制了不同人对于自己死亡的多样化选择。如研究者批判地反思，当下西方社会对好死亡的理解逐渐汇聚到一种理想，即死亡是带着尊严的、平和的、有准备的、有意识的、适应和接纳的，但这种好死亡的意识形态可能导致对患者"好"和"不好"的定义，让照护者去试图形塑临终者的生活（按照"好死亡"的意识形态、符合安宁疗护的方式来安排），反而可能限制了临终者的选择（Hart，Sainsbury & Short，1998）。西方社会安宁疗护已经发展了几十年，安宁理念也变得普及，因此研究者对它变成一种主导的意识形态持谨慎态度。与之不同，中国的安宁疗护尚在发展阶段，是大多数中国人尚未获得过的服务，很

---

① 如"选择与尊严"公益网站（http://www.lwpa.org.cn/）提倡，在临终阶段放弃过度抢救是一种权利，需要被认识和维护，人们可以通过填写"生前预嘱"最终实现符合个人意愿的有尊严的死亡。

多人对安宁疗护了解不足，因此还需要大力推广和探索。在中国人对善终的理解和可获得的临终服务中增加"安宁疗护"这一选项未尝不是一个更好的选择。在认识到人们对于自己理想死亡和临终抉择可能有多种选择的前提下，下一章，我们会继续探索人们关于死亡的观念与态度会如何影响到当下现实发生的死亡，如何影响到临终和死亡的抉择，进而影响到安宁疗护开展的可能性。

第三章 无法自主的死亡？死亡的
告知与抉择

一 研究缘起：患者的死亡考虑与抉择

我很想谈论一下"安乐死"的话题，你们愿意听吗？我说的也是老人（特别是高龄和重病）的普遍想法，让老人们都得到应有的尊严并减轻长时间痛苦和内疚，同时也减轻家属精神、体力、时间、经济各方面的负担，对社会也有益无害……真的，正如《论语》里孔子说的"老而不死是为贼"。因为人老了，体弱不能劳作，没有生产能力了；能生活自理，爱卫生，有点修养，生活质量和尊严可能会有保障；如果身残又患病，生活不能自理，那么很多老人不仅会加重亲人的精神、经济方面的负担，也会加重国家（社保、医保、社会资源等各方面的）负担。虽然我不是某某党派成员或名人，是一个地道的中国农民，也应当为家庭、社会、国家着想……如果当下中国 60 岁及以上的 2 亿多老人，有 25% 的人"安乐死"，能替社会节约多少（资源）？（癌症患者 L 伯，2019 年）

早在 2015 年，我做癌症患者研究时就遇到了 L 伯，后来一直与他保持联系。2019 年，他做食管癌手术已四年，术后持续的后遗症让他的生活质量并不好，他时常思考生死的问题，有时候有感而发给我写上一段话。2022 年春节，L 伯突然去世了。死因不是肿瘤转移，而是六年前做手术留下的后遗症，他回家后一直咳嗽咳痰，后来肺部穿孔，出现严重感染，2021 年 11 月去医院治疗后住进了 ICU，在 ICU 坚持了一个多月再没有活着出来。L 伯对死亡的思考伴随着他术后多年的时光，但是因为种种原因，如对家人的挂念、不舍、无法获得舒适的可以选择的死亡……他只能将死亡这件事想一想。对于很多久病缠身、长年饱受病痛之苦的人来说，希望获得"安乐死"或"善终"的愿望可能已在他们心中想过无数次。最后，L 伯如同大多数癌症患者一样，在身体被消耗到无法再维持的时候，离开了人世。L 伯是为数不多的公开与我谈论死亡的患者，尽管不忌讳谈论死亡且对自己的病情有清晰的了解，L 伯依旧无法自主自己的死亡，在 ICU 度过了自己生命的最后时光。

数据显示，我国每年新发癌症病例约 380 万例，因癌症死亡人数约 229 万人。[①] 全球每年新增癌症患者中，中国占 1/4，且我国的癌症患者以终末期患者居多。这意味着大部分癌症患者都是以因病死亡而做了最终告别；对于这些患者，死亡或临终是不得不面临的问题，或由于肿瘤本身的发展，或由于治疗引起的其他问题，如功能性损害、营养不良。患癌被认为是最好也是最不好的死亡方式：好在疾病来得漫长，让人们有充分的准备来面对死亡，与亲人告别并完成个人的心愿；不好则在于患者往往会经历巨大的身体痛苦且治疗费用极其昂贵，癌症患者和家属面临着来自时间、精神、身体、金钱等多方面的压力。一个癌症患者家属用"死刑立即执行与死刑缓期执行"来比喻，癌症就如同后者，相比那些因为意外而突然发生的死亡带给家属巨大的创伤，癌症留给患者和家属一些时间来接受死亡，这已是幸运；与此同时，类比古时候"一刀砍头或凌迟而死"，癌症依旧如同后者，它的死亡来得不干脆，让患者和家属都受尽折磨。正是因为癌症晚期患者所经历的巨大苦痛，安宁疗护事业一开始就是针对癌症晚期患者而开展的。然而现实中，中国人的死亡，即便是有时间准备的癌症

---

① 《健康中国行动（2019－2030 年）》，中国政府网，https://www.gov.cn/xinwen/2019－07/15/content_5409694.htm，最后访问日期：2023 年 7 月 19 日。

患者的死亡，也常常质量不高，且患者如 L 伯一样往往无法自主自己的死亡。下文会呈现，家庭观念、经济条件、医疗保障、医疗救治原则、疾病告知与临终信息揭露等因素综合形塑了对于患者来说无法自主的死亡。

二 难以交流与告知的临终

第二章呈现，死亡忌讳成了人们习以为常的认知，认为大多数人都是忌讳谈论死亡的，尽管中国患者面对死亡的心理和精神压力或许并没有想象中那么大，也未必比其他文化更严重。然而这种习以为常依旧影响到人们对死亡的讨论和告知。很多研究都发现，更好的信息告知对患者的死亡质量有利（Tang et al.，2008）。然而现实中，对重病患者隐瞒病情是常态。与病人交流病情本身就很难，涉及医护人员、家属及患者各方的考量（Mei & Tu，2021），病后谈论临终和死亡则更难。

（一） 谨慎的医生

面对医院里常常发生的死亡，医护人员承担着巨大的心理和情感压力。多项基于医院的民族志研究都发现，医护人员和病人在死亡交流中常涉及一些欺骗的措施，导致病人（对死亡将至）的怀疑没法获得确认，或者与他们的医生配合来互相假装（死亡不会来）（Glaser & Strauss，1965a）；医护人员和患者都被医院的科层结构所限制，面对死亡的来临，患者不知道想要什么，医生不知道说什么，而护士被夹在中间左右为难（Kaufman，2005）。与临终患者交流医学的有限性以及治愈的无望，挑战了习惯于追求治愈的医学，给医生带来痛苦压抑的感觉（Donovan，2001）。而医生在医学教育中也很少接受与临终患者有效交流技巧方面的训练，他们的死亡焦虑进一步让他们与临终患者交流变得困难。医护人员倾向于避开临终患者或者避免与临终患者直接交流；可能采取一些"阻拦"行为（如集中于患者身体症状、忽视患者的情感诉求、改变话题、给出假的安慰保证）来预防临终患者对他们表达情感（Maguire，1985）。研究发现，医院对临终患者的照护也是一个"协商的情感秩序"（negotiated sentimental order），死亡可能打乱医院的正常秩序，对死亡的公开讨论可能对医院病房内的情感秩序带来威胁（Glaser & Strauss，1968）。研究指出，护士在封闭的意识（对病人临终信息不清楚）中照顾临终病人似乎更轻松，因为护士花费了比医生更多的时间和病人在一起，封闭的意识可以为护士提供一个更加轻松的氛围（雷明、迪金森，2016：124）。为此，护士甚至主动放弃对患者临终信息的知晓，希望只有医生知道就好，从而与临终患者保持情感距离，以自我保护；护士也会用欺骗的方式来稳定激动的病人，从而让病房的秩序得到维持（Field，1984）。

然而，临终患者有很多情感上的需求，需要与别人交流；医务人员和临终患者的有效交流能够减轻患者的压力，促进更紧密的人际关系和医患间的信任，坦诚的交谈也能让患者更容易面对病情（Buckman，1988；Maguire & Faulkener，1988；Wilkinson，1999）。而否定临终患者表达他们感受的机会以及适应临近死亡的机会，常常增加了他们的隔离感；也可能给家属带来遗憾和内疚，因为临终患者的心愿在去世前不被了解，没有被实现（Faulkener，1995）。因此，西方医学界后来出现了诸多指导医务人员与患者交流坏消息的培训项目（Maguire & Faulkener，1988；Wilkinson，1999）。遗憾的是，我国这样的培训不多。已有研究指出，在中国的传统文化中，对患者告知死亡信息是一种禁忌，这也导致医务人员难以与临终病人进行有效交流；医务人员自身也需要更多关于临终沟通的技能（Dong et al.，2016）。国内医务人员在医学教育中很少接受与临终患者有效交流的技巧训练，交流经验常常是从与不同患者打交道的实践中积累起来的，而这样的经历有的并不愉快，这导致医务人员有时候倾向于避开患者或者避免与临终患者直接交流。但信息告知是医院死亡处理流程中必须有的步骤，医务人员需要与患者及家属就病情、诊疗手段、危险性、可能发生的死亡事件及后事安排进行讨论与交流。

> 我们有一个（患者/家属）拒绝或放弃治疗知情同意书。就是你可以去勾选。……有一些抢救的措施，你愿不愿意做？比如说 ICU、气管插管、除颤、胸外按压，还有就是血透、急诊手术等等，有很多的选择。要不要做？如果你不做，死亡可能会没有办法延缓。你可以做出一个选择。对于那些就是终末期的、病情非常危重的病人，我们就会让他签拒绝或放弃治疗知情同意书。（220621ZYS，医生）

> 我们会跟家属说他的生存期可能不会很长。你们有什么事情要办的可以去办，比如说财产的公证，房屋（的继承）……有些人就会去办这些事情。然后还有呢，就是比如说国外的孩子要不要回来……（220621ZJ，医生）

医务人员在与患者的交流中，会根据患者的年龄、病情而采取不同的办法，但基本上有一个原则，就是尽量把潜在的危险提前预警，"病情一定要往重了说，不要往轻了说"。在医患关系紧张的当下，医务人员会更谨慎地与患者家属沟通，而谈论死亡是一种风险性行为，不恰当的交流可能导致患者家属的投诉。许多患者及家属由于缺乏医学知识，对治疗的期望值过高，一旦治疗失败，则极容易发生纠纷。避讳死亡的态度也让很多人对死亡没有准备，当自身或家人面对死亡时，总是措手不及、情绪失控。而当死亡确实发生的时候（如患者在手术中意外死亡），医务人员如何有效地告知并安抚家属的情绪非常关键。国外的研究（Glaser & Strauss，1968）发现，医务人员对患者在手术中意外死亡，会先告诉家属手术后出现并发症，因此手术时间延长，然后等待一小段时间，让家属接受并发症的消息并做好最坏的打算，再把患者死亡的消息告诉家属。与之类似，国内医生在与患者和家属交流的时候，也会尽量多交代患者病情可能出现的突发情况，以及将要承担的大概医疗费用，这样家属会有一个心理准备。万一发生突发情况，家属能够接受，也能理解，可能就不会出现过激行为。

　　如果患者病情加重，正处于要抢救的过程中，这时你不能安慰家属，你必须告诉患者家属，患者现在病情很重，随时都可能失去生命。在抢救患者的过程中，你和家属要谈的，就是一定要让他知道这个病人现在是有可能会死掉的，一定要让他知道这个事实。但是对于一些病情还算平稳的患者，比如说刚刚发现他是癌症晚期多发转移，你可能会说，虽然现在已经是这个晚期的阶段了，但是还有很多药物是可以用的，也有很多方法，包括放疗、化疗啊，还有很多是可以选的。所以还是要积极治疗的。你要分一下情况，在平稳期的话，还是可以尽量给一些安慰性的话语。如果是在危重期的话，就一定要告诉他们事情的严重性。（220621TYS，医生）

　　之后抢救上来以后，你就要跟家属谈话，说患者现在是什么样的一个状态。你要让他有一个清楚的认识。有些患者来的时候就已经不行了或者说是怎么样的。你要让他清楚地意识到患者现在生命体征是不平稳的，如果有这种情况你一定要告诉他。否则他会有一种患者来的时候还好好的，然后突然间就死亡了的感受，他会有一种冲击感。（220621LYS，医生）

　　面对疾病无法逆转或死亡不可避免的情况，医务人员在情感上很难直接跟患者或家属说"不治"这种话，一些受访的医生表示他们会隐晦地表明态度，提醒家属病人可能无法抢救回来，即便抢救回来也有很长一段路（治疗）要走；并委婉地问患者家庭的经济情况，提醒可能会付出的经济成本。虽然大多数医生认为患者是有知情权的，好的死亡离不开患者自己对死亡的准备，因此有必要告诉患者；但医生跟患者沟通面临一些阻力，这些阻力既来自实际做抉择和支付医疗费用的家属，也来自医生自己的"心结"。一名从业十多年的医生说：

……跟家属我可以直言不讳地说，他（病人）这次应该是出不去的。但是跟病人呢，我就觉得，从良心上呢，好像说不出来。虽然我知道我也不能骗他，但是我真的没有勇气直接告诉病人，你这次应该是出不去的。（220709DCY，医生）

医生难以直接对患者揭露疾病无法逆转、死亡将至的残酷现实。如果跟家属沟通病情是往重了说，那么对于病人，医生则可能是避免说重了。一位受访的年轻医生就表示，自己跟患者沟通的时候，即便面对已经没有治疗希望的患者，也要给他保留一些希望。

对病人的话，就是说他家属不要求保密，我会把他的病情告诉他，你这个是肿瘤。但是跟家属，我可能会比较真实地告诉他，这个病的死亡率有多高。但是跟病人的话，我会把他这个病情说得轻一点……你在跟他交流的时候，你一定要告诉他，他在慢慢地好转。你一定要给他一个他可以康复的那种（希望）。其实很多病人就是，你一定要让他看到希望，他才会配合你去治疗啊。我觉得你跟他们沟通当中最主要的就是，不要让你的病人比你先感到绝望。即使你自己对这个病情已经挺绝望的，但是你一定要给他一点希望。（220716LS，医生）

给人鼓励、带给病人希望似乎是医务人员更愿意也更习惯去做的事情。过去几年，我在田野点 Z 肿瘤医院跟随多位医生出门诊。肿瘤外科门诊室里大多是积极寻求手术治疗且有机会"治愈"的患者，这里的医生也会积极地将现代医疗技术的进步带给人的希望传达给患者和家属。在谈话中多次提及曾给一名 80 多岁的癌症患者做手术，且预后良好，能让老人多活很多年。这样的鼓励谈话总是更加轻松且激励人心的。而正是因为医疗技术的进步带给人的广泛期待，当死亡将要切实地发生的时候，不仅仅是患者和家属，医护人员可能也会面临巨大的压力与焦虑。对于临终照护的从业者，他们更经常面对死亡，也更容易感到压抑。很多医生在个人情感上没有准备好与临终者直接谈论死亡，觉得太残忍。仅有一些资历深、有经验、有权威的医生，会微妙地避开家属"隐瞒"的意图，让患者明确地知道自己的病情。我与学生在 Z 肿瘤医院跟随肿瘤内科医生出诊，少有地目睹了一位内科教授直接对癌症晚期病人揭露病情，且告知时日不多的场景：

> 女性患者 41 岁，丈夫陪同其前来看诊。这位佛山来的病人属于非常晚期的情况，骨转移，最近两三个月关节痛，在诊室坐下和站起来都比较困难，吃不好也睡不好。患者希望可以再接受化疗以缓解症状，以为自己的关节痛是风湿导致的，想把报告给教授看。教授则直接跟患者说："你的身体不能再化疗了，治疗的目的是让你活得舒服，现在不用再治疗了，我说得比较直接，是让你们有个准备。"患者表示有点不能接受自己真实的病情，她说出"不太知道病情是怎么回事"之后，教授直接反问说："不知道自己怎么回事？反复治疗失败，你晚期还不知道怎么回事？"之后诊室陷入了短暂的沉默，在"好吧，就这样了，我要看下一个病人了"的催促下，这名患者艰难地从椅子上站起来，缓缓地走出了诊室。（Z 肿瘤医院门诊观察，220620YZ）①

在这个肿瘤内科门诊，医护人员常常接触到癌症晚期病人，死亡往往是让人难以启齿的，公开宣布患者将死的讯息更是少见。但上面这位才 41 岁的女性就这样被宣布了"回家等死"的消息。作为研究者，我们一边为她的遭遇感到悲伤，一边对医生看起来过于直接的宣判感到震惊，但从这几个月跟随内科医生的门诊观察中，其实可以理解医生为什么有时候显得"无情"。由于缺乏医

---

① 本段观察由我的硕士研究生畅雨竹记录，在此谢谢畅雨竹同学的贡献。

学知识，患者和家属带着最后的希望来到 Z 肿瘤医院看病，医生对病情的任何积极用词都有可能被求医心切的患者和家属理解为新的"希望"。不少证据显示，很多癌症晚期患者不清楚自己疾病的进展，常常高估治疗带来的好处，抱着过多的希望，也很容易接受过度治疗并后悔（Chen et al., 2017；Finkelstein et al., 2021）。医疗技术日新月异的进步，让人们对最新的治疗手段寄予厚望。放化疗科的医护人员常常反映，即使是癌症晚期患者还在这里进行治疗，认为自己有机会痊愈，因此患者和家属都比较抗拒谈论死亡的话题。门诊中，在几分钟短暂的交谈里，如果医生用词委婉或提供安慰话语都可能被患者和家属误会。这时，医生没有怜悯地明确陈述，看起来残酷，却未尝不是在为患者考虑，提醒患者和家属做好死亡的准备。但这样直接对患者残酷地宣判并不是经常发生的事情。我们观察的这个医生是位年长的教授，她有权威有资历对患者"宣判"。医院里一些高年资医生也会好心劝慰家属带临终的老人回家"该吃吃、该喝喝，完成心愿，享享福"。但大多数医务人员在日常工作中，交流与沟通的对象多是家属，而不是患者本人。那么家属会愿意把医务人员交代的信息与患者共享讨论吗？

（二）逃避的家属

对死亡的恐惧和回避使人们往往不愿提前考虑死亡。在患者生前，家属尽全力去照顾，不愿意也不敢去想象患者死后的生活，如用不停地忙碌来充实自己。家属在亲人健康的时候，不知道如何去问他们关于死亡的事情和后事安排；当亲人真的病入膏肓的时候，却不敢去说了（怕无法承受）；而等到面临死亡的时候再做决定就已经晚了。一名从事社工行业多年的患者家属表示，即便作为所谓专业助人者，在没有接受死亡教育和培训时，依然不懂得如何面对、告知以及适当地做出反应和处理死亡。

我父亲在 2018 年 10 月去世，同年 4 月，当时他的肿瘤大小控制还平稳，没有进一步转移或发展，但他总是觉得自己活不过当年。他也数次要求我们去问医生自己还可以活多久，想要回家，当时除了化疗带来的副作用，肿瘤本身没有带来什么痛苦，他能走能动，除了（身体）略为消瘦，食欲不太好，没有明显异常。他急切地想回家。4 月的一天他还自己拍了照片给我妈，说将来用这个做遗照。也许他是想和我们交流他的想法，但每次听到他说这些，我都（把它）理解为丧气话，总是打断他说，现在治疗很平稳，说这些太早。当时的内心只是想要继续帮他保留这个希望，虚妄的还可以好起来的希望，虽然知道那一天迟早会来，但不知道是什么时候，似乎不去想，（那一天）依然会很遥远，总是陷入要找到一些积极的迹象以鼓励他不要放弃的怪圈中。而现在反思起来，其实病人对自己的病情是最了解的，面对疾病和家属的反应，体验和情绪反应也是最复杂的。后来 8 月父亲的病情快速恶化，并很快不能说话。我没有机会再了解他内心的真实想法，也是当时最大的遗憾。（2021TSG，癌症患者家属）

家属想要给亲人带去更多希望，尽力救治，不愿意直面死亡，直到亲人离世留下遗憾。即便是在工作中见惯生死的医护人员，也表示很难与自己家人谈论和沟通疾病与死亡。一名受访的医生（220215FHY）就提及，父亲之前一直健康，突然确诊白血病，直到去世都没有告知父亲真实病情，想要告知，但不知道如何开启话题。身边的同事也都不擅长这种对话，于是选择回避。只有一名从国外回来的主任可以很自然地转换这种对话。但他作为一名医生就是不会这种转换，由此造成很大的遗憾。而现在他同样也不知道如何和重病的母亲开启谈论身后事的话题，虽然觉得很有必要，但又害怕老人接受不了。家属害怕死亡真的来临的那一天，因此不愿意面对。即便有的时候患者主动要谈，家属也是抱着回避的态度。

我跟我爸妈说过：如果真的那一天我比你们早走的话，我那个腔位瘤是没得治的，也没什么方法，越弄它就越厉害。如果到了那一天真的是很大问题，你就不要让我勉强治，不要那些痛苦的治疗，插管什么的不要了，我已经插了够多的管了，你就跟医生说用最舒服的方式给我弄……如果你们开明一点，如果我有什么器官可以（捐）给人家的就捐了吧，也就是这样子，反正我也已经是嫁出去的人了。我妈就说"不要跟我说这个，到那天再说吧"。（180114TT，患者）

家属需要学会面对临终的情景，与临终患者积极交流，而不是躲避、遮掩、隔绝。但在现实中，照顾临终患者已经给家庭成员带来诸多身体上、心理上和经济上的负担，且家属面临对死亡的恐惧、无措，难以静下来思考告知与交流。这个时候他们需要的是专业人士的指导，如来自医护人员的建议。但如前所述，医患间的不信任与纠纷让医护人员在疾病告知中很谨慎，如果不是相熟的病人与家属，医护人员不会轻易给予过多建议。这些都让家属与患者之间的信息沟通"不知从何说起"。

在与医护人员的讨论中，大家提到保障病人临终意愿的"生前预嘱"（living will）难以推行。"生前预嘱"又常被叫作"预立医疗指示"（advance directives）①，本来目的是在患者还清醒的时候让他提前写下自己临终的抉择意愿，如是否插管、抢救、人工灌食，以及安宁照料方面的指示。这也是保障患者自主权的方式之一。不少医护人员表示，"生前预嘱"若能够在中国被广泛了解、接受，不仅能够节省医疗资源，避免生命末期无意义的抢救，

---

① 国内外"生前预嘱"和"预立医疗指示"的概念常常替换使用，但二者也有区别。有研究者对"生前预嘱"（living will）、"预立医疗指示"（advance directives）、"预立医疗照护计划"（advance care planning）三个概念做了辨析，认为生前预嘱与预立医疗指示属于归属关系，预立医疗指示是对生前预嘱和持久性医疗授权委托书的统称；而预立医疗照护计划是继预立医疗指示产生和应用后，为促进其签署而提出的概念（王心茹、绳宇，2020）。简单来看，预立医疗指示是预立医疗照护计划的正式文件表达，而生前预嘱是预立医疗指示的一种文件形式。

也能保护医护人员的安全，避免医患纠纷。但现实是，对死亡的回避态度影响着其实行。患者在重病前不会主动想到写"生前预嘱"；等到重病的时候，家属则不愿意接受"生前预嘱"。虽然这只是患者对自己医疗抉择的一种指示，但不少家属会觉得这是在写遗嘱，是不吉利的，不让患者写。一位护士长一直在医院尝试推动安宁疗护，2021年我访谈她时，她说经过自己这两年的努力，只有一个病人签了"生前预嘱"。而这个困境是嵌入中国社会对待重病和死亡的态度中的，如对重疾的不告知难以让患者提前决定自己的治疗，为自己的身体做主。

> 说实话，我在医院已经派发了至少500份这个东西（生前预嘱），但是目前只有一个病人给我签了……有时候大家都不谈这个事情是因为都有顾虑，其实双方都知道，医生最早是跟家属谈，但是家属要不要告诉病人？其实家属都不想告诉病人，但病人想不想知道病情呢？有文献做过调查，百分之八十几的病人都希望知道自己的病情，自己来做主。生前预嘱就是要解决这个问题，自己对自己的生命做主，实际上就涉及现在的整个的医疗环境。在如何告知坏消息这一块很不容易。（210906HYX，护士长）
>
> 他们也提到生前预嘱，但是在病情没有变化的情况下，没有人会主动提这个事情，因为中国人比较忌讳死。（210506YG，医生）

一名医生说，"谈生前预嘱是冒着生命危险去谈"，不愿意放弃治疗的往往不是病人而是家属。面对重症，家属需要时间来接受疾病可能的后果，包括死亡。有研究指出，家属欺骗患者或在患者面前保持沉默，其实是家属在保护自身免于死亡带来的恐惧（Candib，2002）。家庭和谐及孝道等想法，对公开地商讨有关患者死亡的准备起着阻碍作用。很多家属认为死亡的话题太沉重，提前说会不吉利，或者引发患者负面情绪、身体变差。为此，国内推广"生前预嘱"和缓和医疗的专家刘端祺提到，"生前预嘱"最好是在人们的客厅里发生，而不是在医院病房。① 或许病房的场景与"生前预嘱"内容的强关联，会让家属产生类似遗嘱的强烈体验，但换一个环境，当人们还是健康的时候，或许效果会有不同。但这有一个前提，就是人们要在健康的时候、在生病前就早早地愿意思考和谈论死亡，避免真的需要"生前预嘱"的时候，已经无法获知临终者的意愿。

（三）"无知"的患者

医护人员交流与沟通的对象更多的是家属，而不是患者本人，这导致不同疾病和年龄的患者对自己病情的知晓情况不一致。医护人员和社工发现，有不少老人即便到了临终阶段也不清楚自己究竟是什么病，患者也大概知道是很重的病，但不清楚具体是怎么回事。

> 有些人是不知道（自己病情）的。有些人是家属不让我们告诉他。我们其实想让他知道。但是家属不让我们告诉他，坚决不让我们告诉他。有些人到死都不知道自己是啥病，都不知道自己是癌症晚期。你知道吗？有一些老人家他就不会问的，他自己心里面知不知道这个我不好说，但是他从来不问医生他是什么病，他就是想让你救他。也有这样的人，到死都不知道自己是啥病。（220621ZYS，医生）
>
> 有些（患者）不知道具体是哪种病，但是他会感受得到，他自己患了很重的病，快不行了，应该是没得救了，他们是有这种感知的。有一些家属说不要让长者知道他患了什么病，比如说现在我在跟进的一个长者，他是有骨癌的，家属跟他说是骨膜炎。因为他之前跌倒过，家属就跟他说"你跌倒过

---

① 引自刘端祺于 2020 年 10 月 24 日在汕头大学附属第一医院召开的"安宁疗护专科人才高级研修课程班"的分享"生前预嘱使优逝可行"。

了，年纪大了，可能恢复比较慢，也有可能很难恢复了，也因为你有骨膜炎，所以导致你的脚痛"。家属是这么跟他说的。家属也跟我说，不要跟他说他患了骨癌……（长者）他愿意把他内心的感受，把他的想法跟你说，他会说"我很辛苦，我是不是没得治，我什么时候能出去，他们又不告诉我我是什么病"。他会这么跟我说。（210703ZJQ，社工）

"无知"的患者并不是患者对自己的情况一无所知，而是患者或者知道一点点，或者模模糊糊地能猜到，或者知道也装作不知道。不管外人感觉如何，患者自己对疾病的判断是最真实的，他们能够感觉到自己的病是在什么阶段。有时候即便知道，患者也难以和家属讨论。景军等对776名癌症患者的调查发现，近70%的癌症末期患者无法平静地与医生讨论自己的病情，也无法和亲人讨论自己的身后事，包括遗产怎么处理（景军、徐蓓，2020）。但所有这些彼此的隐瞒、不说透，都让患者的真实意愿和想法无法得到表达。而真到了晚期，患者陷入昏迷、意识模糊，则无法再表达意愿。

此外，因为不了解自己的真实病情，患者有时也抱着"过高"的治疗希望。在田野点Z肿瘤医院放化疗科，有不少癌症晚期患者还在努力寻求治疗，依然认为自己有机会痊愈，因此患者和家属都会比较抗拒谈论死亡这个话题。也因为不清楚病情，患者无法了解家属做出的医疗抉择背后的原因，更可能焦虑和愤怒。如患者从大医院转移到小机构时常常会有强烈的失落感，认为家属不愿意为自己治疗，这会很明显地影响到病人的情绪和生存质量。在田野点康市医院康宁科，护士表示，有的年纪较轻的病人还有很强的求生欲望，并不接受自己临终的事实。来到康市医院后，病人通过环境判断这不是大医院，觉得是家里放弃了治疗，只是找个地方安置自己，有种被放弃、被抛弃的感觉。

有很多病人即使来到这里，也还是不知道自己生的是什么病。经常会碰到这种家属不告知病情的情况，这会比较麻烦，因为病人很容易会产生怨恨的心理。有些病人只有四五十岁，他们一直以为他们的病是可以医治的，所以他们看到周围的环境，就感觉自己在这里是被抛弃的，总是希望家属能把他们带到大医院继续治疗……他们觉着（这家）医院里的环境不一样，所以他们就会产生恐惧心理，心理上还是会很抗拒的。尤其是有的家属不和病人直接商量，把他们丢到（我们）医院里。（170323LHS，康市医院康宁科护士）

几乎所有受访者都表示，不知道自己的真实情况，对将要临终之人并不是好事情。否定患者表达他们感情的机会会给患者带来隔绝和压抑的感觉。患者本身也会因病情隐瞒缺少对死亡的预期。有护士讲述自己照护过的临终患者，一个 13 岁的男孩，当时已经处于癌症晚期，入院是为了接受安宁疗护服务，但是因为家长不愿告知他真实病情，最终也没有很好地开展安宁疗护。一直到自己的情况非常不好，患者询问家长时得到默认才知道自己离死亡不远了。但到了这个时候，所有人都没有办法为患者做更多去实现他的心愿。

（那个男孩）一来医院的时候我们就跟家长谈，是不是应该要慢慢找个机会介入，看看他有什么需要做的事情，但是爸爸妈妈不同意，一直都不同意。但是孩子一直问我"阿姨，我什么时候能出院呢，我是不是得了什么病啊？"说实话，我也挺无奈的，我也没有一个很好的解决办法啊，只要父母没有同意的话，肯定很难去谈这个的。直到最后两个月，应该是时限已经到了，情况就是断崖式地恶化。从那个时候起他就经常做噩梦了，他经常梦见自己从悬崖上掉下去，本来是挂在一棵树上，结果那个树枝也被压断了，然后就掉下去了。他通过自己这样一个梦，而且这个梦是反反复复的，都是这个梦，他就跟他妈说"妈妈，是不是我快要死了？"他妈妈只是哭，所以他就

知道什么问题了。其实早点告诉他，他有什么愿望，还可以在精神好的时候做一做。（210627LHZ，护士）

社会学家格拉泽和施特劳斯（Glaser & Strauss，1965a）研究患者对自己死亡信息的了解，他们呈现了在一个将死亡当作医疗失败的医院环境，患者一般经历的四个阶段：封闭意识（closed awareness），怀疑意识（suspicion awareness），彼此伪装（mutual pretence awareness），公开意识（open awareness）。一开始医护人员和患者家属知道患者将要临终的消息，而患者本人被隐瞒信息；如果患者的临终没有马上发生，那么患者渐渐能感觉到自己身体的变化以及周围人对自己态度的变化，开始怀疑自己得了无法治愈的病；到第三个阶段，医护人员、患者、家属都知道死亡将至，但都避免直接谈论这个困难的事实；最后，所有人都知道死亡将至并且不再隐瞒或回避。作者也指出，不同的患者对自己死亡的知晓情况也取决于他们所处的疾病时期及个人的角色，有的患者可能并没有到公开意识的阶段就已经离世。西方国家在推进安宁疗护的过程中都默认"公开意识"是一个理想的状态，这样患者和家属可以提前在临终照护中做抉择。但在一个死亡禁忌和家庭主义的文化环境中，中国患者似乎难以在医疗环境中完全知情和自主，患者可能经历了"封闭意识""怀疑意识"阶段，甚至"彼此伪装"，也难以最终达到"公开意识"。死亡的不告知或不及时告知让患者对死亡将至缺乏意识，这可能给患者带来遗憾，让他们无法实现临终的愿望和安排。它也给家属带来遗憾和内疚，因为患者的临终愿望不被了解，没有机会去实现。临终患者难以知情并自我抉择，这不仅发生在医疗机构里，也发生在医养结合机构里。在这些机构，很多老人跟社工明确表示，如果真到了临终的时候，不愿意插管抢救或送到医院去。但真到了临终的时候，老人往往已经意识不清楚，机构则必须听从家属的安排和抉择。如果临终患者对自己的情况有清楚的了解，并就此提前做了安排，会不会能更好地自主抉择？

三　难以自主的医疗抉择

在我国，死亡的家庭取向明显。临终和死亡不仅给患者个人带来痛苦，更给家庭和广泛的社会关系网络带来巨大影响。临终与死亡的消息告知、抉择也大多由家庭来做出。法律并没有限定临终医疗抉择只听从患者的意见，于是医疗实践中常常以家庭的意见为主。父母、子女、配偶等各种关系围绕着个人，这些不同的家庭成员面对亲人临终有自己的道德、情感与现实考量，于是在医疗场域，我们常见被维持的与被放弃的生命，被过度治疗的临终者与治疗不足的临终者。

（一）被维持的生命与过度治疗的死亡

与第二章好死亡的讨论一致，在很多人的心目中，好死亡是安详地离开，避免太多不必要的医疗干预，而进入 ICU[①] 或者接受很多不必要的临终抢救则是典型的不好的死亡。但现实是，不少人在疾病终末期都被维持着生命或继续过度治疗。面对疾病，人们的第一反应是"战斗"，鼓起斗志与病魔作战，争取战胜病魔。战争隐喻暗示着结果评价的胜负二元论，患者或家属无论何时都必须坚持治疗，这被视为"永不言败""奋战到底"的精神而受到赞扬，如果拒绝或放弃治疗则会被视为"懦弱"，是"向疾病投降"的耻辱行为（陈子晨，2020）。但一直用这种激进的治疗就算经济能力扛得住，患者的身体也扛不住。对于还有意识的患者，持续的激进治疗可能导致胃口变差、味觉异常、身体的免疫及各种功能退化，最终衰竭而死；而对于一个已经无意识的病人，只是人为延长一个"活着"的状态，则可能会导致"胜利的失败"

---

① 国内 ICU 一般收治三类病人：急重症抢救的病人，大型手术后监视护理的病人，慢性病末期的病人。前两类都可能从 ICU 中受益，而最后一类对慢性病末期病人的生命维护则最具争议，ICU 是否适用这类病人引起了很多学者和公众的讨论。

（Gruenberg，1977）。在各个医院的内科、肿瘤科或老年科都有一些慢性病人被各种医疗器械包围，接受治疗多年。我的调查点中有一个老年科，是过去的"高干病房"改制后的科室，里面住的大多是社会地位较高的老人，这里的医生说：

> 可能住在这儿的是一些高龄的老教授和老干部，他们基本上是……你看戴着呼吸机，好几条血液管道泵的是那些各种支持药物，你说他能去完成什么心愿？很多人意识都没了，很多人直接插着呼吸管，你跟他说话，他都没有办法和你正常沟通交流。（220621TYS，医生）

> 比如说在老年科很多病人到最后，我都不知道他们知不知道自己还活着。比如说他是有阿尔兹海默症的病人，这个时候到了最后他的所有生活自理能力都完全丧失。他一整天都躺在床上。所有的（活动）……吃饭通过胃管，排尿通过尿管，也不会说话，甚至眼睛有一些人都不能动……我不知道这个时候他有没有自己的认知，知不知道他的生活情况最后是怎么样的？知不知道自己生存的意义到底是什么？（220621ZJ，医生）

死亡不是患者个人的事情，患者常常并不能做主。对于那些身居高位的人来说，其家属也难以为他们做抉择。有的是因为患者的后事没安排好（如遗产的分配），家属尽力救治希望患者留下遗嘱；有的是因为直系亲属都没办法为患者做抉择，患者的生命关乎着组织、社会与国家的需要（如名人、政治家）。研究显示，公共资金支付医疗费用比个人支付医疗费用更容易导致患者接受过多的治疗（Sallnow et al.，2022：861）。如果医疗保障程度高可能导致一部分人在疾病终末期被过度治疗，那么对于很多保障水平一般的普通患者来说，在疾病终末期继续接受治疗则还有别的影响因素。一项对国内792名2013～2016年死亡的癌症患者的调查显示，超过80%的患者在疾病终末期都接受了延长生命的治疗，这些治疗给绝大多数家庭带来了巨大的经济压力，甚至让家庭掉到贫困线以下（Leng et al.，2019）。对于更多的家庭来说，家属延长患者的生命主要是为了情感的寄托，家属觉得只要亲人活着就好，躺在那里能呼吸就好，因为只要亲人在，家就在，"只要活着就有希望的寄托"。

> 我觉得家属有的时候要理解一下患者，因为他自己可能是很痛苦的。有些家属可能就是太想要留住他，有的家属觉得不管怎么样，不管他是在重症室还是在哪儿，不管他身上插了几条管，只要他活着，我心里有一个寄托，就有一个安慰。他可能就是想尽量多留一点希望。但其实有的时候患者本身很痛苦，我们要（为患者）多考虑一下。有的时候选择放弃（治疗）比选择继续治疗是更难的。（220621TYS，医生）

对于重视家庭、强调亲情的国人来说，留住患者生命作为一种情感的"寄托"很重要。一位受访的护士长举了自己科室一位癌症患者的例子，这位患者确诊癌症的时候已是晚期，他的妻子在病床前无怨无悔地照顾了他五年。后来患者还是离开了人世，他的妻子难以接受，觉得挂念的人、心里的寄托没有了，还是希望能够像之前一样一直照顾丈夫起居，送丈夫到医院接受治疗和检查，只要丈夫人还在，哪怕病治不好还是有一个寄托在那里。而这个护士长也联想到自己因出了车祸而突然去世的哥哥，感慨地说，如果他还活着就好了，哪怕是植物人，每天躺在那里不能动弹，也没有意识，但只要人躺在那里，家人就有每天可以讲话、可以去诉说的对象，哪怕他听不到也不能回应，但只要他在那里就好。"因为只要人还在那里，就有对象可以去寄托，可以去尽这些心意。"（171027LHM，护士长）"人为地延长患者生命"尽管在抽象概念里是不受欢迎的，但在病床边的家属很少把它理解为它原本的意思，只要患者还有生命迹象，对"恢复正常"的希望就会一直存在，家属对患者的感情有时候会通过要求医生不计一切代价地进行抢救的方式来表达（考夫曼，2020）。

　　与之类似，一名经历过丈夫早早患癌离世的医护人员在丈夫去世后也对当时治疗的必要性进行了反思。丈夫生命中最后的几个月都在进出医院治疗中度过，并在身体的痛苦中离世，人财两空。但她表示，作为家属，作出放弃治疗的决定是很难的，因为总是期望医学的奇迹会发生在自己家人身上。

　　（他）39 岁就得癌症去世了。当时我一直是带他在××附院本部那边治疗的。手术切除，术后介入。两三个月后就复发了。一旦复发就是无穷无尽的治疗。消融介入，介入消融。每次过程肯定是很痛苦的，他每一次的治疗都是我跟他去……从发现（癌症）到离世共 10 个月，如果不治疗，我估计（他只能存活）两个月……后来我一直在反思自己，我给他这 10 个月的治疗，他其实接受了无数次（手术），我觉得应该有二三十次消融介入、介入消融吧？基本上每个月有 2 ~ 3 次的各种治疗。那几个月的治疗是不是在增加他的痛苦？我一直在反思自己……（210123LL，护士）

　　受访者是一名医护人员，但依旧在丈夫生命中仅剩的几个月里忙着为他治疗。另外，她也表示，作为家属就是希望奇迹会发生在自己亲人身上。"他有乙肝。所以真的很难，但是也有奇迹，跟他同时做手术的一个女的到现在还挺好的。所以作为一个家属，心里其实是非常矛盾的。"① 很多家属表示，就是不想放弃，有一线机会也要给自己的亲人，而一旦没有这样做，则可能会伴随很久的愧疚。一名受访者提及，在父亲病危的时候，医生问他要不要抢救，而抢救意味着插管、除颤、送 ICU，他不知如何是好，准备卖掉一套房子来延长父亲的生命。但母亲在关键时刻帮他做了

---

① 这名医护人员时至今日回想起当时坚持给家人治疗的选择，依旧感觉很矛盾，但这样的经历也让她开始思考，如果有安宁疗护，会不会不一样。正因为亲历家人患癌痛苦离世的过程，她后来将自己的工作方向往安宁疗护转移。

决定，给父亲拔管，后来也是母亲承担了这份心理压力，她一度因心怀愧疚变得抑郁；而他自己则免于面对那一份负疚感。另一名受访者在自己年轻的丈夫因突发疾病而陷入昏迷弥留之际，依旧不敢放弃治疗，觉得放弃治疗就如同谋害了他一般。家属的心情如同考夫曼（2020：271）在其书中所写："家属们满怀希望（有时候确信）医疗技术和经验能够挽救生命，所以他们不愿意了解它常常会失败的真相。即使家属被告知，技术支持只能维持患者的生理功能，不能维系生命，除非并且直到他们确信一种疾病会导致死亡，否则停止医学支持的压力可能被看作等同于或者类似于公然谋杀。"

家属追求亲人"活着"，即使只是生理上的存活。在这种情境下，存活不再有具体意义，仅仅作为"非死亡"而存在。而患者在这时如果是清醒的，常常表达的是放弃生命的诉求，在生命的最后一刻，他可能感受到的是极度的痛苦。

> 我曾经有一个病人，35 岁的博士，他的妈妈每次到他面前就痛哭流涕。他从小被家里管得很严。病人后来跟我说，"我觉得我犯了弥天大罪，我的离开让我妈妈白发人送黑发人，我觉得我就是一个犯罪的人"。其实他已经很痛苦，每天打 600 毫克的吗啡，他说"我多么希望妈妈在我身边笑着握着我的手，跟我聊天，就像我小时候那种很温暖的（感觉）"。我就跟他妈妈讲，他妈妈说"我做不到，我不能允许，我的儿子要走了，我还可以跟他谈笑风生"。但她没有想到她这样做给他儿子带来多大的痛苦。我试着跟她讲，后来还是算了，他母亲每次情绪都很崩溃。（210916CF，护士）

临终阶段，患者除了生理上的痛苦，家属对死亡的不接受也让患者在心理上感到痛苦。"白发人送黑发人"的道德谴责让患者觉得自己有罪。因为家属对死亡的这种回避和否认，患者也难以对家属提出"放弃"的想法。近年来肿瘤等重大疾病的患者有年轻化的趋势，白发人送黑发人的情况出现得更多，父母在情感上对年轻子女无法"放手"，于是出现很多"人财两空"却依旧"束手无策"的情况。即便是老人临终，不少家属在情感上同样难以接受。家属难以控制自己悲痛与不舍的情绪，无法为患者营造安宁的临终氛围，可能反而增加了患者在临终前的痛苦。患者为家人而"活"，却不能坦然为自己选择"死"。

除了情感，还有孝道等家庭伦理影响着临终医疗抉择。方洪鑫（2021）对当代中国家庭面对死亡的日常道德实践进行了分析，并称为"道德展演"。这种展演也出现在医院的临终场景中，家属以坚持救治、要求延缓生命、等家人来齐"送走"患者作为"孝顺"的道德规范的展演。家属认为尽力救治以延缓生命是为了患者好，而当死亡的降临无法改变时，又认为让所有亲人与患者见上最后一面才是"圆满"，从而要求尽力让患者保持生命体征来达成"圆满"。然而，这些形式上、观念上的"好"都是以患者的痛苦为代价的。几乎所有受访的医护人员都可以描述他们所见到的患者在临终时的很多痛苦的场景。生命体征逐渐消失是伴随着不适的，而强行拉长这个不适的过程真的是对患者"好"吗？很多时候，把老人送到医院救治以延长生命是在社会压力下亲人必须做的，不然子女会面临很大的社会舆论压力。而亲人间的复杂关系以及不同人的话语权，导致即便有人反对也没办法。

> 如果你没有让这个老人家继续治疗的话，可能村里的邻居就会认为你对你父母不孝顺，这跟我们传统的一些文化还有习俗都是有关系的……（200907DL，护士）

> 只要他们家属当中有一个坚持（治疗）的，其他家属都要去配合，去听从。我们作为医生，必须等你们家里人的意见统一……（这有可能会）造成困境。目前来说，这一辈老年人的子女还真的比较多，最少是两个到三个的。我们上次见过有十几个子女的。子女多的时候你没办法统一（意见）。你不可能以一个医护人员的制高点（劝他），（抢救）没有意

义，去告诉这几个家属或者这十几个子女。只要他们这十几
个子女当中有一两个不同意（放弃）的，你作为医生不愿意
也得干。就是说，他们作为家属的意愿高于你的专业判断。
（210920XXP，护士）

医护人员可以通过药物及各种治疗手段人为地延长患者生命，
通过呼吸兴奋剂、肾上腺素等药物让患者维持生命体征。在医疗
技术的干预下，死亡在某种程度上成为一道选择题，而选择的主
动权在家属手上。在传统社会，医疗不会长久地介入衰老和死亡
的过程，也不会压倒性地成为决定生存长度的因素，因此是否救
治不会成为评判子女或亲属是否遵守孝道的单一指标。在当代社
会，当先进的医疗技术和生命支持设备是可及的时候，家属不得
不面对新的选择。此时，道德话语织成一张网，将患者和家属笼
罩其中，将"安宁"阻拦在外。

当然对患者的过度治疗并不完全是家属的抉择，有时候患者
也有很强的求生欲，尤其当患者很年轻时。一名肿瘤内科医生提
及他接手治疗的一个肠癌晚期患者，比较年轻，虽然很想吃东西，
但因为肠梗阻没办法进食，他依旧想着继续做手术；另一个是肺
癌转移的年轻患者，已胆管阻塞，但在生命的最后几天依旧选择
做胆管扩张手术。无论是家属的情感不舍或受到的道德压力，还
是患者自身的求生欲望，抑或医生的救治意愿，在各种因素的影
响下，不少临终患者在治疗过程中走完生命历程，留下一具四肢
浮肿、布满针眼而"千疮百孔"的躯体。

（二）被放弃抢救的生命与治疗不足的死亡

当然，很多重症晚期患者到了生命末期依旧需要不少的医疗
干预，如癌症患者，他们需要有效的症状控制手段，需要姑息治
疗，而不是完全的不治疗。即便不积极地治疗，被维持的生命也
常常意味着昂贵的生命终点。媒体报道常提及，我国每个人一生

的健康投入，大约有 80% 用于生命的最后一个月。[①] 在一次对肿瘤医生的访谈中，当问及科室收治的癌症晚期患者从入院到离世大概会花多少钱时，他如是作答：

> 如果家属想处理积极一点的话，可能每天得 2000 元左右，如果处理不积极的话，可能就 600～1000 元……一般住院过来都是两三个月这样子，（总共算下来）要几十万元，估计 20 万元左右……我们肿瘤科对待就算是临终的病人，处理也是有几个档次的，一个就是要不要积极地处理他的并发症。有很多药品——其实他后期增加的那些费用都是药品带来的，如果他不想用那么多药，他的费用就不会很高了。如果他首先做一般的治疗，然后做一些护理，每天的费用就不会很高，每个月可能就是花 2 万元左右。但如果他还希望用很多名贵药，比如白蛋白、高级消炎药，那费用就高了。（210629ZYS，医生）

受访的医生所在的科室已经在开展安宁疗护服务，并且尽量给选择安宁疗护的病人节省费用，不再进行积极的治疗。但这里的医护人员提及癌症晚期患者，依旧感觉是个"无底洞"，在对患者病情的控制与家属的要求之间有诸多的不确定性。如果患者被送入积极治疗的科室或者 ICU 这样的地方，那么花费更是无法估量。

维持生命意味着昂贵的经济负担，那么当个人及家庭无力负担的时候，则可能意味着不得不放弃生命。当下随着医保在我国的普及，"因病致贫、因病返贫"的情况已经有所缓解。但自付的医疗支出对很多人来说依旧是沉重的负担。一项对癌症晚期患者的研究发现，超过 80% 的癌症患者接受了延长生命的治疗，但也

---

① 《大力推广安宁疗护 让生命完美谢幕》，人民网，http://opinion.people.com.cn/n1/2019/0611/c1003 - 31128641. html，最后访问日期：2023 年 7 月 19 日。

发现这些患者家庭承受极高的灾难性医疗支出，有 94.3% 的城市家庭和 96.1% 的农村家庭花费了 40% 以上的月收入用于自付的医疗支出，而在治疗结束后，84.1% 的城市家庭和 91.1% 的农村家庭陷入贫困（Leng et al., 2019）。在田野调查中，因为治疗而经济紧张的家庭不少见，甚至有不少农村家庭不得不借钱看病，而当无处借钱时则不得不放弃治疗。现有研究也发现，阻碍病人死在医院的非自身因素主要是社会经济地位（景军、袁兆宇，2016）。没有足够的资源，获取不到合适的医疗服务，也就不能死在医院。老百姓怕生病，怕因病去世，怕没钱治疗而痛苦离世。有时候家庭迫于经济压力，必须面对不得不放弃的生命。田野点安养家园一名护工就提及他一个正当壮年的亲戚的故事：

> 到底（晚期治疗）是不是合适的呢，也要看看自己的经济能力吧。我一个亲戚也在这里治疗过。他是注塑工，上夜班，加料过后，可以休息一会儿。他就睡了一会，但睡过去后就没醒过来……他是脑死亡，而心脏在跳，但家里没钱，没办法。在这里住了好像是两个月或一个月，（治疗费用）是厂里给的钱。没办法，家里没钱（治）……（后来）在这里叫了一个车（把他）拉回去，七天没给他水喝，也没给他食物……第十天才死的。没办法。现实就是很残酷……（继续治疗的）我们现在那个观察室有一个。就是那种不差钱的，一个月花费 8 万元……普通人像打工的，一个月能挣多少？（210703LTS，护工）

这名受访者在安养家园这家高端的医养结合机构工作，在自己面临经济压力且身边亲人因为经济压力不得不放弃生命的时候，也看见一些老人的生命被昂贵地延续下去，更彰显出死亡的不平等性与残酷性。现有数据显示，在任何年龄段内，高收入老人比低收入老人死亡质量高，且两者的差距随年龄增长在不断扩大（龚秀全、龚晨曦，2023）。受访的医护人员也提及，中国患者的

死亡质量跟患者家庭的经济能力有很大的关系，经济条件决定了
个人在生命末期能够获得的医疗水平。医护人员接触过不少患者
离世，在这个过程中也见证了死亡质量的阶层性：那些有较好保
障的离休干部的死亡质量相比普通人遭遇的"人财两空"的情况
好很多。

> 我觉得，9楼有个优势，住的大多数是身份为离休干部的
> 病人，各方面的照顾质量比较高，他们走完最后一程的时候，
> 其中大多数人比较安心……普通患者的死亡，有时候让人看
> 得挺心酸的，人财两空。普通病人的话，真的有一些……是
> 真的人财两空。（211029FYQ，老年科护士）

此外，当患者临终抉择由家人主导时，如果家庭意见不统一，
情况就更为复杂。家庭并不是一个单一的统一体，内部有差异与
冲突。有的希望救治，有的不愿救治，有的为费用负担"扯皮"，
在这个过程中，亲人可能就离世了。一名肿瘤科医生提及自己所
见到的残酷现实：

> 去年年底，有个30岁的年轻女孩，肺癌晚期，在我这里从
> 发现到走，就两个月，让我觉得很震撼。她刚结婚，准备要孩
> 子……一开始婆家很积极，就说一定要积极地抢救治疗。等到
> 结果出来了，是肺癌晚期，这时候只有女孩的爸爸说要尽量地
> 治疗。她那个婆家人就来问我，她治愈的可能性有多大？以后
> 还能不能生小孩？这种（癌症病人）肯定就预后不良。她丈
> 夫一开始基本上每天在这里陪，一段时间后，我就很少看到
> 他了。到最后——因为她走的那天刚好是我值班，那天晚上，
> 可以说真正伤心的只有她爸爸……以前有个观点，养儿防老，
> 大家都喜欢生儿子。在医院工作的时候才发现，儿子多了
> 还真不是一件好事。我见过那个病人来（医院），他是可以抢
> 救可以治疗的，但儿子多，谁也不愿意（出钱），大家扯皮，

> 最后没说好，他就死了。当然大家都很尽力的情况也有，但是很多时候儿子一多真的不是一件好事，这些是看得到的。（200928WYS，医生）

患者家庭内部的情感关系不同：有的儿女孝顺、夫妻互相扶持则尽力救治；有的儿女不孝、夫妻感情淡薄则难以获得救治的支持。田野点 Z 肿瘤医院的医生也常提及，自己的病人中不乏想活下去但家属不支持治疗的。受访的一名肿瘤内科医生讲述自己的一位女病人，2021 年来找她看病的时候脸是肿的，"后来用了药第二天就消肿了，看起来跟正常人一样。我们医护都觉得治疗效果很好。结果她的家属不乐意了"（220504ZNN，医生）。家属本来以为病人已到肿瘤晚期就表面上送她来最好的医院看看病，了却病人的心愿，没想到用药后效果很好，担心治疗一直持续下去，不断花钱而无力负担。这个病人后来在医院网上的留言框里向医生述说丈夫对她如何不好，让医生印象极其深刻。如果癌症晚期患者家庭经济条件不好，医疗保障水平低，家属也不支持，那就很难寻求治疗的机会。

> 因为很多时候病人其实不知道（病情）。他如果知道的话，病人有些时候还是非常有决定权的，比如说身份高的或者有钱的，他会比较积极（寻求治疗）。影响因素可能跟这个病人的经济状况还有他的家庭经济地位有关。如果病人是没有经济自主权的，那可能他自己想治，家属会（不支持）。如果自己是有钱的，而且是家里面有经济决定权的，那他自己说话算话，他想治，家人就不会不同意。（220717ZX，医生）

正如受访的医生提及，在现实中患者能否为自己的治疗做抉择取决于其在家庭内部的地位和经济能力。有经济决定权的患者更容易为自己的治疗做抉择。但在临终者中老人和慢病重病的人居多，这些人在漫长的疾病治疗或身体衰老的过程中，逐渐丧失经济收入能力以及在家庭内部的话语权。对那些没钱接受治疗而想活下去的患者，如果我们的医疗保障制度能为每一个值得抢救的生命兜底，那些经济条件处于弱势的人可能能更好地为自己的治疗做抉择；而对于那些有钱接受治疗但家属不支持治疗的患者，如果生前预嘱或预立遗嘱制度能更好地推行并保障患者自主支配自己的财产，那么放弃生命的惨剧也可在一定程度上得以避免。然而当下，不是"我的死亡我做主"，而是家属做主，家属可能在孝道文化和情感负担下维持临终者的生命，也可能因为矛盾和冲突而想早点放弃治疗。

> 有时候老人想放弃（治疗），家属不放弃，会有这样子的。我告诉你，还有另外一种情况，我们在 2019 年曾接到一个投诉，投诉什么？你们想也想不到，"你们照顾得太好了，（病人）到现在还没死"。家属去医务科那里去投诉我们，"你们照顾得太好了，老人家早就应该死了，他到现在还没死"。他这样子去投诉，你去想想。（210920XXP，护士）

患者的经济条件不同，家属的意愿也需要听从，医疗资源的紧迫等综合因素加剧了医生可能面临的"想治而无法救治"的尴尬局面。受访者表示，有些家属会出于自己的考虑要求拔管，有见过在拔管前逼迫老人说出银行卡密码的子女；还有家属找人算好时间，选择对后代最有利的时间给老人拔管，让老人离世。上一节提及孝顺等传统观念让不少家人不得不延续亲人的生命，这一节我们则看到，转型时期的中国社会，这些传统的道德伦理观念也受到考验，家属即便放弃治疗也可能不会受到道德谴责。此外，一些文化观念、地方习俗也影响对救治与放弃的考量，如第四章呈现的死亡地点的选择。有的家属会选择放弃治疗，提前带患者回老家，以符合当地患者在家里离世才能入葬祖坟的风俗。而在一些贫困的农村地区，有一些老人并未身患威胁生命的不治之症，但因为担心拖累家人或身边无人照顾而放弃治疗甚至自杀。

也有一些老人临终愿望仅仅是想知道自己得的是什么病，受限于经济条件，他们根本不把看病治疗放在考虑范围。在人口高速流动的当下中国，还有一些临终者独自生活在远离家乡的地方，没有亲人在身旁，因无力获得恰当的医疗救治而遗憾离世。

当然，治疗不足不仅仅是因为治疗费用高和经济能力低导致的问题，也可能是因为方便的、适合病人需要的医疗服务难以获得。我们提及安宁缓和医疗常关联到癌症病人，一项对 792 名在 2013～2016 年死亡的癌症晚期患者的研究发现，只有大约 1% 的临终期癌症患者接受了姑息治疗（Leng et al.，2019）。在适合的医疗资源难以获取的情况下，临终患者身体上的痛苦与不适可能得不到充分的处理。对患者无法获得需要的医疗服务这一现象，下一章会详细分析。

四　讨论：死亡的自主与抉择之难

随着人均预期寿命的延长，慢性疾病的增加以及医疗技术的发展，与死亡相关的权利问题引发了哲学、法学和医学等多领域的探讨。医疗技术可以让昏迷或临终的人维持生命体征，这个时候谁可以决定患者的生死？人们可以自由选择死亡的方式吗？近几十年来，随着各种指南和法律对患者知情权和自主权的强调，尊严死亡运动开始出现，强调人没有选择出生的权利，但有选择死亡的权利。但在中国当下的医疗场域，这种选择死亡的权利在现实中难以实现。临终是一个过程，这个过程可长可短，从几年、几个月、几天到几小时。死亡的过程作为"地位历程"是患者、家属和医疗专业人士共同协商的历程（Glaser & Strauss，1965b），尤其在当下医疗技术发达、慢性死亡增多的情况下，这个协商的历程会更长。本章从患者、家属及医疗专业人士三方的视角来呈现这一协商过程。

面对临终和死亡，医生、患者及家属之间的交流仍然不足。死亡是一个禁忌的话题，让人恐惧并回避，这影响到现实中的疾病和死亡交流：家属逃避面对死亡的事实；医护人员谨慎地把患者病情告知家属而不是患者；患者有的不知道病情，有的知道病情但医生也不说透。临终患者无法获知自己真实的病情或者无法表达他们的感受，这增加了他们的隔离感，甚至变得孤独、沮丧，更难直面疾病和治疗。在患者去世之后，这种情况也给家属带来困扰，因为临终者的心愿在去世前不被了解，没有机会实现，家属可能面临很多后悔与遗憾。

患者不清楚自己的病情，也没有机会表达个人的意愿，对自己的治疗和临终就更难做出抉择。格拉泽和施特劳斯（Glasser & Strauss, 1965a）关于死亡意识的研究指出，死亡的最高境界是"善终优逝"，但达到这一结果的条件是，重病患者要能够清楚地意识到自己的处境，并得到有质量的治疗与照护，还可以选择自己临终的方式和地点。换言之，优逝的条件是患者能自主。但当下我国的现状不是"我的死亡我做主"，而是家属做主。死亡是涉及一个家庭的事件。家庭在好死亡的构想和实现中扮演重要角色，因为临终者在生命末期能否得到支持、在自己想要的地方按照理想的方式死亡，在很大程度上取决于家庭的支持（Steinhauser et al. , 2000）。这在当下中国社会尤其如此。一些患者在临终时处于昏迷状态，完全无法自主，另一些患者即使头脑清醒，但依旧无法自主，家属代替患者做临终抉择成为常态。具体来看，家属情感上的不舍、孝道伦理的要求、医疗技术的可及，以及没有法律或制度来保障患者真实意愿的实现等多重因素叠加，导致出现了不少被维持的生命或过度的治疗。同样，因为家庭关系复杂、经济条件限制、医疗保障不足，一些有治疗价值的患者被放弃生命。而不管是过度治疗的死亡还是治疗不足的死亡，二者都导致临终者死亡质量低下。

当然并不是说当下的死亡中没有按照自己意愿安排的情况。对于一些长期重病的患者，久病的痛苦让患者和提供照护的家属都深感疾病到了某个阶段就没有继续治疗的必要，患者和家人会更加坦然接受死亡，甚至将死亡看作解脱。此外，有的临终者还会与家属商议一个离世的方式，甚至在自己有能力的时候早早就自己的临终安排做出决定。① 但实现想要的理想死亡常常需要许多条件（一定的经济成本、医疗服务的可及性、表达个人意愿的能力、家属的配合等）。本章挑选两种极端情况——被维持的生命与被放弃的生命，过度治疗的死亡与治疗不足的死亡——意在更好地呈现和剖析当下中国社会临终与死亡面临的问题。

　　总的来看，家庭观念、经济条件、医疗保障、疾病与临终信息告知等因素综合形塑了对于患者来说无法自主的死亡。无法自主的死亡会不会导致一些患者只能用决绝的方式（如轻生）来进行反抗? 患者的自主权要如何保障? 让临终者能更好地自主，需要多方面的努力：更好的知情权、决策权，以及保证患者意愿被遵守的制度安排（如立法②）。国家卫生计生委办公厅于2017年印发的《安宁疗护实践指南（试行）》中，"心理支持和人文关怀"部分专门提及"鼓励患者和家属参与，尊重患者的意愿做出决策，让其保持乐观顺应的态度度过生命终期，从而舒适、安详、有尊严离世"，且在后文的条目中多次提及"尊重患者的权利和意愿""尊重患者的知情权利，引导患者面对和接受当前疾病状况"。③ 然而实践这样的指南还需要医务人员在具体的临床场景下继续摸索。不少国家用写下生前预嘱的方式来保障患者的自主权。但正如前文所述，我国生前预嘱的理念尚未普及，由于传统对死亡的回避和缺乏法律保障来实际执行等因素，生前预嘱当下在国内推广有

---

① 受访的护士（210506SMX）提及，医院里有的退休老医生、老教授会早早写好自己临终的安排，要求不插管、不上呼吸机，且为了安排得到落实，他们会写好多份，各交一份给医院领导、过去科室同事、学生、家人等保管。这也是医疗场域内的从业者目睹当下死亡中的问题而主动做出的选择，以保障自己的临终不被过度治疗。其他受访的医护人员也提及自己认识的医生在癌症转移后选择放弃过度治疗的案例。

② 与台湾地区出台的"安宁缓和医疗条例""病人自主权利法"等规定相比，我国大陆地区尚没有保障患者自主权和决策权的相关法律法规。

③ 《国家卫生计生委办公厅关于印发安宁疗护实践指南（试行）的通知》，http://www.nhc.gov.cn/yzygj/s3593/201702/83797c0261a94781b158dbd76666b717.shtml，最后访问日期：2023年7月18日。

限。值得一提的是，2022 年《深圳经济特区医疗条例》修订通过，第七十八条创新建立生前预嘱制度，从 2023 年 1 月 1 日起实施，为当地的安宁疗护工作奠定了法律基础，也标志着首次将患者的临终决策权写入地方性法规。但在国内其他地方还需要继续探索与文化契合的保障患者决策权的方式。

与此同时，临终抉择有很大的文化差异，对于患者的自主权及自我抉择，不同文化也有差异性（Klessig，1992）。完全沿用国外基于个人权利视角的善终与安宁理念，强调临终者的权利与福祉，而忽视中国家庭参与照护和抉择的国情，也不可取。面对我国的"医疗家庭主义"（家庭在患者的照护与医疗抉择中扮演重要角色，甚至话语权大于患者），医生、患者及家属就如何沟通病情应该有更多的认知和培训，如医生在时间允许范围内召开患者家庭会议，与患者及家属沟通更充分一些，让家庭（包括清醒的患者）共同抉择；也应在全社会积极开展有关疾病告知的宣传和死亡教育，让医生、患者和不同的家属间更容易达成共识；进而探索具有文化敏感性的协商抉择机制，"从个人为本的原则走向家属支持、医者指导、社工及志愿者配合的多方协商模式"（景军，2022）。最后，保障患者在临终阶段的福祉，离不开医疗资源的投入和医疗制度的改善，让更多人有更好的医疗福利保障，及时获得需要的医疗干预，避免发生因为经济等客观条件限制不得不放弃生命的悲剧；也需要更多可及的安宁缓和医疗服务，让人们临终的时候有地方可去。然而如第四章所呈现，当下现实的情况是，大多数临终患者常常无处可去，难以找到合适的临终地点。

第四章　无处安放的死亡：临终地点的协商与变迁

这一章是关于死亡地点的考察，是对承接死亡的机构与体系的反思。死亡地点一词在本书中有多个意义。文献回顾中的各种统计数据关于我国民众的死亡地点指的是，各级医疗机构通过监测点或者网络直报的死亡地点，或者是公安、民政系统报告的死亡地点。这种类型的死亡地点就是死亡证明书上填写的死亡地点，是死者死亡时的地点。后文分析中探讨的死亡地点指的是，临终者在临终期所处的地点，因为临终期或长或短，临终者会在一个或多个地点度过一段时间，这个临终期的地点可能会变化，这凸显了临终的困境。当临终者真正处于濒死状态时，其死亡地点可能会再次变化，这最后的死亡地点就是死亡时所在的地点。可以说，对临终者而言，死亡不仅仅是发生在死时那一刻，死亡地点也不是死时那一刻决定的，生前死后的因素都会影响到死亡地点的变化。临终患者及家属希望患者在哪里离世？他们如何做出选择？现实中，患者是否能按照自己的意愿找到合适的地点离世？针对本书探讨的临终照护及安宁疗护，本章并没有选择普通民众的临终地点做分析，而是以癌症患者（作为慢病重症临终者的典型）为例，来探讨临终患者的离世之困，进而对上述问题做出回答。

一　介绍：死亡地点的变迁

从传统社会到当代社会，死亡发生了很大变化。医疗技术改变了人们何时何地死亡以及如何死去的方式，死亡开始从家庭环境移入医院中，由医务人员取代了家庭照顾者，由医疗技术控制着死亡的每一个节点。这样的变化20世纪70年代后在西方国家受到批判，在最近几十年出现了新的逆转。阿图·葛文德在《最好的告别》中写道："有研究揭示，与经济发展相适应，一个国家的医疗发展会经历三个阶段：第一个阶段，国家极度贫穷，因为得不到专业诊断和治疗，大多数人在家中亡故。第二个阶段，随着国家经济发展，人民收入水平提高，更多的资源使得医疗得以更广泛地提供，患病的时候，人们求助于卫生保健系统。在生命行将结束的时候，他们往往在医院逝世，而不是在家中终了。第三个阶段，国家的收入攀升到最高的水平，即便罹患疾病，人们也有能力关心生命质量，居家离世的比例又增加了。"（葛文德，2015：174–175）阿图·葛文德指出，1945年美国人在家死亡案例占绝大多数，20世纪80年代末期下降为17%，而到2010年已经有45%的人在临终时接受临终关怀，其中一半人选择居家服务。国外出现死亡从机构重回社区和家庭的新变化。中国社会的临终与死亡正处于变化中，当下呈现为复杂多样的死亡地点。

根据上述三个阶段的趋势，我国现今似乎处于第二个阶段，即随着收入水平提高和医疗技术发展，越来越多的人在医疗机构离世，尤其是社会经济地位越高的人群，越有资源获得医疗服务，也会更多地求助于卫生保健系统。国内不少学者的研究对此也有印证。如景军和袁兆宇（2016）发现，虽然有越来越多的人在医院死亡，但城市居民、受教育程度较高者、领导干部和政府机构办事人员更可能在医院死亡；学历较低者、农民、工人以及商业和服务业人员更可能在家中和其他地方离世，即死亡医疗化的发生仅涉及一部分人。廖江等（2014）在分析成都居民死亡的情况时认为，城区居民在医院死亡的比例比郊县居民更高的原因是城区居民更有能力享有且可及更好的医疗服务。李莉等（2012）对杭州居民死亡地点的研究也认为，随着经济发展、公共卫生服务的普及，杭州居民在医院死亡的比例进一步提高。此外，在一些民族地区，发生在家中的死亡仍旧占多数，但情况也开始出现变化，医院成为一些体制化精英（党员领导干部）的生死临界地（和文臻，2016）。

对此，有研究者总结，个人的社会人口学特征、健康状况、健康资源影响着国人离世的地点，那些来自更发达的社区、拥有更高的社会经济地位、拥有养老金或医疗保障（医保）的人相比其他人，会有更高的机会在医院或机构离世（Gu et al.，2007）。

与此同时，在我国，人们在医疗机构之外的地方死亡的比例依旧很高。如在西方国家，有60%～70%的人在医院死亡，但在中国，由于叶落归根的传统观念，在医院死亡的总体比例相对较低（姜申易、吴彬、于晓松，2020）。中国疾病预防控制中心全国疾病监测系统死因监测年度数据显示，2005～2015年居民主要在家中离世（69%～74%），在医疗卫生机构死亡的比例略有上升，在养老服务机构死亡的比例不超过1%（赵耀辉、张泉、王梅，2021：36）。这一分布有很大的城乡差异。《全国第三次死因回顾抽样调查报告》得出的结论是"农村地区在家中死亡的比例明显高于城市，在医院病房和急诊室死亡的比例明显低于城市"（陈竺，2008：12）。较早的数据显示，我国城市居民在家中死亡的比例为50%～60%，农村居民在家中死亡的比例为70%～80%，城市居民在医院（包括急诊室和医院病房）死亡的比例为30%～40%，农村居民在医院死亡的比例为8%～15%（周脉耕、杨功焕，2009）。廖江等（2014）对2013年成都居民死亡地点分析发现，居民在家中死亡的比例为59.46%，在医院死亡的比例为35.72%；其中城乡差别极大，城市居民在家中、在医院死亡的比例分别为19.38%和77.65%，农村居民在家中、在医院死亡的比例分别为74.92%和19.55%。从以上数据可知，我国民众死亡地点以家中和医院两个地方为主。

另有研究者从文化和信仰的角度分析死亡地点的选择。如和文臻（2016）调查纳西族人的死亡地点选择时发现，纳西族民间信仰的死亡观念要求族人在家中死亡，在祖坟入葬，于是大部分纳西族人选择在家中死亡。这同样适用于有宗教信仰的其他民族，如蒙古族（包路芳，2007）、藏族（严梦春，2013a）、回族（严梦春，2013b）都倾向于拒绝在医院的延命治疗，而选择在熟悉的环境如家庭中安然离世。可见，临终和死亡地点受地域、民族、阶层、经济条件等因素的影响。

然而，上述这些看起来客观的数据和研究并不能完全体现临终者及家属对死亡地点选择的具体考虑及意愿，也不能呈现在患者临终和濒死过程中他们对死亡地点的协商。临终阶段能否找到合适的离世地点，以及对合适临终地点的考虑受到很多因素的影响，如疾病因素（疾病严重程度）。与普通民众的死亡地点不同，患有严重疾病的患者在家离世的概率更低，他们更倾向于入院，也更常在医院等医疗机构离世（赵耀辉、张泉、王梅，2021：39）。虽然全世界很多国家人们都有一个在家离世的理想想象，但随着疾病的进展，一部分人的理想临终地点可能会发生改变（Gomes et al.，2013）。如在安宁缓和医疗发展成熟的国家发现，当到了生命末期的时候，临终者对理想临终地点的判断是基于哪个地点最能帮助他们处理好临终阶段身体的、情感的以及社会现实的多重需求；对于在家离世的理想，因为担忧在家中得到的照护不足，以及照护可能给家人和朋友增加负担，患者在临终阶段会有所改变（MacArtney et al.，2016）；为了维持临终阶段的尊严，不少老人可能会更倾向于接受医疗机构专业照护者的照护，而非家属在家的照护（Gott et al.，2004）。一项在中国的研究也发现，对于不少老人来说，虽然有在家离世的理想，但临终阶段能找到一个条件不错的或有名的机构得到好的照护也是不错的选择，而一些残障或依赖他人照护的老人受经济条件限制，不得不在缺乏监管、条件不好的护理机构生活直到临终，后者是不好的临终地点（Keimig，2020）。进一步来看，在当代中国社会，人们临终地点的选择会经历怎样的变化与协商？重症患者如果到了无法医治的地步会去向何处？他们在寻找合适的死亡地点时会面临什么样的困境？

二　居家的困难

人们心目中的理想的好死亡是自然的、有人陪伴的、在熟悉

的家里离世的场景。家在中国人的文化想象中极其重要，大多数
老人都希望自己可以在家里离世（Shih et al.，2015）。现实中，
也有约73%的中国居民在家中离世，虽然离世地点的选择与城
乡地域及经济文化状况相关，① 但是，在家里真的能做到有尊严
的好死亡吗？对于那些身患重疾或临终阶段有身体疾病的人，居
家其实面临很大的困难。下文将以癌症晚期患者为例来呈现居家
之困。

医护人员在接受访谈时说，"每个癌症患者平均有 8.3 个症
状"。癌症晚期患者常有的症状包括：慢性疼痛、疲乏、肢体水
肿、厌食、便秘、呕血、便血、焦虑、谵妄、痴呆、情绪低落、
感觉知觉障碍、腹胀、口干、瘙痒、恶心、呕吐、失眠等。平均
来看，癌症患者中，有疲乏问题的占 60% ~90%，感觉知觉障碍
的约占 66%，经历慢性疼痛的有 50% ~70%，厌食的占 85%，失
眠的有 30% ~50%，便秘的有 30% ~80%（Chung et al.，2016）。
患者有一个或多个症状，则生活质量会大打折扣。在跟 Z 医院肿
瘤内科医生出门诊时，我们常见患者家属表达亲人回家后经历的
痛苦：有时候医生看片子发现肿瘤明显缩小，但家属向医生反映
患者感觉更差，走不了、吃不下、想睡觉；也有家属表示他父亲
感觉很痛苦，自觉活不长了，晚上不敢睡，怕睡过去，而医生对
患者家属说"你父亲痛止了，大便解决了，还能活"（20220609ZN
门诊观察）。癌症患者有诸多症状需要控制，这些看起来与癌症相
比不那么起眼的问题（如便秘、疼痛、呕吐……），却可能是困扰
他们日常生活的最大问题。而一旦这些问题解决了，患者的整体
生活质量会好很多。对于终末期的癌症患者来说，这些症状可能
会更加严重，这也是癌症带给人们这么多恐惧的原因。很多患者
对癌症的恐惧源于"怕遭罪、怕疼"，而不是怕死，这让患者身边

---

① 《〈中国缓和医疗发展蓝皮书 2019 ~2020〉：73% 的中国逝者在家中去世，缓和
医疗发展空间大》，https://xw. qq. com/cmsid/20201217A0I5HI00，最后访问日
期：2022 年 8 月 11 日。

的人，家属也好、医护人员也好，印象深刻。

> 癌症晚期（患者身体会）很痛，基本上比（女人）生小
> 孩的疼痛稍微轻一点。但是生小孩的话，（疼痛）可能一下子
> 过掉了，但癌症晚期患者疼痛会反复发作，疼痛的次数多了，
> 他就会在心理上很害怕这种疼痛，会害怕这种疼痛再出现。
> （210629ZYS，医生）

除了疼痛的问题，很多患者在治疗过程中及之后还会发生呕
吐的问题，在对医护人员访谈时听到的令我感到最震惊的消息就
是"呕吐会让人跳楼"。癌症治疗有时会导致严重的呕吐反应，让
患者痛苦到最后尝试轻生。这件事情刺激医护人员去关注患者的
症状控制，推动医院无呕病房的建立。此外，癌症晚期患者还有
一些问题难以解决，比如到了晚期，患者一旦出现伤口溃烂，无
异于灾难。癌性伤口的恐怖和异味让患者的家人都不敢靠近。这
些伤口需要专业的医疗干预，医护人员有时也感到不易应对。

> 那些患者都是癌症晚期患者，你会发现他们所经历的
> （让人难以想象），比如说癌性伤口的溃烂，怎么处理？（肌
> 肉）腐烂了，腐烂到让家人都不敢接近，让整个病房都有死
> 老鼠那种腐烂的味道。……而且这种伤口有个特点，腐烂后
> 就长不回，长不好、不可能再长，它是烂，往里面烂，烂到
> 脏器里边去……楼道里只要收了一个这样的病人，整层楼不
> 能收（治病）人，整个屋子都是人家说的尸臭味……我们好
> 多例患者是口腔癌、舌癌、喉癌。其中有一个就住在我们附
> 近生活区，半边脖子都烂没了，一个大洞，我可以看到（患
> 者）颈动脉的搏动……真的是太吓人了，（患者）只剩半边脖
> 子，这种有多痛苦？（210123LL，护理部主任）

对于上面提及的各种复杂症状，癌症晚期患者需要医疗的及

时干预。面对疲乏、呕吐、无法进食、伤口溃烂、全身疼痛、严重便秘等情况，家属在家里难以解决，他们需要专业的医疗指导，然而居家患者缺乏的就是专业的医疗指导。不少居家患者身体出现紧急情况时，可能去看一下急诊，但大多数时候他们在家里熬着，一些悲惨的场景从而发生：患者做完造瘘手术后回家，家人不会护理造口并更换造口袋，导致患者的粪液、尿液流在床上；患者身上有恶性伤口，家人不懂护理，甚至拿洗米水给患者敷，反而让伤口成为细菌培养皿，感染更加厉害，混合发馊的酸臭味让一家人都不敢靠近；患者开了很多回家吃的止痛药，在患者去世后，家属提回一千多粒药来到社区卫生服务中心，医护人员才知道家人没有按照医生的指导按时按量给患者服用，患者很可能在疼痛中死亡……对于临终患者，居家也可能需要很多专业设备，如气垫床、吸氧设备；居家患者及家属更需要被指导如何护理伤口、护理管道、吃药服药，必要时进行简单治疗，但并不是每个家庭都能获得这些医疗资源。

> 我姨父就是在我们医院做过介入的。他已是肿瘤晚期，但其实他儿子的老婆是外科医生。他到晚期是很痛的，就是癌痛的那种痛。他已经算是比较幸运的了，因为他家里针剂药剂的止痛药都备着，（他儿子的老婆）会叫他们科室的护士去家里给他打针。（我姨夫）还是有医疗资源的。我们村里一个远房的亲戚，她公公是肺癌，后面也是癌痛，痛到想要自己了结自己，她公公也是在家里走的，去世时也没有做什么抢救。（200721GROUP，护士）

每个家庭能获取的医疗资源是不均等的，如果能通过私人关系找到协助居家的医疗资源，那么临终者居家会"舒适"很多，但大多数家庭可能并没有这样的私人关系，找不到合适的医疗指导与支持。患者居家需要有"技术含量"的照护，需要医务人员上门及时指导，而在制度层面这样的居家上门服务又是缺失的。当下，居家医疗指导及居家安宁疗护服务很少有地方提供，也很少能送到患者家中。那些提供医疗指导的机构或团队自身也面临很多困境，① 下一节对此有详细分析。正因为在家的支持不够，临终患者及家属不得不寻求机构的医疗资源。此外，如第三章所述，在生命晚期继续寻求医疗机构的资源，也是家属对患者全力支持的表现，"尽力救治"符合家庭成员间的情理，也是让彼此安慰和安心的抉择。

> 到时候在家里患者不舒服，他已到临终状态，要是在家里，对家属来说，第一个，看着他，会很难受，是吧？第二个，家属心里感到不安全。要是把患者放在医院里，家属会比较安心。很多事情连医生、护士都没办法解决，家属觉得自己尽力了，心里会有一些安慰。病人已经到最后阶段，没办法（治）了，家属心里也好接受些。（211030LHH，护士）

三　无处可去的困境

对于患者来说，去医院才能获得及时的医疗干预，减轻晚期癌症患者的痛苦，也只有住进医院进行治疗，才可以报销部分医疗费用。但现实是他们往往难以找到合适的医疗机构，常常"无处可去"②。

---

① 武汉从事安宁疗护的纪光伟医生记录了团队成员协助患者的居家安宁故事，他指出，居家安宁市场需求巨大，但面临很多现实困境，如公众对安宁缓和医疗的接受、居家安宁团队的缺失、居家安宁"叫好不叫座"的局面、非法行医的问题等。详见纪光伟《安宁疗护团队解散了，但团队的精神还在》，https://mp. weixin. qq. com/s/N15V6SHCJXnGhJuaAhoiEA，最后访问日期：2023 年 7 月 19 日。

② 2016 年的数据显示，虽然恶性肿瘤占患者在医院离世的主要病种比例较高，但也只有 25.6% 的恶性肿瘤患者最终在医疗机构离世，依旧有 72.8% 的恶性肿瘤患者不得不在家离世（赵耀辉、张泉、王梅，2021：39）。

（一）无力承接的基层

《2016 年 1－11 月全国医疗服务情况》①医院"病床使用情况"表显示，我国三级医院病床使用率将近 100%，而一级医院、社区卫生服务中心和乡镇卫生院空置床位占 40% 左右，这些空置床位如果用来开展与慢性病和老年医疗照护相关的安宁疗护事业，将大幅度提高现有医疗资源的使用率。社区卫生服务中心等基层医疗机构床位相对宽松，对患者来说，离家也较近。老年人也倾向于把社区卫生服务机构当作最理想的临终关怀服务机构（施永兴、王光荣，2010）。国内一些地方的基层医疗机构在尝试开展家庭病床、上门服务。如专门为贫困的癌症晚期患者提供上门服务和赠送止痛药的李嘉诚基金会宁养院。我调研了汕头大学医学院第一附属医院宁养院，该机构为癌症患者提供的上门服务满足了不少患者家庭的紧急需求，从协助止痛、用药、护理伤口到教家属护理的技巧，甚至有社工参与进来关注患者家庭的问题，缓解患者身心社灵多方面的需求。

> 我们有相当大比例的病人（身上）有这样那样的伤口。像乳腺癌的伤口，在楼梯口就能闻到很臭的味道，她家属说很难忍受，但是很难忍受也必须得忍，因为没地方去了。（另一个病人）他是淋巴结转移，淋巴结转移后，伤口也是烂得一塌糊涂，家属给绑很厚很厚的纱布，但还是臭。他有个女儿，妻子已经走了。我们去了以后，就要教会家属怎么去给他换药。这两个（患者）都出血很多，所以家属不太敢给他们换药。我们就教会家属怎么去换药，后来家属都处理得非常好。（200928CZR，医生）

---

① 《2016 年 1－11 月全国医疗服务情况》，http://www.nhc.gov.cn/mohwsbwstjxxzx/s7967/201702/79b6d9e3bf9e40e6a8efa1328b80ada9.shtml，最后访问日期：2022 年 8 月 25 日。

　　李嘉诚基金会支持的吉林大学第一医院宁养院的工作人员也提及，患者回家后，最好要医护人员亲眼看到患者身上的各种情况，并现场给予家属指导。不少家属在家里给患者护理时遇到了很多问题，出现操作错误也没意识到，导致了严重问题。宁养院医护人员有一次去患者家里，发现家属给患者灌肠导致肠道损伤，他们不去的话，家属都不知道自己操作错误（210802LF，医生）。缓解疾病带来的疼痛与不舒适，穿上干净舒适的衣服，舒服地睡个觉或洗个澡，可能就是居家晚期患者最大的需求。田野点船街社区卫生服务中心也提供类似的上门服务，包括评估身体情况、护理指导、更换尿管和胃管、伤口护理，这些上门服务解决了患者紧急的需求。上门服务对患者和家属帮助极大，且费用便宜，如果没有社区医护人员去应答，患者的处境会很悲惨。

　　但当下我国能够提供上门服务的基层医疗机构很少，即使在医疗资源集中的广州市也远远无法满足辖区内居民的需求，更不要说医疗资源较少的地区。同样，李嘉诚基金会全国宁养医疗服务计划先后设立了40余家宁养院，但辐射范围仅为机构所在城市周边，且仅针对贫困的癌症晚期患者。此外，即使现有的机构为辖区内患者提供上门服务，也常常难以满足患者需要的医疗干预。有时社区医护人员无法处理必须由大医院"专业"处理的症状。此外，居家上门也不允许输液。国内一些地方正在推行的"互联网＋护理"也没有大规模推广开来，且提供上门服务的护士往往不敢接重症患者的护理。一位三级医院肿瘤科的护士长就提及照护癌症晚期患者之难：

　　　　这种临终期的病人，特别是肿瘤晚期病人，最后他全身都水肿了，瘫在床上不能动，一动都不能动。虽然他没有瘫痪，但动个手指头都没力气了，吃东西就会吐，全身皮肤薄得像层纸，一蹭就会破，摸一下都会破。这样的病人，我跟你说，家属根本无法护理。我们不介入，家属（根本）没有办法，很难照顾的。对我们来说，这也是一个很大的照护负担。我碰到过这样的病人，你帮他做一次护理，早上去帮他清洁口腔，帮他翻身，帮他清理皮肤，保守点至少也得半个小时。这个病人由两个人（护理）在那一待一小时就过去了，很花费时间……我碰到过这样的病人，非常耗时间，非常耗精力。因为我碰到过很多很难护理的病人，我（作为专业的护士长）都觉得很难，（其他人更不用说了），所以每次我都亲自上。（210916 CF，护士长）

在我们调查的社区医疗机构中，即便是那些已经在为辖区居民提供居家上门服务的机构都害怕接手重症病人。田野点船街社区卫生服务中心一方面收治临终患者到机构住院，另一方面提供居家上门服务（见图 4-1，图 4-2）。但一提到收治癌症患者，机构负责人就表示害怕接手，其中原因一是无法解决癌痛，二是癌性伤口不好护理。

我很害怕收到癌症病人，因为在我们机构，第一个是医生用药的水平（有限），第二个就是我们治疗的水平（有限），我们没有办法很好地解决他癌痛的问题，这也限制了我们收治这样的病人。我有时候觉得（这种情景）真的很残忍，没有办法去帮他解决癌痛的问题，硬生生地看着一个人到了最后是痛死……我做安宁疗护那么久，失能的、失智的、疾病末期的都好照料，只要没有（癌性）伤口，都好护理，但凡涉及癌性伤口就是一个巨大的空白，几乎没有（基层医疗）机构能护理，这可能是未来我们（探索的方向）……（210123LL，护理部主任）

基层医疗机构害怕收治癌症晚期患者，因为这种患者症状很难控制和护理，并且基层医疗机构的设施水平和技术水平又有限。但如果它们不收治，患者居家的话，家属就更没办法处理。在收治癌症晚期患者及提供居家上门服务方面，船街社区卫生服务中心已是广州市做得最好的社区医疗机构之一。其他社区医疗机构远远达不到它们的水平。在调研中我们发现，其他社区医疗机构受技术水平及人力条件的限制，对癌症晚期患者的医疗支持更加难以保障。社区医疗机构体量小，无力承担太多风险，不敢对重症患者进行医疗干预。不同的社区卫生服务中心的医疗设施设备水平与技术能力存在差异，部分中心缺乏床位，难以提供基于机构的临终照护服务。而用于改善生命末期生存质量的药品，在社区医疗机构也供应受限，社区医疗机构常常无法提供重症患者需要的一些药物和治疗。此外，大多数社区卫生服务中心任务多、人手紧，从事公共卫生、老人照护的人员是分开的，无法收治太多需要密集看护的临终患者。另外，基层医护人员大多年龄小、工龄短、职称低，缺少安宁疗护和临终照护的相关知识和经验（郭小燕等，2021）。即使一些机构收治了临终患者，但医护人员表示，他们并没有接受过安宁疗护方面的培训，仅能为病人提供"基本需求保障"，无法做到更多。当然，即便仅仅提供这些，很多家属也深感他们的紧急需求得到了部分满足，机构帮了大忙。但与大医院一样，社区医疗机构也面临医保的限制，住院病人费用一达到当地医保限定的额度（在很多机构是住院两周左右），就需要转出去。

> 疫情前，我有个朋友是白血病晚期，在××医院（三甲）急诊室住了十几天，医院一定要她转出去，但她的情况很糟糕，鼻血一直流，后来还是被转出去，到××社区卫生服务中心。那家社区医院在接收她时就明确告知，没有抢救设备，也不能输血，只能提供一些基本的补充营养的药物。后来她在入住的第一晚就因为用鼻管供氧，导致鼻黏膜出血，血流了一晚，社区医院只能打止血针。后来是她母亲发动了所有的资源，包括我们去帮她找医院……在这个过程中，（患者）其实很难谈得上有尊严。(210101TSG，社工)

> （我们）90多个人（医务人员）管7万多个居民。你不是只做老人（临终照护），你还要给小孩子（打疫苗）、（给孕妇做）孕期保健。还有一些上门的（服务）。不要说钱的问题，

（正常病）人都做不过来。像他们这些进来（接受临终）关怀的，你就算不做抢救，总要有尿管、胃管，护理这些（患者要求时间长），要很多人去支持。（190419LDZ，社区卫生服务中心医生）

当下社区医疗机构已经苦于收治社区里需要照顾的慢性病老人，更加难以腾出空间来收治临终患者。有的社区医护人员表示，如果要腾出空间来照护更多的临终患者，需要解决"中末端"患者的照护问题，让更多病人可以获得居家照护，而不是占用社区的床位。然而，一些社区医疗机构尝试开展的居家上门服务也面临政策上的限制，如能否居家输液、执业点要求、经济成本、医保支付等问题。上门服务也给承接的机构增加了风险，船街社区卫生服务中心负责人提及，本机构居家上门服务的病人中，上一年在一个夜里有两个病人猝死，虽然责任并不在他们，但还是被记录为不良事件，影响到机构的运营记录。而社区医疗机构覆盖的辖区人口多，人手本就紧张，更难以把服务切实地拓展到"居家"的环节。一些机构为了应付设立"家庭病床"的要求，只挑选症状相对较轻的患者设立家庭病床，以减轻上门服务的工作压力。在现实中，社区医疗机构居家上门服务面临不少困境：

> 如果开展居家临终关怀，一方面医生、护士执业地点在（患者）家，存在超范围服务，而且在家，吗啡之类注射是限制使用的，也不能输液，在缓解（患者）身体不适方面满足不了需求。（另一方面）医护人员上门成本高，生活护理的照顾也跟不上。（170313XZR，医生）
>
> 居家这块，我们以指导为主，必要时在（患者）家里做一些能做的治疗，比如换药。有的癌症患者身体会特别痛苦，像骨肿瘤患者他们会烂屁股，皮肤都是臭的。小的换药可以在家做，但一些大的换药就得在医院做。在家能做的就是导尿、小的换药、服止痛药……我们的医保也有问题，（居家）

这块它不给病人和医疗机构额外的支持。（171103DS，社区卫生服务中心医生）

社区医护人员提及了上门服务的多重困境。正是因为居家的社会支持不足，而社区医疗机构又无力接纳临终患者住院，很多在社区离世的人死亡质量较低。如果临终患者在基层难以获得需要的医疗服务，他们可以去更大的医院寻求需要的医疗干预吗？

（二）进不去的大医院

正是因为癌症晚期患者会遇到各种问题，患者及家属需要不断的医疗指导，需要持续的医疗服务跟进，而离家近的基层医疗机构无法解决，于是患者往往求助于大医院。前文回顾中提及当下国内经济条件越好的人群在医院离世的越多，但这并不意味着临终者愿意在医院离世胜过在家离世。更合理的解释是当下居家临终的条件并不成熟，家庭病床做得不够好，社区医疗机构无力承接患者居家临终的医疗需求，于是有条件的人选择去大一些的医疗机构以获取需要的医疗服务，不管是住院还是急诊。

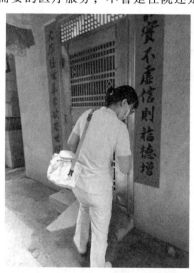

图 4-1 社区卫生服务中心的护士背着护理包上门

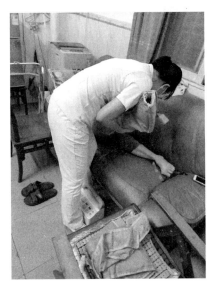

图 4 - 2　护士为辖区内卧病在床的老人提供康复服务

　　然而，不少医院受限于医保结算的规定及病床周转率考核，对患者一次住院时长有限定（如实际操作中，一些医院会将患者住院时长限制在一个星期或 15 天以内）①。这对于离不开医疗干预的癌症晚期患者是极大的困扰。有受访者表示，父亲生命中最后几个月都在转院中度过。医院的医护人员也表示，因为患者待一段时间就出院，他们无法跟进患者的情况，而上级医院医生的医嘱无法在下一级医疗机构得到延续，对医患都不好。三级公立医院对平均住院日（出院者占用总床日数/出院人数）有严格考核，

　　① 　虽然医保部门和卫健委并无病人住院天数限制，但现在医保结算按照病人一次住院的总额度结算，医保根据病人病种和治疗方式限定一个支付的总额度，一旦患者住院费用总额达到医保限度，医院则会要求病人出院。有的病人转院几天，可以重新入院，但这就涉及重症病人无法在一个固定地方安心治疗而需要在不同机构或科室之间转移的问题。媒体对此也有诸多报道，如《全身插管仍被要求转院，这些癌症病人在辗转和仓惶中离世》，https：//www. 163. com/dy/article/FS03BC0V0514AD1K. html，最后访问日期：2021 年 11 月 7 日；《“住院15 天必须出院”，谁把医生逼成了“会计师”？》，https：//mp. weixin. qq. com/s/oa3Q8ZX1FgvtXV0Wxh31WQ，最后访问日期：2023 年 7 月 19 日。

最后阶段患者从家里送到大医院，也只能停留几天，时间太久，医院则不会同意。即使对有经济条件的临终者来说，他们进入大医院获取医疗服务也是一件不太容易的事情。

> 那些小医院他们也搞不来，也不知道怎么处理，这个问题确实比较难。大医院的话可能有比较好的平台，有比较好的设备，治疗手段也相对多一点，就可以稍微减轻一点（患者痛苦）……但是如果去那种更好一点的大医院，他们可能不屑于处理有些问题，他们收治的可能是那种有积极治疗意义的并且治疗之后会好转的病人。像这种（癌症）晚期的病人，他们知道处理后你也好不了，就（把病人）介绍到其他医院去……（大医院）他们要考虑床位数，一个病人住院不能超过 7 天这样子。那种疾病，一来之后肯定走不了了，可能要住院几十天。大医院不可能提供（这样的治疗机会）。（210629ZYS，医生）

大医院的医疗资源紧张，大多是留给有更多"治疗价值"、有治愈机会的病人的。大型公立医疗机构医务人员忙着"看片子、做诊断、做治疗"，无力关注到患者出院后的情况。国内大多数肿瘤医院并没有开设临终肿瘤病人的病房或病区，一旦患者治愈无望就需要提前出院或者不被收治入院。在田野点 Z 肿瘤医院，医院的环境都是为积极救治生命而营造的，从病房的希望之墙到各处的留言窗，全是鼓励与病魔抗争、抢救生命和积极治疗的话语。在这家医院，追求癌症快速治疗（手术、放化疗）而一般不再处理患者后续及晚期的各种症状及问题。忙碌的医务人员无力顾及患者出院后的情况，不清楚患者在癌症晚期的症状。不断周转的病床，来去匆匆的病人，短平快的治疗场域没有给临终和死亡留下太多空间。我为此访谈了 Z 肿瘤医院的管理者，他提及（在国家规划上）三级医疗机构要引领医疗发展（去开拓治疗和治愈），不会留太多空间给癌症晚期病人的照护，这些在规划上是留给基层医疗机构的。三甲医院的医生也表示，癌症晚期的病人会影响医院的"正常医疗"，尤其在医院寸土寸金、床位紧张的情况下，医院更难以提供与临终相关的服务，但可以考虑提供培训，让下面的医疗机构来做。

在医院实际运营中，患者是否具有治疗价值、能否让机构盈利也会影响其能否进入医疗机构；医保对医疗机构的考核和评估也促使医疗机构筛选有"价值"，能提高医院（医保付费）"分值"的病人；此外，公立医院科室也有死亡率的考核，面对治愈无望的患者，科室自然希望患者早日出院。不少医院的医护人员说，受医保的限制和医院的考核要求，他们不得不减少病人"压床"的情况。这时候医患都被困于制度的条条框框中，医院难以做出最人性化的安排。无法进行积极治疗的患者和无法治愈的患者，更容易被认为是"没有价值"的患者，不易被大医院收治。他们也无法找到一个合适的去处，除非通过关系或得到个别医生的同情。

> 其实很多医院它们是不接这种（终末期病人）的，没什么搞头，浪费医疗资源。比如说一些恶性肿瘤病人来医院时就已经全身多发转移了，一般来说我们不收治这种病人。我们在医院里收治的大部分是有希望治好，或者有希望控制，或者能把病情稳定下来的病人。真正（状态）太差了（的病人），像我们医院一般是不收的，直接就建议你回家或者怎么样。（220913YJZ，医生）

> 我们科收这种（癌症晚期）病人，我们只能私下去（跟医生）聊，去沟通，偶尔会（收治），不是说每个医生心都那么硬的，还是会有一些心软的。（但整个医院的运转体系其实没有给这样的病人留出空间让他进来）对，尤其是三级医院（是这样），所以社区（医院）真的要发展……我们院长对这块还是有看见，但是你说哪个科愿意拿出几张床位来专门收这种（临终的）病人？这个是有点挑战，因为医院现在都要讲究效益，工资我们是有，但奖金跟这些有关。（210906HYX，护士长）

一些非顶级的三级医院（如三级乙等医院）会将自己定位为"终端医院"，如果三甲医疗机构如 Z 肿瘤医院是治疗癌症的前端并收治最有治疗价值的患者，那么其他医院则需要大量接收那些前端医院治疗得差不多，已经无法继续治疗的病人。而即使是这些定位为"终端医院"的大医院，在收治最末期的临终病人方面也依然面临难题。在这些机构，患者住进肿瘤病房，但医保限制住院天数，医护人员需要不断给家属建议转诊，催促出院。如果癌症晚期患者进公立三级医院面临困境，那么进民营医院会不会容易一些呢？一些患者在疾病晚期确实进入了收费较贵的民营专科医院。我们调查了一家民营三级肿瘤专科医院发现，虽然该医院接收了很多肿瘤晚期患者，但同样面临医保控费的问题。该机构负责人表示，小部分自费的患者还好（不用担心医保控费的问题），但对于医院内大多数走医保的患者来说，当他们快要超费的时候，就必须办理出院、转院或再入院。转院患者需要重新做一遍检查，因为共用一个检查会被医保认为不适合转院。虽然医院通过这样的方式规避了医保限制，但这造成了医疗资源的浪费，两次费用加起来比一直在一个地方住院更高，更重要的是，重病患者转一次院跟搬一次家一样，这给他们带来极大的痛苦。

被强制出院或被请出医院是很多"没有治疗价值"的癌症患者的共同经历。患者住不进大医院，在不同医院间辗转，让患者及家属有一种被医疗体系抛弃、遗弃之感。2012 年，上海青年教师秦岭写信给时任上海市委书记，讲述肺癌晚期的父亲辗转各家医院都无法获得一张病床的绝望。即便好不容易住进了大医院，医保费用的限制也影响患者一次住院的时间，哪怕患者病情严重，他们也不得不转院。[①] 在一个以治疗为主导的医疗体系里，留给癌症晚期或临终患者的空间似乎没有太多。对晚期患者来说，如果

---

① 参见《一位 89 岁老人的最后 44 天：严重中风后被迫辗转四家医院》，新浪网，https://finance.sina.com.cn/chanjing/cyxw/2019 - 12 - 27/doc-iihnzhfz7692505.shtml，最后访问日期：2022 年 8 月 10 日。

不能在大医院离世，那么何处是归处？

（三）其他的中间承接机构

社区医疗机构没有足够的医疗能力，三级医院又有住院的时限，那么在三级医院及基层医疗机构之外有没有更适合的中间层医疗机构，如二级医院？在很多地方，作为"夹心层"的二级医院处境很尴尬。在医改的浪潮中，一方面，"强基层"的政策让社区医疗机构承接了更多的功能（如公共卫生、健康管理），也吸引了很多人去使用社区的资源；另一方面，作为区域中心的三级医院快速扩张，更是吸引了大多数病人。二级医院不上不下，正面临迫切的转型危机。在对医护人员及患方的访谈中，大家只提及"大医院"和"基层/社区"，几乎没人提及二级医院，似乎它从中国的三级医疗体系中消失了。2019 年广州市政府颁发的《广州地区深化公立医院综合改革行动方案》明确提及"鼓励采取迁建、整合、转型等多种途径将部分市域内的二级医院改造为社区卫生服务机构、专科医院、老年护理和康复机构等"①。这一政策从侧面反映了当下作为中间层的二级医疗机构正处于没有被充分调动发挥作用的处境，而改造成为社区卫生服务机构、老年照护机构也正是它们在未来承接更多终末期患者的方向。田野点康市医院就是这样一家二级医院，为了找到自己的出路，康市医院很早就开始摸索做安宁疗护。康市医院康宁科的负责人谈起建立科室的缘起：

2000 年市里出台了一个政策，要求基层医院转为基层社区卫生服务中心。康市医院转型为市里四所示范中心之一，社区示范中心其实是从生到死的全程服务理念。前任院长比

---

① 《广州市人民政府办公厅关于印发广州地区深化公立医院综合改革行动方案的通知》，广州市人民政府网，http://www.gz.gov.cn/zwgk/fggw/sfbgtwj/content/post_4759255.html，最后访问日期：2022 年 7 月 1 日。

较具有前瞻性，和区里其他大医院比较后发现很难与它们竞争，所以考虑增加这个科……经过8年的筹备，开始做社区的临终关怀。2011年的时候医院和社区脱离了，医院是医院，社区那边还是社区那边（两块分开的区域）。2011年做出了一点成果，两任院长都比较重视这个方面，2013年和2014年开始腾飞，2016年达到顶峰。从2013年起，每年平均增加10多个床位，到现在还要轮候床位。（170313XZR，医生）

在接收终末期病人几年后，康市医院康宁科床位很快出现饱和，患者甚至需要排队等待一个床位。康宁科主任说："大医院里的医生要救治那些能救活的病人，那些病情严重的病人甚至要托关系找人求着安排住院治疗，我们这里倒是'托关系求着床位来等死'，直白点说，就是这样，希望死得舒服一点。"（170313XZR，医生）这也从侧面反映了现在的医疗体系中对临终患者服务需求的空缺。相比三级医院，二级医疗机构有更多的"闲置"空间和资源来推动临终照护，为重症临终患者提供住院床位。然而即使是这个"大家排队来等死"的机构，在接收临终患者方面已经做得有口碑了，业内人士发现它在照顾肿瘤晚期患者方面还存在诸多不足。作为中间层的二级医院，相比社区医疗机构有更多的医疗资源，能接收更多的临终患者，但对于病情更复杂一些的肿瘤晚期患者则依旧难以接手。田野点安心医院临终关怀科的一名医生之前在一家二级医院工作，他说：

（以前的工作单位）他们接收的慢性病（人）特别多，但他们不接收肿瘤晚期（病人）。主要接收慢阻肺、心肺功能衰竭的晚期病人。中风特别厉害，完全瘫痪的，神志不清楚且长期卧床的病人，（家属把他们）送到（那家）医院来，因为在家里面是没办法照顾的。它就不收那种（肿瘤晚期）病人。（为什么？）他们一个是做不来，二是肿瘤晚期病人需要用到一些特殊药品，如吗啡之类，他们那里比较少……肿瘤会导致

（身体）疼痛，还有一些人有梗阻、穿孔，比其他病难处理。其他病如心衰、肺功能衰竭，他这个人还是完整的。肿瘤晚期病人来医院时，其实已经是不完整的了，是不完整的人。他先做手术，再做放疗或者化疗，身体状况已经很差了。那些做过手术的病人，身体会有毁损，比如舌癌，把舌头切掉，下颌癌，（把下颌）切掉了。还有一些肿瘤导致的穿孔。只有你想不到的，没有你看不到的。（210629ZYS，医生）

在实践中，尝试开展安宁疗护的康市医院在面对重症临终病人时确实显得有些吃力。康市医院所在的城市提供安宁疗护的机构还不多，没有形成分级体系，因此即使在实践中遇到难以处理的重症临终病人，也不得不自行处理，患者难以上下转诊。在此背景下，我们在康市医院集中田野的 2016 年、2017 年之后，康市医院康宁科调整工作重心，不主动接收癌症晚期患者，而向医养结合、养老照护方向转型。在过去的临终照护基础上，它逐步建立日间托老中心、医养中心、康复病区、长期护理病区、安宁疗护区，为长者提供医养结合养老闭环服务。

除了以上所述大城市的二级医院在转型，在县城里面，不少二级医院还在努力往三级医院扩张。而在这些县城的二级医院里面，临终患者能获得的临终服务也很有限。对于癌症晚期患者的治疗，县医院不少医护人员没有足够的疼痛意识，痛才给药，而不是提前或定时定点给药。一名癌症患者的家属提及，他父亲患的是肺癌，当时癌细胞已转移到头部，在广州治愈无望后回到老家县城，住在县医院里面已经说不出话来，问哪里疼，就用手指着头。县医院医生镇痛不敢打吗啡，怕抑制呼吸；而他父亲已经出现吞咽困难，无法口服止痛药；家属只好自己为父亲做肛塞止痛，第二天早上才发现止痛药不知何时掉落。他父亲没有止痛成功，过了两天陷入昏迷，就这样没有太多镇痛地离世。我也记录了在一家县城中医院见到的癌症患者景象：

在县城里面，中医院这样综合性的医院没有专门的肿瘤科，肿瘤患者往往根据其疾病分类而分配到相应的科室，因此肠癌晚期患者和做疝气手术的患者在同一个病房，一边是剧烈的疼痛与死亡的阴影，另一边是短暂的手术与出院恢复正常的期待。病房一边的患者和家属带着出院的希望热闹聊天的时候，病房另一边的癌症晚期患者只能在床边呻吟，无助地疼痛，更显落寞。而医生面对病人的痛，总是说这是正常的，不痛才不正常。（202205SH，县城中医院田野观察）

当下国内在中心城市之外的广大小城镇和农村地区，安宁疗护服务几乎没有。在我观察的县医院，即使是癌症晚期患者，只要患者或家属有需求，医生也依旧"积极"地给予治疗。Z 肿瘤医院的内科医生告诉我，有些病人感觉化疗后会走得（去世）更快，这是因为一些地方医院、小医院化疗指征掌握不严格。当家属抱着癌症晚期试一试的心态在老家医院继续寻求治疗时，这样的"积极"治疗可能让病人更痛苦，其实一些癌症晚期病人在地方医院打点止痛营养针就可以了。但在现有体制下，这些医院要靠检查、化疗挣钱，不可能只打生理盐水。地方的中间层医院要生存和盈利，在盈利导向下要去治疗，很难给予癌症晚期患者真正需要的安宁。

（四）并未做好的衔接

当下很多慢性病临终者病程很长，临终的轨迹也较长。患者在不同阶段所需的服务不同。恶性疾病患者从确诊到离世需要多次进出医院，慢性病老人临终前也可能需要辗转多家机构，这就需要不同级别的医疗机构之间更好地衔接。从事临终照护的医护人员甚至建议，为了照顾好临终患者，不同机构和居家之间要形成一个闭环，让患者在不同阶段都有地方可去：在疾病终末期身体稳定的时候可以居家，而到临终前最后几天有需要时可以再回到机构。而从医疗技术上来说，患者临终期是多种疾病和症状综合发生的时期，常常需要多学科的医生会诊，对临终者的照护也需要不同级别医疗机构之间的衔接。田野点安心医院临终关怀科护士长提及，即使是三级医院，科室最开始也缺少技术支持，在收治癌症晚期患者的时候困难重重，需要不停地请别的科室会诊。这样的情况直到临终关怀科与以治疗为主的肿瘤科合并后才得到了改善。

> 原来我们没有静疗专科护士，没有伤口专科护士，没有肿瘤专科护士，没有老年专科护士，从专业技术上讲的话，我们就有点被动，所以那时做的事情就是请会诊，大部分（病症）我们来解决，但是疑难重症就请他们（其他科）会诊来解决。在跟他们（肿瘤科）合在一块儿以后，因为肿瘤科有静疗专科护士，有导管维护的，还有肿瘤专科的，所以专业技术这块，它就可以帮我们做很好的技术支持，有技术就有保障了。（210627LHZ，护士长）

医护人员也表示，要让患者去社区或者居家，需要三级医疗机构与基层医疗机构联动。三级医院的医护人员有时候也忧心忡忡地表示：自己"劝走"（离开医院）的病人最后是怎么死的？他们也在反思三级医院如何可以为病人做得更多。三级医院的医护人员认为，他们可以与基层医疗机构或社区对接，让病人在基层医疗机构离世，而不是占用三级医院一个宝贵的床位。但他们也提及，要让病人愿意去基层医疗机构，需要基层医疗机构的技术及服务跟上，也需要三级医院的技术支持；即使是对患者的居家上门指导及药物供应，最好也联动三级医疗机构与基层医疗机构一起做。

> 有些病人是选择来医院走的，然后他的生命期又很长，最少也有一两个月，你是没办法把他留到这边，让他这么长时间地住在这里，你还是应该与社区联动的。他在我这里得

到很好的照顾，然后过几天我又要让他回家，回家又不知道（如何）照顾了，或者因其他的事情转到下面（下级医院）去的时候，他又不行了，你总不可能说一直在三甲医院住两三个月这种……他肯定会有回到社区的时候，回到社区后怎么办？有时候回到社区的时间可能比在医院的时间还长，他在社区的时候又得不到治疗，怎么办呢？我们（三级医院）联动的社区可以上门给他服务。他在居家时可以获得在医院同样的治疗效果……三甲医院应该去做培训，这涉及定位。（病人）怕（基层）技术太差，我们很多病人都不愿意去……我们跟他说，你到那里看看，你自己先过去看一下，然后我们会过去（联动社区机构）查房，以前是我们肿瘤中心的总护士长去，现在是我去那边，有需要（的话）我们的医生会过去，这样让我们的病人更加信任。（210919XHZ，护士长）

如果社区医疗机构要承接更多的重症临终病人，就需要上级医疗机构的技术支持，以及政策和药物供应的支持。上面受访的护士长所在的三级医院因为领导的支持和发展需要，主动联动了一个社区医疗机构，把在医院治疗后需要转院的癌症病人安排过去。当三级医院有意愿和动力往下发展的时候，这样的联动更有机会开展起来。但现实是大型医院与基层社区的良好协作并没有大规模地展开，更多的是一些个案的尝试。三级医院受限于自身紧张的医疗资源和人力，在很多时候既没有动力也没有能力去持续地对接基层社区。

不同层级的医院服务不联通，三甲医院的资源有限，考虑到医院的资源分配以及患者家庭的负担，我们往往会劝一些治愈前景不太好的患者转院，但是患者只能往下级医院转。患者的顾虑是，愿意接收的医院往往医疗条件不太好，在需要救治时很难再回到原来转院前的医院。（201101YJW，护士）

在发现疾病的时候，患者往往从检查出身体问题的本地医院一级级往上级医院看病治疗；但到了晚期，患者则需要从上面的大医院转到当地或基层的医疗机构。这个在不同医疗机构寻求合适的医疗服务的过程，需要患者及家属自行去摸索和尝试，能否顺利找到下一家医疗机构则带着几分运气的成分。转诊体系不通畅，即使有的地方有医联体，但对于一些不熟悉的患者，医院考虑到风险承担的问题，也不会给转诊。大多数基层医疗机构没有很好地与上级医疗机构协作，照看病人的能力有限，患者不愿意去；大医院对基层医疗机构的支援和协作因为人力紧张和服务分割而难以持续。田野点安心医院临终关怀科的医护人员发现，很多刚收治进来的癌症晚期患者疼痛在基层医疗机构都没控制好。小医院治不了，大医院进不去。患者疼痛难忍，一些无处可去的患者最后只好回到家里，在有医疗需求的时候就前往不同医院的急诊部，或继续寻找任何能找到的地方离世。

四　最后的选择

在患者最终时刻到来前，家属大多会尽量找一个能接收患者的医疗机构来控制病情并提供照护，这些机构可能是上述的大医院，也可能是一些地方的小医院、中医院、民族医院，或者环境较好的民营医院。而当最终时刻到来的时候，患者及家属又需要重新抉择：回家抑或送到急诊抢救？不回家，家属可能违背临终者的意愿，让其无法叶落归根，会被指责为不孝；而不抢救，可能也会被指责不给予亲人充分的救治。

（一）叶落归根：回家的愿望与归家的风俗

对很多人来说，"叶落归根"的思想根深蒂固，这种思想也有习俗的支撑。很多地方有这样的习俗，只有在老家过世的人死后才能与祖先葬在一起，所以老人一般倾向于在老家度过晚年生活，即使儿女在外，年纪大了也希望回到老家寻求"归属感"。这种对于离世地点的考虑也会影响到患者的治疗选择，即在大城市或外地治疗后或治愈无望后赶紧回到老家找一家医疗机构康养。一些住在临终关怀病房或医养结合机构的老人在感觉快要临终的时候，选择赶紧回家。在田野点康市医院康宁科，我们遇到不少患者，他们已经接受了自己将死亡的事实，但是并不想在康市医院临终，感觉是被抛弃在这里等死。甚至在尚有意识的时候，用各种方式对抗机构内的照护与治疗（如不配合护工的照料），以让家人满足其回家的愿望。康宁科不少老人在临终前确实会被家人重新送回家，一次我的学生陈欣在这里调研时，刚好碰到病房中用转运床推出了一位老人，身边都是他的家人簇拥着，他询问护士这位病人是否已经去世了，护士表示：

> 不是的。因为我们这里有一个风俗，就是病人有一口气，就要把他带到家里去，在家里走。但是上海那边就不是，上海那边是只要还剩最后一口气快断气的时候，就要送到医院去。因为在大城市里，在家里死亡的话是不能直接开死亡证明的，还需要公安局的人到家里开证明是自然死亡。如果是在医院里走的，就可以直接开死亡证明，直接拉到殡仪馆去，还是很不一样的。（病人有）最后一口气被拉回家这种情况在我们这里是常有的，只要观察到快要咽气了，就会选择把他拉回家去。但是有很多病人，比如心肌梗死，这一分钟跟他说话下一分钟可能就不行了，这种就来不及……病人病情比较重的时候，我们观察他快要不行了，就通知家属，有的家属会把他带回家。（170316GHS，护士）[①]

在病人濒死状态下，病人家属接到医院的通知来到医院，这时家属会再进行一次决策，决定病人的死亡地点。病人一般已经陷入昏迷状态，无法直接参与决策，但也有可能在清醒时早有过

———————

① 本段由我当时的硕士研究生陈欣（现已毕业）记录，在此谢谢陈欣的贡献。

安排。这一次的死亡地点选择会受到文化习俗及制度性安排等多
方面的影响。有时候家属考虑到死亡的制度安排，如死亡证明的
开具，会让临终者继续留在机构。很多地方的风俗让家属倾向于
将病人带回家。各个地方有不同的讲究，但大致是支持在家离世
才是好的离世方式。这里的"家"是一个广泛意义上的家，可以
是家里，也可以是家乡所在地（村子、家乡的卫生所、家乡的医
疗机构）。因此患者会尽力在离家近的地方离世，不愿意在异乡离
世。不少地方的宗族观念认为死后回家归不了祖坟，那些已经在
其他地方断气的人，就不可以再入葬祖坟了；一些地方风俗不允
许在外已经去世的人遗体"进家门"，如果临终者不是在家里断
气，则不允许在家里设灵堂，无法在老家办葬礼。此外，随着殡
葬制度的改革，土葬渐渐被火葬取代，但一些地方的老人还是希
望可以土葬。而患者在医院去世，医院不会让家属把遗体带回去
土葬。所以有的患者及家属在最后阶段拼了命地要在"家"离世。

> 患者他有一个（愿望，即在家离世），要"叶落归根"。而
> 且像我们这边，城市还好，但是周围一些村镇，大家有一个很
> 重要的观念是（入葬祖坟）。村里有祠堂，宗族势力强，或者宗
> 族管理比较严格。所以经常你会听到有人说，还有气，还有一
> 口气可以进村。如果气都没有了，就不允许回村了……所以这
> 边很多时候他到临终的时候，家属的要求就是希望他能够留一
> 口气回到家里。所以我们就等到终末，快不行的时候，会跟家
> 属说，（患者）快不行了，要带回去……（200928WYS，医生）

叶落归根，患者在最后阶段回家或者回到家乡所在地临终是
很多人的愿望。而为了满足回家的愿望或者遵守死前回家的风俗，
不必要的医疗干预被用进去，让一些死亡变得有些"惨烈"。

> 他们会说"我死也要死在家里"。那可能就是按压着，病
> 人已经没有生命体征，根本救不过来。你还是要按压着回去，

带着那个打桩机。你知道吗？就是按的那个东西。带着那个打
桩机回去。你觉得这是有质量（的死亡）吗？肯定不是有质量
（的死亡）啊。或者说病人生命体征已经维持不住了，我甚至遇
到一个病人身上已经出现尸斑了，但家里人就想那天是什么节
来着？想让他再挺一天，就硬用呼吸机支持着，最后看实在不
行才给他拔掉呼吸机的。（220621LYS，医生）

经过一段时间的抢救，病人还是死亡，要拉心电图才能
宣布临床死亡。然后打电话给太平间或殡仪馆。有的病人放
弃治疗出院，这种就不能拉心电图，（按压）不能停，要一直
按。就算已经变成尸体，也不能宣布死亡。潮汕那边有这个
传统，只要还有最后一口气，就不允许死在外面，因为死在
外面不能进祠堂，所以有些人就趁着最后一口气，用呼吸机，
用升压药。真的已经死了就宣布出院，用自己的车把他拉回
去，公安去家里开出（死亡）证明。（200721GROUP，护士）

为了得以回家，患者及家属在最后阶段会主动放弃在医院继
续救治，而选择给患者一直维持着生命体征回家。医务人员则要
努力做到"没有气了也要弄出一口气"，用呼吸兴奋剂等药物或者
呼吸器、呼吸机等设备让患者可以"活着"回到家，甚至在外地
就医的患者需要租转运救护车，花费成千上万元驱车几千公里，
维持着患者的生命体征回到家乡。但这样的努力，有时候能够成
功，有时候不能。

临终病人对死亡地点是有选择的，作为医院也尽可能满
足，他们大部分选择的是回家，但并不是所有的回家都能得
到支持，有可能（是）距离问题，（也）有可能是照顾问题，
更多的是家属问题（尤其是城市居民）。在康宁科很多病人要
求回家，但能回家的不足一半，我们科室会安排医务人员陪
同回家，往往回家的时候病人都处于昏迷期。（170313XZR，
医生）

康市医院康宁科主任提到了阻碍病人实现在家离世愿望的多重因素：距离问题指的是病人可能来自外地，家属将处于昏迷期的病人送回外地家乡需要生命维持系统随同，并非易事；照顾问题指的是，将病人送回家后，原先在康市医院的医疗照护任务就需要家属找人来承担，临终时间可长可短，家里可能没有办法解决；而家属问题指的是，家属介意家中有老人去世，尤其是城市地区。从这些阻碍因素也可以看到，各种变迁的社会观念、风俗、社会制度在共同影响着人们临终地点最后的选择，这些相互交叉、有时彼此冲突的理念让个人的临终面临诸多的不确定性。

（二）转来转去：寻找生命的终点

在家离世受到习俗和观念的支持，但也面临制度层面的障碍。不少人提及居家死亡，死亡证明开具可能不顺畅。在死亡登记制度下，如果死亡发生在医院则医院开具死亡证明，如果在非医院场景下，在120急救车还未赶到时死亡的，则需要警察侦查、法医参与，确认是不是正常死亡后，才能决定是否开具死亡证明。社区卫生服务中心提及，那些他们居家上门的家庭，患者在家死亡了，他们还需要指导家属如何开具死亡证明。这其实是普通人不太熟悉的流程：先报街道，再到派出所报案，然后等法医上门等。如果患者离世的时间赶上周末或晚上，流程会更加麻烦，需要等待较长时间。一般社区医疗机构也难以做到这样细致的指导。而对于亲历这一切的家属，如果流程不顺畅，则可能留下伤痛。一位受访者提及，同事的父亲在家突发疾病离世，这事发生在2015年之前，当时居委会没有权力开具死亡证明，只能到派出所报案，公安来现场拍照取证、侦查之后才能开具。整个过程给家属带来情绪上的冲击，也没有时间和空间来消化哀伤情绪，最后引发心理障碍，并持续好多年。

如果在家里去世，在法律上要有个报警的流程。居家死亡的话，（要走很多流程）很多家属其实或多或少会有点阴

影，所以后事处理起来会比较麻烦。（210917THZ，护士）

此外，很多受访者都提及死亡地点明显的城乡差别，城市里宗族观念的影响相对小一些，而城市周边的区域或乡镇则"叶落归根"的思想依旧是主流。城市居民如果在家离世，将会面临死亡带给小区住房及环境的不好影响，以及如何办理死亡证明等问题。Seymour 等（2007）对英国白人老人和中国老人关于临终关怀认知的研究指出，中国老人认为临终关怀是"不祥"的，倾向于在医院的医疗环境中离世，因为他们认为濒死和死亡的尸体会"污染"他们的家。这也体现了中国人的家庭观念，个人往往不只为自己而活，即使是自己的死亡，也要考虑维护家不被"污染"，从而不对其他家庭成员造成影响。为谁而"活"？在临终这样一个特殊的时间有更集中的体现。

> 有些人会害怕，而且会比较忌讳我这个房子死过人，虽然是自己的亲人，但还是会有些人介意的。最后很多人差不多他快什么了，就把他运走，或者找个地方让他离世。（200721GROUP，护士）
>
> 我们有八成（病人）都在医院（死亡）。城里的，他怕死在家里影响家人，死在家里也不敢说。农村的，如果有习俗观念什么死了不让回去啊，他会在死之前回去。（210916CF，护士）

不少临终老人都会担心自己死了"脏了"家里、吓到孙子、影响未来房屋售卖的价值等，而不愿意在家里离世。当下的都市环境变化，传统居住的格局被商品房小区取代，让很多人并没有一个适合停留下来离世的"老家""老宅"。老家的老房子有着宽敞通透的环境与空间，更适合离世与举办葬礼。现代都市的居住空间，如公寓、商品房，让家里成为不太适合离世的地方。因此，城市居民常常需要寻找家之外的替代之所。有的遵循传统风俗的家庭会选择一个变通的方式，如在家附近租一个出租屋离世。在田野点康市医院康宁科，研究者也听到家属讨论生命垂危的病人的去处，家属跟医生聊过之后倾向于将病人接走出院，但他们也不打算接回家，已经联系好了出租屋，买了安置病人的简单用具，从家里拿了些衣服过去，准备让病人在出租屋度过生命的最后时刻。租住一个老城区的老屋或者近郊空旷的老房子或者医院附近的房屋，作为最后离世的地点，在这里由家人陪伴度过最后时光，也算是回到了一个类似家的环境。疫情期间，很多老人不愿意在生命最后阶段去医疗机构，担心被隔离，见不到家人。这也让人们做出这样"变通"的选择更多了一些。但这样看起来还不错的替代选择往往会面临一些现实的问题。一名医生就讲到一个病人及其家人可能遇到的"麻烦"：

> 他是饭店老板，一个多年的老病友，癌症晚期，想保守治疗。他觉得自己活不了多久了，就问主任"在哪里死比较好"，主任就说"你去海南吧。海南风景优美，气候适宜，你可以去那里静养，在那里离世比较好"。这个老板他不差钱，就携家带口地都搬到海南，租了一套很大的房子，在那里待了几个月的时间，在家人的陪伴下安详地离世了。他的家人后来也感谢主任，说主任推荐得很好。但是他们遇到了两个问题。第一个问题是警方找上门来，说你们是北京人，为什么要跑到海南来租一个房子，然后在这里死了，你们是不是蓄意谋杀？就把他们家人叫过去调查，说以一个刑事案件去调查。警方就觉得他们大老远跑到这里来死，真的太奇怪了。第二个问题是房东要求他们，要么买下房子，要么给予赔偿。这里成为一个凶宅，死过人的。（210127SCJ，医生）

在上面的案例中，患者找到一个理想的地方在家人陪伴下离世，但在他离世后其家人遇到两个现实问题。第一，患者离世后，在死亡登记制度下，家人必须通知警察，警察则对这种来异地专门"等死"的家庭感到怀疑，调查是不是刑事案件。第二，房东让买下房子或者给予赔偿。在传统观念下，对死亡的禁忌让有人在其中去世的房子变得晦气，甚至死亡让租住的房子变成了"凶宅"。这个有经济条件及家人支持的患者选择了一个自己理想的死亡地点，但事后其家人面临一些麻烦。对于更多普通人来说，若没有这样的经济条件和家庭支持，他们可能更没有办法去挑选自己理想的离世地点。

为了避免这样的麻烦，不少城市居民在临终阶段不再考虑回家，而是找一个合适的医疗机构来离世，这些机构可能是社区医疗机构、医院住院部或急诊、收费较高的民营医疗机构，甚至是一些医养结合的护理院、颐养院来度过生命的最后阶段。但如前所述，癌症晚期患者想找到一个合适的收治临终患者的机构并非易事。一位医养结合的颐养院负责人提及，一般养老机构不收对医疗资源要求高的重症临终者，而自己最终同意收两个无处可去的临终患者时，"家属就差没有给我跪下了"（190404LSF，颐养院负责人）。田野点安心医院收治肿瘤晚期患者的临终关怀科，一开科就迎来了大批临终患者，从侧面反映了患者的大量需求及临终时的无处可去。这里的医护人员收治病人时，一问家属便得知，大多数患者在找到这里之前，都已经"兜兜转转"去了很多地方，每个地方停留一小段时间就被迫出院继续找下一家。患者最终能来到这里度过生命的最后时刻，住院几天后离世，也算是找到一个"合适的"地方了。而不少患者及家属在找寻临终地点时一路碰撞，最后不一定能找到"合适的"地方。在各大医院，急诊收治的患者中不乏癌症晚期患者，急诊接诊多种并发症共存的老年病人也越来越多。正因为患者没有合适的机构可去，他们最后不得不去急诊，让急诊室或"120"救护车成了救治路上生命的终点。

五　讨论：风俗、观念与制度影响下变化的临终地点

虽然死亡是人生自然且必然的归宿，但临终与死亡的过程也

受到医疗、文化、社会等多重因素的形塑。本章以癌症晚期患者为例,来呈现临终者找寻临终之地的困境。死亡地点的纠结反映了多重社会因素的影响。正在变迁的社会观念、传统归家的文化、殡葬习俗、对死亡的禁忌、死亡登记制度、医疗体系的错配,这些因素综合影响,让一些患者难以找到合适的临终地点。临终病人离世地点的困境反映了当代中国社会的转型与变迁,在这个过程中传统观念与现代社会制度的安排相碰撞。西方学界对现代社会制度对死亡的影响也有诸多讨论。有人认为,现代社会结构变化带来死亡的医疗化,让死亡被隔绝和隐蔽,成了一个被私人化的、在社会层面被消声的事情(Elias,2001;Gorer,1965)。与此相反,有学者认为,现代社会制度反而让死亡被公共化:医学(病理学)试图在人体身上找寻死亡的致因,以及死亡认证制度的引入,让死亡从私人(家庭和邻里间)的事件变成一个公共(涉及公共管理机构)的事件(Armstrong,1987)。在快速变化的中国社会,社会制度对死亡的影响呈现为一个复杂的状态:既有越来越医疗化的死亡,也有医疗干预不足的死亡(找不到合适的医疗承接机构);死亡辗转于私人家庭与公共机构之间,而即使在家死亡也面临公共机构介入的问题(如死亡证明的开具)。

在本章的分析中,很多癌症晚期患者想要居家离世,但他们有各种各样的症状需要医疗指导和干预,从疼痛的控制到伤口的处理,他们需要有技术含量的照护。然而,当下开展居家服务的机构很少,在大多数地区还没有提供居家支持的网络支撑癌症晚期患者在家安详离世。在这样的情况下,在家离世可能并不能真的"善终"。需要医疗干预的癌症晚期患者也难以找到一个合适的医疗机构,小医院治不了,大医院进不去,中间层的医疗机构缺失,不同层级的机构之间也没有很好的转诊与衔接。大医院在效率逻辑下,要考虑床位周转率、使用率,希望将压床的患者转到有床的其他基层机构;但基层机构缺少可以承接癌症晚期患者的能力;此外,在整个医疗体系中,缺少专门的临终照护服务与床位。有着多重现实需求的临终患者难以找到解决自己问题的对应部门，辗转于不同的机构之间，临终之苦被无限放大。

社会观念与医疗体制的碰撞，让临终的困境更加突出。在患者最终时刻到来前，家属大多在努力找一个可以接收患者的医疗机构来控制和稳定患者的情况；而当临终时刻到来时，患者及家属需要重新选择临终地点。回家的习俗让一些患者在最后时刻被维持着生命体征从医院回到家乡，而变化的都市环境和居住格局也让城市居民在家离世变得困难，死亡登记制度也可能让家属决定重新送临终者去医院死亡。患者及家属在疾病终末期的纠结、对临终地点的选择，从中可以充分看到各种观念与制度之间的协商。

总的看来，患者无处安放的死亡，尤其与当下医疗资源的错配有关，涉及不同级别医疗机构的上下对接不畅以及"最后一米"的家庭病床的缺失。医学界对安宁疗护的发展有一个认同的理想模式——"病房与家庭并举"[①] 或者"家庭—社区—医院"三位一体[②]：病房（医疗机构）内部负责终末期患者居家难以解决的症状控制（如疼痛、呼吸困难）；而当症状控制和稳定了，患者可以回到家庭（或专业照护机构）；但家庭内对临终患者的照护不仅需要家人的陪伴与照顾，还需要医护人员对患者居家的随访和指导，这就需要配合以（社区层面的）家庭护理、家庭病房的开设；当患者最后病情变得严重、需要医疗干预的时候，则可以重新回到医疗机构处理。总之，让人们死得其安、死得其所的理想模式需要不同级别医疗机构之间顺畅的转诊制度。如果把临终者留在社区，居家养老和临终则需要居家医疗照护的支持，如送病人就医的服务、健康指导、上门医疗服务等；这需要能治疗严重症状的

---

① 这个词引自中山大学肿瘤防治中心王剑教授于 2022 年 11 月 22 日的线上讲座，参见红山医养《【公益创投专家课堂】临终患者疼痛控制》，https://mp. weixin. qq. com/s/cApcQ5kU_xjqBD20bREadQ，最后访问日期：2022 年 11 月 26 日。

② 这个词引自深圳市生前预嘱推广协会会长李瑛 2022 年 11 月 19 日在第三届协和医院安宁缓和医疗国际研讨会上的发言《广东省（深圳市）安宁疗护相关政策、法律和实践》，https://w. yangshipin. cn/video? type = 0&vid = i000022w7a2，最后访问日期：2022 年 11 月 26 日。

三级医院与可享受长时间住院医保的社区医疗机构的密切协作。

无处安放的死亡也启发未来临终照护服务的安排：要发展社区和居家的服务。当下也有不少城市在社区层面进行新的尝试，如广州在每个街道建颐康中心，推行社区养老。颐康中心相当于是嵌入社区内的小型养老院，在每个社区开设 50 个以内床位，提倡"一碗汤的距离"，让有需要的老人能够很快从家到机构。然而这一正在发展中的尝试仅针对老人，且养老的成分居多，对于重症临终者是否适合还有待观察。不少研究者强调"家庭临终关怀"对中国社会和文化的适用性（孟宪武，2002：17－18；田碧珊、陈少娜、叶瑞芬，2005）；但当下提供家庭临终关怀服务的机构极少，国内只有少数地方在尝试实践（田碧珊、陈少娜、叶瑞芬，2005；龚震晔、陈立今，2013；周永红等，2016）。截至 2023 年底，广州市做临终照护的社区卫生服务中心也不多。家庭临终关怀服务是基于社区的临终关怀服务，社区卫生服务中心如何调整自身的人力和医疗资源安排，帮助家庭解决这些困难，有待于进一步探索。此外，家庭临终关怀或居家安宁服务还面临收费问题没有解决、从业者"非法行医的问题"、镇痛等药物的可及性与使用的问题，以及居家死亡的法律责任界定等制度层面的问题。整体来看，我国当下提供的临终医疗与照护远远没有达到满足临终患者需求的程度，且资源分配非常不均，患者在大城市都难以找到合适的相关服务，在小城镇及广大农村地区更是缺乏。后面的章节会进一步分析临终照护与安宁疗护在当下医疗体系中推广的现实困境。

第二部分

安宁疗护实践的社会、文化与制度分析

临终的状态及死亡的过程常常伴随着痛苦，因此如何改善和提高死亡质量，成为人类一直在探索的问题。这部分在前面对好死亡困境的呈现基础上，进一步探讨改变的可能性——安宁疗护服务的提供。

安宁疗护起源于英国的临终关怀（hospice care），它秉承基督教的博爱精神来照顾患者。临终关怀机构最早可追溯至1600年在巴黎创立的照顾贫苦的临终者的慈善修女会，这类与宗教慈善组织相关的机构被认为是现代临终关怀机构的雏形，这些机构最开始收留流浪的人，再到收留贫困的病人和临终者。现代的临终关怀机构则要从创立于1967年的圣克里斯多弗临终关怀院说起。1967年，现代临终关怀运动的领袖人物西西里·桑德斯创办第一座现代临终关怀医院——位于伦敦的圣克里斯多弗临终关怀院，由此开启现代临终关怀运动（李睿灵等，2021）。西西里·桑德斯（Saunders，2006）提出临终关怀的理念，认为一个社会对待临终者的方式反映了它的基本价值观，一个回避临终者的社会必定有一种不完整的哲学，因此应该为临终者创造一个特殊的场合，为即将死去的人建立一个机构，让死亡成为生命中自然的一部分。临终关怀的基本理念后来被称为"临终哲学"，主旨是帮助垂死的人平和地度过死亡，其特征是开放的意识、接受死亡以及与死亡和解（Clark，2018）。临终关怀的照护则意在帮助临终者掌控自己的生活直到死亡（Kearl，1989：439）。临终关怀在英国得到大力发展，后来各地参考圣克里斯多弗临终关怀院的模式陆续建立临终关怀机构。截至2015年，在世界范围内有136个国家和地区建立了临终关怀机构，多个国家和地区把临终关怀纳入了国民医疗保障体系（张雪梅、胡秀英，2016）。

现代临终关怀运动提供了临终和死亡的替代场所，以及一种与治疗医学形成对比的替代选择。临终关怀的出现是对死亡的医疗化和官僚化的应对，也是对现代医院中临终者所经历的困境的回应（Palgi & Abramovitch，1984）。临终者在中国医疗体系中面临的困境也引起了很多学者的批判研究及从业者的反思。为什么我国临终者死亡质量不高? 除了本书第一部分呈现的各种因素, 很多人提及, 安宁疗护的缺失也是原因之一。安宁疗护强调生活质量, 主张减少过度医疗、避免无谓痛苦, 寻求在整体上满足患者身心社灵方面的需求, 让他们在生命的终点维持尊严, 尽可能宁静安详地离开。安宁疗护给病人和家属带来的好处被广泛提及, 与没有接受安宁疗护的患者相比, 接受安宁疗护的患者更少疼痛, 更少进入 ICU, 对接受的医疗服务更加满意, 情绪状态更佳; 家属也感觉受到了支持, 在患者死亡后产生抑郁和焦虑的风险更小 (Carr & Luth, 2019: 525)。

人口老龄化及慢性病增加意味着中国将有庞大的安宁疗护需求, 几乎所有受访的医护人员都认可安宁疗护是需要的。然而目前我国安宁疗护的发展难以满足患者的需求。安宁疗护在中国的开展是近 30 多年来的事情。1988 年天津医学院 (现天津医科大学) 成立了临终关怀研究中心, 它是中国第一个临终关怀专门研究机构。同年 10 月, 国内成立第一所临终关怀提供机构——上海市南汇护理院。1994 年, "临终关怀科" 被列入《医疗机构诊疗科目名录》。从 1998 年起, 李嘉诚基金会陆续与全国多家医院合作设立宁养院, 为贫困的癌症晚期病人提供镇痛等居家宁养服务。在这些努力下, 中国的安宁疗护事业逐渐起步, 并在之后的 20 多年间经历了早期探索阶段、进入政策视野后的发展阶段, 以及全国安宁疗护试点持续发展阶段 (吴玉苗等, 2020)。然而在很长一段时间里, 国内的安宁疗护发展缓慢且困难重重。当下安宁疗护机构设置总量少、覆盖范围小、地域分布不平衡 (韦革, 2019), 存在较大的城乡、区域差距, 且缺乏资金和资源支持, 已设立的安宁疗护部门和机构因利润低、财务支持不足等原因撤转现象时有发生 (谢琼, 2019)。截至 2019 年 6 月, 全国共有安宁疗护中心 21 个, 设安宁疗护病区的机构有 1189 个, 提供安宁疗护服务的机构有 1077 个; 2018 年, 全国仅 28.3 万人得到过安宁疗护服务 (北京生前预嘱推广协会，2021）。① 与之对比，我国每年有两三百万癌症患者去世，再加上全国每年因慢性病去世的 900 多万人，比较起来，获得安宁疗护的 28.3 万人是一个非常小的数字（景军、徐蓓，2020）。国内提供安宁疗护服务的机构缺口依然巨大，从业人员也面临巨大缺口。

近年来，安宁疗护成为医学界和国家推广的新领域。安宁疗护工作也开始进入政府议事日程。2015 年 11 月，原国家卫计委在《关于推进医疗卫生与养老服务相结合的指导意见》中，明确指出要为老年人提供临终关怀一体化的健康和养老服务。2016 年 4 月，全国政协第 49 次双周协商座谈会主题为"推进安宁疗护工作"。2016 年 10 月，国务院印发的《"健康中国 2030"规划纲要》提出，要完善医疗卫生服务体系，加强康复、安宁疗护等医疗机构建设。2017 年 2 月，原国家卫计委连发《安宁疗护中心基本标准（试行）》、《安宁疗护中心管理规范（试行）》和《安宁疗护实践指南（试行）》三个安宁疗护工作相关文件，正式定义了安宁疗护（取代"临终关怀"一词），对安宁疗护服务的架构、环境、人力资源标准以及卫生专业人员等做出规定和指导。2017 年 10 月，原国家卫计委办公厅印发《关于开展安宁疗护试点工作的通知》，选定北京市海淀区、上海市普陀区、吉林省长春市、河南省洛阳市、四川省德阳市作为全国首批安宁疗护工作试点，探索符合中国国情的安宁疗护发展方案。② 2019 年 5 月，国家卫健委办公厅印发《关于开展第二批安宁疗护试点工作的通知》，启动第二批试点，规模扩大到 71 个市（区），进一步加快了中国安宁疗护

---

① 另有媒体报道（见第 23 页注释 2）和我国卫生健康事业发展统计公报（见下页注释 3）提及的临终关怀机构数据不同，应为统计标准不同，但基本呈现为总体数量较少、无法满足需求的状态。

② 《国家卫生计生委办公厅关于开展安宁疗护试点工作的通知》，http://wsjkw.sc. gov.cn/scwsjkw/sclljk/2017/10/27/6d9318ad60734956b77e5483131ffe6c.shtml，最后访问日期：2023 年 7 月 19 日。

的发展。① 2023 年 4 月，最新公布的第三批试点更是确定了北京、浙江和湖南为试点省（直辖市），另有 61 个市（区）为第三批国家安宁疗护试点市（区）。② 目前，国内已经在很多城市相继出现了安宁疗护的医院、病区或科室。③

国内的安宁疗护工作逐渐起步，但带着宗教背景的安宁疗护实践在中国的国情适应性方面还缺乏有针对性的研究。安宁疗护从最开始起源的英国扩展到全世界很多国家和地区，也预示着一个观念与实践的流动，意味着不同文化、观念与制度的碰撞。安宁疗护从业者的实践是嵌入社会文化、组织文化、专业文化的多层逻辑中的（Spencer et al.，2017；Cain，2019；Glasdam et al.，2020）。这也导致安宁疗护运动可能在一些社会（如欧美国家）比另一些社会更容易扎根（Walter，2012：124）。安宁疗护在我国经历了理念引进、理论探索之后，进入了实践探索和服务体系建设阶段（刘继同、袁敏，2016）。在中国安宁疗护的发展历程中，可以看到外来引进与本土化的持续努力。安宁疗护在中国的实践，如何嵌入本土的社会、文化与制度环境？它会遇到哪些问题？此外，安宁疗护实践目前在我国的发展紧紧嵌入当下的医疗体系中。当下安宁疗护的提供方式有多种，主要有：大医院附属的安宁疗护病房或病区；少量的独立运营的安宁疗护机构，如北京的松堂关怀医院；还有一些医养结合机构开展的安宁疗护相关服务探索。

---

① 《国家卫生健康委办公厅关于开展第二批安宁疗护试点工作的通知》，http://www.nhc.gov.cn/lljks/s7785/201912/efe3ed3d9dce4f519bc7bba7997b59d8.shtml，最后访问日期：2023 年 7 月 19 日。

② 《国家卫生健康委办公厅关于开展第三批安宁疗护试点工作的通知》，http://www.nhc.gov.cn/lljks/tggg/202307/df326ed6049249c7bf823df1395c9b4f.shtml，最后访问日期：2023 年 7 月 19 日。

③ 统计数据显示，我国设有临终关怀（安宁疗护）科的医疗卫生机构由 2021 年末的 1027 个迅速增加到 2022 年末的 4249 个。参见《2021 年我国卫生健康事业发展统计公报》，http://www.gov.cn/xinwen/2022 – 07/12/content_5700670.htm；《2022 年我国卫生健康事业发展统计公报》，http://www.nhc.gov.cn/cms-search/downFiles/8a3994e41d944f589d914c589a702592.pdf，最后访问日期：2024 年 2 月 22 日。

近年来，不少社区医疗机构也开始开展安宁疗护服务，有的社区机构甚至将安宁疗护拓展到居家部分，探索居家安宁疗护模式。而不论哪种模式，从中可以看到当下国内安宁疗护的实践与我国的医疗体系密切关联。作为与当下主流治疗医学不同的服务，安宁疗护如何嵌入我国高速运转的医疗体系？它会遇到哪些障碍？后面用三章内容从社会观念、主流医疗文化、制度三个层面对此进行具体分析。

第五章　社会观念影响下的
安宁疗护实践

一　与死亡的初相遇

　　我刚毕业的那一年，是 20 多年前，那时我还没到 20 岁，很年轻。我面对的那个患者，是一个十几岁的白血病患者。那天晚上是深夜，大概是凌晨 2：00。那个白血病病人，她贫血，血小板又低，（脸色）很苍白。当时她是大出血死亡的，来不及（抢救），消化道出血。当时我是很无助的，因为我刚毕业，入职的第一个星期就遇见了死亡，你知道吗？好惊慌啊……那时候还要（在）整理完尸体之后，也就是在（给尸体）穿好衣服，抹干净血，拔下所有的管子之后，还要亲自（用推车）把她送到停尸房去。这件事情给我印象非常深刻，因为当时去的那个停尸房是在医院外面，（路上）要上个斜坡，斜坡旁边还有芦苇丛；把车子推上坡的时候，就能看到一间房——停尸房。运气好的话，没有尸体在里面；运气不好的话，里面会停放着几具尸体。当时是和一个医生一起送过去的，送完之后那个医生在停尸房里面喊我的名字。我好讨厌他呀，你说是不是？在这种环境下，他喊我的名字。他喊我的名字，要我赶紧用那个像蚊帐一样的东西把尸体罩住，防止那些老鼠咬。他一个劲地说让我赶快罩住，防止老鼠咬。那种感觉，我记忆非常深刻……而且那一次让我感到恐惧的是，我把尸体盖上之后，那个医生拉着（空）车就下去了。去的时候是上坡，回来的时候是下坡，他和车一下去就到坡下面很远。我留在后面锁门，那时候的门还不是那种一关就能关上的，锁是那种很古老的锁，我怎么捅都捅不进，最主要的是时间太晚了，又是冬天，你想想那个灯摇啊摇，然后又紧张，钥匙孔又小，半天都捅不进去锁孔里面。我身体发抖，就在那里喊，"哎呀，×医生你等等我"。但他跑得比谁都快，他不知道我是一个新毕业的，我得有多恐惧啊……从此之后我心里就有阴影了。我很害怕上夜班，每到上夜班前的一个晚上或者两个晚上就会做噩梦……（210506MX，护士）

这是一名受访的护士回忆自己职业生涯初次经历的患者死亡。从业27年、已是主管护师的她说到20多年前职业生涯初期遇到死亡的场景，仍能感受到自己当时极度害怕的心情。在她的描述中，远离病房的停尸房、萧瑟的冬夜、摇晃的灯影、怎么也锁不上的旧锁，这些意象共同组成了她对死亡的印象。这些印象与传统观念中死亡的形象相契合：死亡是恐怖的、阴森的、被单独隔开的、常人不宜接近的。她在职业生涯初期经历了转送遗体这一"恐怖"遭遇，对死亡的恐惧心理在之后很长一段时间里持续困扰着她，导致她在上夜班前深感压力。时至今日，她在老年科工作，日常为老人提供临终照护，科室也计划开展安宁疗护服务。在接触和学习安宁疗护的理念后，她反思自己对死亡的印象和看法，深感传统观念一直在不自觉地影响和形塑她对待死亡的态度。这一章就聚焦与死亡相关的传统文化及社会观念对临终照护的影响。

临终照护实践嵌入一个社会的死亡文化观念中。从事临终照护的医护人员对于死亡的态度和方式受到社会整体文化和观念的影响，即使他们在医学和护理领域学习了专业的处理死亡的"技术"，但大多数人在从业前很少有关于死亡的交流、沟通、情感应对和日常实践的经验。他们对死亡感觉"恐惧""回避"，进入医疗行业工作一段时间后，不少医务人员在日常工作中还能感受到传统观念与医学理念之间的冲突和不一致（Fu & Glasdam，

2022；Tu，Shen & Li，2022）。哪怕是临终关怀机构的从业人员，也有近一半的从业人员因为受传统生死观念、生命价值观的影响对从事临终关怀工作感到压力大，有挫折感，从业意愿低（顾文娟等，2015）。另外，对于大众来说，在社会观念方面，主要是受中国传统观念的束缚，包括中国儒家思想等传统文化、传统生死观、传统孝道观等，大众在社会层面对安宁疗护的认知不足（韦革，2019）。安宁疗护的基本理念是帮助垂死的人美好而平和地走向死亡（Clark，2018）。然而，"孝道"观念导致临终患者的子女将"尽全力救治"视作孝顺的表现，如何维持患者的尊严和生命质量不在他们首要考虑的范围内（杜丽娜，2020）。传统文化和社会观念对死亡的抗拒交织形成安宁疗护的文化障碍，影响医护人员、临终患者及家属对安宁疗护的"接受"，也影响着安宁疗护实践机构的运营与安排。下文就具体从安宁疗护的提供者和接受方两个层面进行分析：一方面，根植于中国传统文化的死亡禁忌也出现在医疗场域，形塑着医疗机构的设置及运营，并影响着医护人员面对死亡的态度和医疗实践；另一方面，临终的家庭抉择、孝道观念、公众对临终救治与安宁疗护的看法也影响着临终阶段安宁疗护的推广和实践。

二　传统死亡观念对安宁疗护的形塑

（一）机构运营中死亡的文化忌讳与区隔

我所调查的医疗机构在一开始开展安宁疗护服务的时候都遇到了死亡文化和观念上的困境。在中国社会文化中，尚未形成临终关怀和"尊严死"的观念。对公众来说，死亡是一个禁忌的话题，很多病人和家属不愿意接受死亡或直面死亡。在田野点 Z 肿瘤医院一个科室，一名护士长见到有的患者在离开医院后离世，想着做一点死亡教育："我当时做了一份'人生转折处'，是一份如何面对生死的健康教育资料，本想放到每个病房的资料本里，但最终我们的教授说中国人只接受生，不接受死，叫我别放。"（160411，护士长）很多机构在尝试开展安宁疗护/临终关怀服务时遇到患者和家属的抵制。比如广州市最大的公办养老机构——广州市老人院开展安宁疗护服务很多年，2008 年建成全国民政系统首座为长者提供临终关怀服务的综合照顾大楼——慈爱大楼。当时取名"慈爱大楼"，是为了避开老人及家属对死亡和临终的忌讳，只呈现对老人的关爱之意。一开始这里提供的服务就叫临终关怀，但这引起了许多老人的不满，"他们对于临终这样的字眼总是有所忌讳的，于是后来便改成宁养服务"。即使隐去了和死亡的关联，但直到 2019 年慈爱大楼的工作人员还表示"努力了这么多年，还有老人不愿意去慈爱大楼"，"觉得那里离天堂太近"，"说我去住就会死的，依旧很忌讳"。田野点康市医院康宁科刚开科时也遇到过类似问题。该医院康宁科负责人提及，有些病人及家属认为把病人送到这里就是放弃治疗，临终关怀给病人和家属的感觉就是没有希望了，放弃延长生命就是被抛弃。医护人员也试图向社会公众介绍临终关怀的理念，强调临终关怀并非抛弃病人，但社会上的死亡观变化赶不上医疗领域临终照护的发展。当然，随着时间的推移，公众的接受度也在慢慢提高，而且社会上临终患者无处可去，对临终照护与安宁疗护服务有大量急迫的需求，这些提供临终照护的机构所接收的病人数量也慢慢多起来。

即使度过了早期的文化禁忌之难，对死亡的文化禁忌还是在潜移默化地影响着临终照护机构的设置与安排。在强调救治和生的希望的医疗机构，即便没有文化禁忌的影响，医院环境也常常将死亡隐蔽和区隔。赛德诺（Sudnow，1967）在医院的民族志研究揭示，医护人员都强调救治和延长生命，而将死亡视作失败，在医院临终的人会被边缘化并转移到专门的临终病房，隐藏在被器械包围的临终病床中，而死亡一旦发生遗体就会被迅速覆盖着，由推车转移到医院太平间，而太平间也常常在医院的地下楼层或其他人难以进入的地方，远离公众的视野。在中国社会，对死亡的文化禁忌更加深了这种区隔。如在很多医养结合机构中，机构对死亡有忌讳，且缺乏专业人员的技术支持，往往采取隔离死亡的态度：会提前一段时间将终末期患者转移到医院；有的老人在死亡之前几个小时就被转移到靠近后门或太平间的病房，方便最后转运，不影响其他人；有的老人在院内已经没有了呼吸，但机构依旧呼叫救护车，在车上经医务人员评估确认死亡，走死亡流程。开展安宁疗护服务的综合医疗机构或医养结合机构在空间格局安排上，也会尽量把安宁疗护或临终照护相关科室安排在医院较为隐蔽的地方（如最高楼层或与主楼分开），并且日常空间结构设置中没有 4、14、18 这些公众忌讳的楼层、病房和床号。比如田野点安心医院开设了临终关怀科，隶属于（大）肿瘤科，又叫肿瘤五科。但该肿瘤科有肿瘤一科、二科、三科、五科，独独没有四科。护士解释道，因为 4 与"死"谐音，一般医院都会避开 4 这个数字，楼梯和电梯都没有 4 楼，床位的"4 床"会以"3A床"替代。而这个临终关怀科室打印费用清单时一般不用"临终关怀科"这一端口，而用"肿瘤科"代替，因为"临终关怀"与死亡相关，会让人觉得"难听"。

> （我们科室）叫作临终关怀科，这个端口我们一般来说不轻易用。因为这个名称太难听了，如果打出来的费用清单上写临终关怀科会很难听，所以我们其实不怎么用这个端口，一般还是用肿瘤科。（210627LHZ，安心医院临终关怀科护士长）
>
> （文化禁忌）也会有的，不然的话我们也不会叫宁养护理，就说临终关怀病房。我们也不敢挂个牌叫临终关怀，我们现在叫关怀病区。用作遗体告别的房间，我们也不会显示"遗体告别"四个字，我们写的是善安室。（我们都）用比较委婉一点的说法来表达。（190419WZR，社区安宁疗护医生）

以理性和科学为代表的医疗场域融入了社会的文化观念，对死亡的文化禁忌也嵌入医疗机构的设置及运营中。与死亡有关的文化禁忌影响着从事安宁疗护相关科室的命名、床位及楼层的编号表达。医务人员也对临终、死亡这样的词语格外小心，对死亡相关的内容小心安置。哪怕在开展安宁疗护的机构日常运营中，也可以看到对死亡的进一步区隔，以顺应人们日常死亡文化的禁忌，比如临终病人的房间与其他病房尽量隔开、运送遗体的通道与患者生活区分开，日常使用的电梯与运送遗体的电梯分开。①

> 我们做到既有体面和尊严，但又不违法，也要尊重宗教信仰。我们装两种不同用途的电梯，即来去两条不同的路，一条生的路，一条死的路，这个在全国的文化里都是接受的……当然，我们在这里工作时是不会提"死"字的，只会用"走啦"这种比较轻松的说法。一般来说，（运送遗体的）电梯进去就说"走好走好"，我们进去就说"一路走好"啊，就是指的"那条路"了……楼上有关怀室，拯救中有"黄金72小时"的说法，我们这里叫作"终结72小时"，预计72小时之内死亡的病人就进入关怀室，是单独一个房间，病人和家属可以多交流一些，只有一张床，不影响其他人。他们在那里走了之后，就从另外一个电梯下去，到一楼后直接送进太平间。（170313XZR，康市医院康宁科医生）

即使在开展安宁疗护的机构，死亡也往往处于一个和常态业务分隔的状态。2016～2017 年田野点康市医院康宁科进入发展的黄金期，因为有大量癌症晚期患者想住进来，而现有的医院最高的三层楼已经无法满足患者的需求，医院准备在旁边租一栋楼来做老人照护。但在安排新开拓区域的时候，医院考虑到文化禁忌，根据临终期来调整患者床位，把病情重的、即将临终的病人留在

---

① 运送遗体的电梯与运送医疗废物的电梯常常共用，而医院太平间往往在医院隐蔽的远离人的角落，如地下楼层或存放医疗垃圾的地方附近，这也导致不少安宁疗护从业者抱怨，患者死后就变成了"医疗垃圾"一般被处理。

原来的三层楼，病情不那么重的则放到靠近附近居民区的新楼。

> 我们后面有一座楼刚装修，那里会增加 100 多张安宁病床，医护人员也会相应增加。（新楼）就在医院后面，是村里的物业。我们租下来了，签约 100 多万元，每月十几万元（租金）。周围居民一开始有点意见，慢慢地就没有了。我们（提供的）服务已经很完善了，他们也看不到什么东西。我们把病情轻的放在那边，把重的放在这边，分区管理就好了，（周围居民也）没有意见了。(170313XZR，康市医院康宁科医生)

当然，在现实中，不少综合性医疗机构在建立单独的安宁疗护科室或病区方面存在困难，从而也就难以实现对死亡的"区隔"。在空间和病床资源紧张的公立医疗机构，收治终末期病人的病床和收治其他病人的病床常常安排在同一个区域，只是分开在不同的房间。这样做虽然有时候会引起其他非安宁疗护病人和家属的意见，但从后面第七章的分析中可以看到，这也是制度限制下从业者的无奈之举。我探访的一些机构建立单独的安宁疗护科或区域，起因是原来疾病终末期的病人和早中期的病人病房混在一起，在住院过程中病人之间建立了良好的关系，疾病晚期病人突然离世对处于疾病早中期的病人打击很大，不利于他们对抗疾病。后来这些机构把处于疾病晚期的病人单独放在一个区域。但另一些机构表示，将疾病晚期病人集中在一个区域或安宁疗护单独划区也会遇到一些问题，如受社会观念影响，患者及家属不愿意去专门的临终病房或安宁区域，感觉去了就要死了；在这些区域工作的从业者心理压力也比较大。于是，部分机构在实践中，从一开始的"集中"重新回到"分散"，但在安排床位时会尽量将临终病人放在一起，以避免不利影响。

由于民众对死亡的恐惧和对安宁疗护的认识不足，一些专门开展安宁疗护的机构难以"落地"或被迫搬迁到偏远的地方，如北京一所临终关怀医院就因为附近居民觉得"晦气"而被迫多次搬迁，正常运营工作被打扰。① 我调研的一些养老机构或医养结合机构，也因为民众将老人与死亡关联，遭到附近居民的"抵制"，比如将小区与养老机构之间的通道封闭、在自家门口挂镜子（以反射晦气）。嵌入社区的医养结合机构是很多老小区的刚需，但民众依旧忌讳其出现在自己周围。对死亡的文化观念与忌讳现实地影响着临终照护机构的运营。作为现代化、科学化产物的医疗机构也会对社会文化观念妥协，这反映了医疗机构的运行甚至被视为一个独立领域的医疗体系的运行，也是嵌入社会文化中的。而这种社会文化嵌入也影响着医护人员的日常工作。

（二）日常对死亡的恐惧与"忌讳"vs. 工作中无法避免的死亡

关于死亡的传统观念不仅影响着临终照护机构的运营，也影响着医护人员面对死亡的反应。医疗机构是救死扶伤的地方，医护人员作为最直接面对和接触死亡的人，死亡对于他们来说并不陌生。福柯在《临床医学的诞生》中指出，"通过把死亡纳入医学思想，才产生了被规定为关于个人的科学的那种医学"（福柯，2001：220），他认为，医学通过对死亡的认识，建立对生命和疾病的解释，死亡变成医学经验的具体前提。医疗行业内部常说，医生的成长就是建立在病人的死亡身上。从事临终照护与安宁疗护的医护人员更是不得不直面死亡。死亡是医护人员日常工作中无法避开的一部分，因此大多数医护人员都需要学着应对和适应死亡，并从过去病人的死亡经历中积累经验和知识，以减少未来病人不必要的死亡。

从医学工作者角度来讲的话，死亡是每个学医的人在临

① 《临终关怀医院 27 年被迫迁 7 次，曾遭上百居民围堵》，https://www.cn-health-care.com/article/20140508/content - 457190 - all.html，最后访问日期：2022 年 8 月 13 日。

床工作过程当中面临的一个问题,因为我们在医学教育阶段其实已经面对了很多尸体,我们把它们叫作大体老师。我们在临床工作这么多年,多少会遇到(病人死亡)这样的情况,尤其是在我们老年科,死亡可以说是一个必修课了。(210506YG,医生)

死亡是医务人员的"必修课",但很长一段时间以来,在医学教育中死亡教育是不足的。医学生在学习期间没有接受太多的死亡教育,工作后年轻医生因为紧张的医患关系更是害怕死亡的发生。医务人员需要在工作实践中逐步摸索和熟悉死亡。如同本章开篇的护士详细描述自己遇到的第一个死亡患者的经历,访谈中几乎所有医务人员都能详细回忆起职业生涯最开始遇到的患者死亡事件,哪怕过去了几十年。这些关于患者死亡的深刻记忆也是医务人员从业早期面对死亡时的不熟悉、震惊、遗憾甚至创伤。在职业生涯的最初阶段,很多医务人员并没有获得关于如何应对死亡的引导,大多只能靠自己调节,随着经验积累、见多了慢慢变得淡定。而一旦适应不好,则可能给从业者带来心理创伤,甚至让其改行。

这几年才有一点点(死亡教育),但是整个中国的医学教育包括西医的教育体系里面确实没有太讲这方面内容,本科教育阶段没太讲……我们也有医生,可能面对好几次这种死亡事情之后,就不干了,不当医生了。可能是看到死亡事件本身及其衍生出来的一些相关事情之后,他就不干了。(210506YG,医生)

护士也是(如此),她们说,除了做遗体护理时可能提到一点点(死亡教育),其他部分都没有提及。医学生应该更没有(死亡教育)了。(死亡教育)没有,这个完全没有,好像都没有这方面内容……(210629ZYS,医生)

医学教育中死亡教育的不足，让传统习俗和文化观念深刻形塑着医务人员的死亡态度与应对，尤其是在职业生涯早期。对死亡的恐惧占据了大多数医务人员对死亡的感受。与本章开头受访的护士相似，一名刚从其他科室调到开展安宁疗护的老年科的护士也表达了她对死亡的深深恐惧。她在诉说时多次提及，尸体料理的工作对她造成极大困扰，在半年时间里，她已经"打包"（尸体料理）了四次，每一次都让她很害怕甚至有点崩溃，下了班走出医院会忍不住大哭，晚上还一直做噩梦。

> 其实我还是挺喜欢这个（护士）职业的，从选这个专业开始就是我自己坚决要求的。我选的时候，我妈妈她们老一辈的思想说干护士就是去伺候别人。我有想过这个问题，但是我从来没有想过（工作）竟然包括尸体料理。我第一次亲自"打包"的时候，是很崩溃的。走到医院门口的时候，我都哭出来了……但是其他病房，我都没怎么听说过他们有"打包"这种事情，你看别人，尸单领一件回来就可能放到过期了，我们这里是几件（尸单）这样子领的。上一次病人连续"走"，（尸单）都不够用，就是那样子，其实是很可怕的……。（210520YHB，护士）

上面受访的护士还提及，对死亡的恐惧源于她的成长经历，其家乡所在的地区关于鬼神之说的氛围十分浓重，小时候在乡下会有很多祭祀活动、丧葬仪式，这些神秘的仪式让她莫名恐惧。而现在因为在频繁面对死亡的老年科工作，她要亲手料理遗体，近距离接触死亡，这是她工作内容的一部分，无法逃避，这给她带来巨大压力。社会文化中关于死亡的恐怖意象对需要面对死亡的医护人员产生着很大的影响，尤其当患者的死亡不太好的时候影响更大。一些医护人员提及，机构"送走"的一些癌症晚期患者，有的带着恐怖的伤口，如喉癌患者半边脸都烂掉了，为了克服恐惧心理，医护人员及护工手牵着手进病房去做最后的遗体料理。而当缺少死亡教育和死亡应对经验的年轻护士经历这些事时，对死亡深深的恐惧可能刺激她们中有的人想转行，有的要求更换科室，不愿意在需要提供大量临终照护且死亡率高的科室工作。

如果从事临终照护的医护人员首先需要克服的是自己内心对死亡的恐惧，那么接下来他们可能还要面对身边的亲友对死亡的刻板印象，以及社会对于接触死亡的工作的不理解。在传统观念中，死亡象征着不幸，并且用不吉利、晦气等话语构建出死亡的负面影响。对死亡的社会排斥也由此会具体到排斥接触死亡的个体。受访的安宁疗护医生提及自己已从业了很长一段时间，但不被周围人理解，一跟别人解释自己"干颐养"究竟是做什么工作，就把别人吓跑了。在排斥死亡的社会文化中，需要接触死亡的工作被下意识地认为是"不吉利的"，可能会给家人带来不好的影响。尤其年轻女性居多的护士群体在死亡频繁发生的科室工作时，更常遭遇家人的不理解甚至反对。面对家人的反对，一些护士或是选择妥协并离职，或是选择向家人隐瞒自己工作的具体情况。

> 也有一些人接受不了，选择离职。包括家人反对，家人说"你经常会接触到老人家去世，对家庭不好"。有两三个离职的，也是觉得自己老是要接触临终的老人，然后还有家人也反对，（所以）自己离职的。（210626WR，安养家园安宁疗护负责人）
>
> 其实我妈不知道我干过这种事情（尸体料理），我不敢跟她说，本来老一辈的思想就停留在那里了，你去跟她讲这件事情，估计她会非常受不了。谁会愿意自己女儿二十多岁去做这种事情。（210520YHB，护士）

社会观念中对死亡的"忌讳"使得一些医务人员排斥接触死亡，而临终照护从业者不可避免地需要接触死亡，而且会比一般科室的医务人员更加频繁地面对死亡。临终照护实践嵌入恐惧死亡的文化观念之中，在对死亡"忌讳"的观念影响下，部分医务人员从事临终照护的意愿也受到影响。即便度过了职业生涯早期对死亡的恐惧，医务人员在工作中还是不自觉地"回避"死亡，如在日常话语中医务人员避免直接提及"死"这个词：

> 不管是不是医生，在国内这个环境下都是比较避讳的。就算在都是医生或都是医护的环境下，我们谈论某个病人的死亡，都会用一些其他的词来替代。比如说"走了"等类似词。反正就是……大家其实都是在避讳。因为中国的这种流传下来的风俗习惯，人们会觉得你说这个词是不好的，它会带来一个不好的影响。（220621LYS，医生）

临终照护的日常工作需要不断面对死亡，临终照护中的安宁疗护更是要帮助病人安详离世。但在病人真的死亡后，即使是从事安宁疗护的医务人员有时也会不自觉地回避。在安心医院临终关怀科室，我跟着医生查房时碰到其他工作人员转运早上离世的病人，不自觉地跟着医生一起躲避转运：

> 早上8：55 - 8：59，我跟着Z医生团队三人正在查房，从一个病房出来时，看到走廊尽头走过来两个大叔，他们推着一个由黑色塑料膜包起来的推车来转运早上去世的病人。Z医生没说什么，赶紧带着我们进到下一间病房。在病房，Z医生给两个病床的病人检查身体、问询情况。几分钟后查房结束，我们推开房门准备回到走廊，就见到刚才那两个大叔推的黑色塑料膜推车，只是这次车子上面放着由白色布料裹着的遗体。Z医生看到正在转运遗体，赶紧关上病房门，我们重新退回病房等着，避开转运。病房里的病人也心领神会，微笑着对我们点头，说等一等再出去。（20220602，安心医院临终关怀科田野观察）

在病人去世前，他们还是医务人员每日关照、努力改善生命质量的对象，而离世后，他们就成为需要躲避的对象。这个转变只是几个小时的时间差。受访的医务人员表示，日常有一些很微妙的态度差别，比如他们对职业场景下的死亡与日常生活中的死亡感受不一样，对患者死亡前和死亡后的感受也不一样。在医院里他们穿着专门的制服，感觉有一层保护，而且在工作环境中可以预料到死亡随时会发生，另外"在医院的话可能很多人，最起码有医生、护士，不是一个人面对"，因此死亡在这个场域并不像日常生活中那么可怕。但当患者从病人身份变成遗体之后，似乎又重新带给专业人员一点害怕的感觉。

> 我们现在见多不怪了……老年人死的话，我觉得好像没什么可怕的，因为他走得比较安详，没有很恐怖的那种，他们走得安详，其实和睡着差不多。不经常见的时候，他可能就会比较怕，因为他也没接触。如果在外面看到死亡，可能心里会怕，但在医院的（时候），可能就不会的。因为在医院里面是有心理准备的，知道医院肯定就会死人的。……（平常）因为你进去看他（病人）的时候，你不知道他死亡了，你看他没什么感觉，然后真的是到了，（遗体）已经料理好了，他的面部也遮好了，你再去打开来的时候，可能又会有点怕这种感觉。（210629ZYS，安心医院临终关怀科医生）

从事临终照护的医护人员对死亡的态度看起来似乎有多重的矛盾性：一方面他们的工作不得不面对死亡的发生，另一方面他们又害怕死亡发生，甚至有时候"躲避"死亡；一方面医学的观念让他们看到死亡是生命中自然的一部分，也是临终照护工作的一部分，另一方面又受传统观念影响，看到死亡是令人恐惧与害怕的；一方面不太害怕医院里发生的死亡，另一方面依旧害怕日常生活中发生的死亡。这些多重矛盾性反映了医护人员受到多重文化理念和实践逻辑的影响：来自社会文化观念的影响与医疗职业精神的要求。学界对普通医生回避临终与死亡也做了诠释，认为其与如下一些因素相关：医生的基本人格，他们同其他人一样甚至更恐惧死亡；医学训练的潜在观念——死亡是失败；医学教育中缺乏临终和死亡教育的内容；无法阻止死亡象征着无力和无能；等等（Kearl，1989：424）。这些因素也同样适用于中国的医务人员，但对于专门提供临终照护甚至致力于改善死亡质量的安宁疗护从业者，对死亡的回避与需要面对死亡的冲突更大，下一章则从医疗文化理念的角度进一步诠释。

三 推进安宁疗护的社会习俗与观念障碍

午饭后，我和主任去急诊看一个要转上来（住院病房）的病人。病人正在急诊的抢救室，戴着呼吸面罩。他只有40多岁，头发和皮肤都是很年轻的状态，看起来跟任何一个我在单位见到的壮年男性一样，正是干一番事业的好年纪，这与我常在病房看到的老年患者很不一样。然而，他胰腺癌转移，现在肺栓塞呼吸不好。病人之前已经在深圳治疗、后转到广州××医院，都不行了才到了安心医院，想在这里的临终关怀科度过最后阶段。主任指导护士给他调整吸氧量，然后我们离开抢救室，见到门口的家属——患者的妻子和姐夫。

家属表示不希望患者去 ICU，因为进去了可能（直到离世）出不来，而且家属不能陪在旁边，没法看到他、陪伴他。主任说，肿瘤本身引发衰竭是一个死因，癌症患者另一个死因是并发症，而并发症里面最严重的就是感染。现在患者就是感染。上呼吸机只是过渡，下一步就是"插管"，问家属是否想要插管，是否接受不插管。当被直接问到这个问题的时候，患者的妻子和姐夫面对面小声嘀咕，又是一次艰难的抉择，虽然之前已经想过这些问题。酝酿了半分钟，姐夫表示"不插了，没意义，因为也治不好了，只会增加他的痛苦"。主任说，家属的态度有时候会变，家属自己要考虑好要不要为了延长他的生命而去插管，要不要抢救。妻子显得有些无助，不知道如何回应医生。

主任又问："家属情感上能否接受？"

妻子："不接受有什么办法，事实摆在这里。"（口罩后面她的声音有些颤抖的哭声）

病情逼近尾期，家属在情感上很难抉择，妻子一下子满眼泪水，有点哽咽地反复说"不接受又能怎样呢，事实就是这样了"。

主任不再追问。妻子调整了一下情绪，问住进病房能否有一个独立空间，想多让一些家人来探视病人，"他有好几个姐姐，最后一面了"。主任一一作答后，我们就回科室交代将患者收入病房的事宜了。（2022 年安心医院临终关怀科田野观察）

这是我在安心医院临终关怀科进行田野时观察到的"艰难"一幕。病人是一个正值壮年的癌症晚期患者，家属辗转多地一直在寻求积极治疗，直到没有机构愿意收治，不得不接受临终的现实，进而来到这个科室。主任是这个科室的负责人，她在和新收入院的病人家属交流时，常见家属很难抉择，对各种情况不清楚，这时候主任会停下来解释几句，告诉他们"善终"的选择后医院的流程。但主任也跟我说，家属情感上常常起伏变化，即便签署了放弃插管、放弃抢救的声明，等到临终的最终时刻，有的还是会大喊"医生救救她/他"。尤其在癌症晚期病人来到临终关怀科，其症状控制好以后，生活质量有所提高，不少家属会误以为病人的状态在好转，到了最后时刻还要求医生抢救。但其实这个阶段的治疗只是为病人提高生活质量，而不是延长生命长度。有的家属在最后时刻跟患者告别时，看到即将离世的亲人眼角有眼泪流出，感觉他依然是有意识的，要求医生继续抢救。这一节我们将呈现中国医疗场域的家庭抉择、家属对亲人的救治倾向，以及对安宁疗护的认识不足如何形塑和影响着安宁疗护的落地实践。

（一）家庭抉择与道德困境

我们访谈的很多人都表示，尊严死亡应该是患者自己选择自己的死亡，但现实是很多时候患者无法自我抉择，他们或者无法提前自我安排，或者已经在疾病晚期进入昏迷或意识不清晰的状态。于是关于他们的临终抉择大多转交给家属，[①] 在与家属的讨论中，医务人员会做评估，比较患者治疗需要付出的代价和得到的收益。根据患者身体的现实情况，医生会给患者家属提出建议，但主要还是让家属做最后抉择。

从事临终照护的医务人员对死亡有自己的理解，大多认为死亡是自然的、不可避免的、生命必然会经历的一部分。当一些从业者看到病人在医院治疗中痛苦离世，尤其是学习过安宁疗护相关的知识后，他们更加认为，自然的不要过度干预的死亡是对患者来说最好的选择。值得一提的是，从事临终照护的护士群体她们关注患者整体的生存质量，在日日照护患者的过程中，亲见他们的苦痛，更加强调生活质量而不是生命的长度。但在现实中，她们常常无法决定患者临终的救治：

> 插管啊，心肺复苏啊，躺在那里还上个呼吸机啊，我们都不能接受这种，因为我们看得太多了。这种病人太痛苦了，他没办法去决定有关他自己的这些操作，他只能接受家人给他安排的这些。有些操作没有什么意义，（病人）是晚期，全身都水肿，又心衰，又肾衰，还说要积极抢救，还不如让他早点走好了，对吧？多一分钟就让他多一分痛苦。甚至有些病人家属还有这种要求，当我们问他，如果这个病人需要抢救的话，到最后怎么办？他就说，我的那个子女没办法赶回来，你

---

① 如上海复旦大学附属肿瘤医院姑息治疗科的一项研究就发现，这里97.2%的癌症患者的临终抉择讨论都发生在家属与医生之间（Gu et al., 2016），很少有患者能够参与自己的临终讨论。

尽量让病人晚一点，晚一点。到第二天，他又说他的哪个亲戚在哪个地方正在赶过来，你们再晚一点，晚一点，这不是增加病人的痛苦吗？（210506SMX，护士）

医患对于好死亡的"自然"想象由于面临来自传统家庭伦理的压力而难以实现。在中国人以家庭照顾和决策为中心的文化中，临终救治的决定往往由家属做出。医务人员专业视角判断下的"理性选择"不一定能够成为家属眼中符合社会人情的"合理选择"。医务人员视角下"不顾一切"地全力抢救和延长生命是没有必要的，只会增加患者的痛苦；但由于家人的不舍、坚持治疗、见亲人最后一面，延长生命是情感与人情下做的合理选择。从事安宁疗护的医务人员虽然也努力去做到帮助患者实现心愿，不留遗憾，但这些都需要家属的配合。然而，对家属来说，尽力救治是"尽孝"的表现，让亲人治疗到最后一刻家人才会不留遗憾，这与安宁疗护理念下放弃不必要的临终抢救，让患者有尊严、无痛苦地离开相反。在死亡的场景下，家属充满着情感张力的选择可能刚好与医务人员认为的"正确"选择相冲突。

我有时候在医院看到有些病人去了，看到家属跟我们医护人员那种看法真的不同，可能家属更加不能接受，他们根本就是接受不了亲人的离去。可能我们护理人员觉得他（的离去）是一种解脱，但是家属就觉得接受不了，接受不了他的离去，虽然也知道他生病那么辛苦，但是他们接受不了，接受不了他的离去。（210727LQZ，护士）

病人在 ICU 待了一个多月，家属每天就可怜巴巴地到那个窗口去看病人，（让医生）停了镇静剂，让他讲几句话，"噫哦"的发几个单音节。他没有（生活）质量，但是家属就觉得我尽了心，我真的没有遗憾。只要心电图显示他还有心跳就有意义，呼吸机不能停，不能停呼吸机，一脱机他就没有了！……家属他们在一起聊天，大家亲戚朋友是本地的人，他们没办法面对其他亲属的压力。人家就说住哪个医院，花了多少钱、最后做了什么治疗。他就觉得这个是评判你孝顺的程度。（190419LDZ，医生）

中国传统的小农经济生产模式及儒家思想文化的长期影响，催生了中国人重血缘、重孝道、重家族的独特宗法伦理观念，使中国人形成重视家庭、注重情感义理的家庭观（柏宁、尹梅，2014）。这种文化观念成为人们面临死亡时的禁锢。用先进的现代医疗技术尽可能地为家人延长生命，成了一种规范性的道德律令，也就是日常话语中的为长辈"尽孝"（方洪鑫，2021）。"不抢救"被视作"放弃"，这种"放弃"被解读为不愿意延续家人的生命，做出选择的人受传统孝道观念的影响力而自我谴责的同时，他人的评价进一步对这种行为进行无形的惩罚。

我们的信仰应该是忠孝，是有忠义和孝敬的一个信仰。从我们（发展）安宁疗护来说，其实它（社会观念）有一些，对死亡不承认。就是说，没有像国外那么坦然地去接受（死亡）这个事实，不单只是病人本人（不接受），而且有时候病人本人接受了，但是周围的那些亲戚和家属都会觉得子女要尽孝，如果子女不尽到（抢救的义务）了，可能也会存在压力。或者子女自己也觉得，父母养我这么多年，我要尽孝一下。（210914CMJ，护士）

除了道德的谴责，还有情感的折磨。很多医护人员在谈论死亡的时候，都能坦然地说如果是面对自己的死亡，不会要求抢救，因为他们知道抢救的结果不一定是好的，即使救回来了，生活质量也得不到保证。他们能理智地面对自己的死亡，但是当谈论到父母或其他家人死亡的时候，大多数医护人员会犹豫，觉得自己不能做出放弃抢救的决定。即便作为医护人员，他们也难以给亲人提出最符合医学的理性选择。对家属来说，家庭作为一种情感性社会关系的存在，家人作为一种情感寄托，难以轻易割舍，尤其是在面临死亡这样重大事件的时候。

传统的道德规范与家庭关系的情感交织，将患者和家属推至关于死亡的道德困境之中。为了符合道德规范，也为了满足自己的情感依赖，有时候家属会选择尽一切努力让患者活到最后一刻，尽可能延迟死亡的到来。而有些时候，看到亲人在救治中遭受更多身体的苦痛，家属也会内疚或痛苦。"我母亲是过度治疗去了，后悔呀，钱没少花，增加了痛苦减少了寿命，幸好提前中止工作留在家里全陪伴了，不然更伤心了。"（190118TXQ，患者家属）家属常常陷于左右为难的境地，需要艰难地做决定，是花掉更多积蓄继续治疗，还是放弃治疗，让亲人免于痛苦地走完人生最后一程。前者符合孝道要求，也会给亲人安慰，但家庭经济将面临困境；后者不会浪费家庭经济资源，可能让患者也免于不必要的治疗痛苦，但家属要面临良心的谴责和周围人的道德评价。孝顺意味着要不惜一切代价救治亲人，但眼见着亲人的痛苦，对亲人的关爱又督促我们应该让病人少受罪。一方面，家属不想看到亲人痛苦与煎熬，希望病人早日解脱；另一方面，在情感上又不舍得放手，且被传统孝道所束缚，无法放手。于是家属处于左右为难的困境中，"感觉不管怎么选都是错的"，尤其当医疗的进步让人们面对死亡有多种可能性，需要不停地做选择时。

面对死亡，家属的抉择充满矛盾和纠结。他们也需要一个缓冲，因为接受死亡是一个过程。王小华（王小华、宁晓红，2021）回顾自己协助父亲抗癌的整个过程，认为自己在心理上大致经历了三个阶段：第一个阶段是恐惧和战斗；第二个阶段是冷静并接纳；第三个阶段是尽可能地帮助父亲安然度过最后的时光，并为身后事做好准备。随着时间的推移，患者家属逐渐接受了疾病无法治愈这一事实。但看着亲人的身体每况愈下甚至陷入昏迷，这时候他们可能还会面临新的两难选择：已经为维持生命付出了很多，是该放弃还是继续维持？这时如果没有安宁疗护从业者在旁边提供指导和支持（在王小华的应对中，有宁晓红医生团队全程支持），家属很难坦然面对。现实是大多数时候家属无法获得这样的全程指导与支持。

前文提及医生与家属沟通时常常会给出"一点建议"，但不懂医的家属往往不明白未来应该怎么走。[①] 《民法典》第一千二百一十九条规定，"医务人员在诊疗活动中应向患者说明病情和医疗措施，需要实施手术、特殊检查、特殊治疗的，医务人员应及时向患者说明医疗风险、替代医疗方案等情况，并取得其明确同意；不能或不宜向患者说明的，应当向患者的近亲属说明，并取得其明确同意。"[②] 医护人员对患者的治疗及护理要先征得患者及家属的同意，由于在临床上常出现病情暂不告知患者或患者失去意识的情况，关于患者的治疗决定常常是与家属沟通。为了避免医患矛盾和医疗纠纷，一般规定如果家属放弃抢救或放弃有创治疗必须签署同意书。但是，往往是"放弃"才需要签署同意书，而治疗只需要和家属沟通好，在一次次的签字中，这种正式而烦琐的手续可能会消磨家属的决心。即使是不想让患者受罪而做出的选择，家属也会在一次次的询问中质疑自己，在一次次的签字中承受越来越大的心理压力。在默认"挽救生命"的制度安排中，同意抢救显然是更轻松的选择，"挽救生命"也成为更常规的选择。

开展安宁疗护的医务人员表示，最需要安宁服务也最容易被过度治疗的疾病中，癌症属于一类。田野点康市医院康宁科收治的四类病人中，肿瘤晚期病人算一类，但这类病人是住院时间最短的。该科其他类型的病人，如老年衰竭、其他慢病晚期、植物人等入住时间平均几十天。相比较而言，肿瘤晚期病人平均住院时间是9天多一点。对于这些肿瘤患者，家属前期往往都希望尽量

---

① 国外的研究也发现家属在为临终患者做抉择时面临很多困难，尤其是关于是否告知患者疾病进展、是否进行维持生命的治疗、是否停止进水和人工进食这三方面的抉择（Shinada et al.，2022）。

② 《中华人民共和国民法典》（2020 年 5 月 28 日第十三届全国人民代表大会第三次会议通过）第一千二百一十九条，http://www.npc.gov.cn/npc/c30834/202006/75ba6483b8344591abd07917e1d25cc8.shtml，最后访问日期：2023 年 7 月 19 日。

抢救和治疗，患者最后要去世的时候才被送来，这时对通过安宁疗护减轻患者痛苦和提高生存质量已经没有太大意义。一名医务人员就点评，对于还清醒的肿瘤患者，家属很难放手。

> 因为肿瘤患者中的大部分人认知是正常的，对家属来讲，对于这么一个神志清楚、意识清楚、认知正常的人，他症状那么难受，他感染这么严重，很难和他说不要给他去做抗感染了。比如说感染性休克的前期他感染很厉害，血压掉下来了，可是人还是清醒的呀，他可能搏一搏，把感染控制一下，然后把这药用上去，他可以维持着神志清楚，可以把症状控制好。（210627LHZ，护士）

家庭面对亲人离去的临终抉择充满矛盾与纠结，对于抢救或放弃治疗常常摇摆不定。医务人员提及，即便病人被送到了安宁疗护机构，很多时候家属只是同意不做有创治疗，其他都要做；即使选择了安宁疗护，家属能接受不再进行激进的积极治疗，但依旧要维持病人的生命（补水补液、维持营养），为亲人的生命努力到最后一刻，才能让他们安心。当真到了亲人身体状况急转直下的时候，很多家属也不知道自己是否能承受，会不会突然又要求抢救。这也给安宁疗护工作的开展带来很多不确定性，可能阻碍向绝症病人提供"真正的"临终关怀。

> 也有一些家属，一开始说他都明白，患者是没有希望的，他也愿意自己在这里。在这里做一些无创性的治疗。但是有时候病人可能病情恶化了，气促得非常厉害，他又看不下去，觉得（病人）太辛苦了。他又会要求我们说"你们还是帮我转到上级医院去做一些治疗，让他不要那么气促"。（190419WZR，社区安宁疗护医生）

（二）认知不足与沟通困难

面对亲人的临终，患者家属是仓皇和不知所措的，他们非常需要他人指引。然而在当下医疗体系中，医务人员一般不给予很多建议，关键时刻只是让家属决定是否给病人拔管。面对亲人，家属只能说救，于是继续倾尽家财，最后可能人财两空。国内知名的急诊医生在宣教中提及，大多数医生沟通的现状只问"救不救"，医生至少要给家属说明救和不救各自出现什么情况。[①] 但现实是医务人员感觉很难去给家属指引。一名医生提及，他熟识的病人家属向自己咨询是否应该送父亲入 ICU，即使他告诉这个家属送入 ICU 的不利之处，家属最后还是选择送入 ICU。

> 我说要是你父亲病情特别重，进入 ICU，说得直白一点，就是人财两空。人也去世了，然后钱也花了很多。他父亲后面去世了，他跟我说了一句话，让我印象深刻，"我当时后悔让爸爸去了 ICU"。因为在他父亲进入 ICU 之后，他跟他父亲是见不到的，然后他父亲当时也应该很痛苦，他最后那段时间又没有陪伴他父亲……这个没有办法，对他来讲，当时他可能觉得能延长他父亲生命对他来讲是最孝顺的一件事情。其实在我病房里面也遇到很多，就是到了病情有变化的情况下，到底要不要去 ICU，我们有的时候心里就七上八下，去，可能接触的机会少了；但不去，可能很快就不行了。这个过程其实对我们来讲也是一个很大的挑战，我们要如何去跟家属进行有效的沟通。其实有的时候有些家属我们即使帮了他，回过头来反而（他）还会责备你，有这样的情况。而且有的（患者）家里意见又不统一，有的人特别理解我们，有的人……我们做了那么多好事，但是他反过来还会责备你。

---

① 引自北京协和医院急诊医生徐军在 2021 年 11 月 6 日第二届北京协和医院安宁缓和医疗论坛上的发言。

（210506YG，医生）

医务人员面临诸多职业难题。尽管从理性角度来说，一些病人的情况从一开始就不进行抢救最好，一些病人避开 ICU 少些痛苦去世可能更人道，但医务人员没有权利做出这样的决定。为避免纠纷，他们大多听从家属的意见。前文第三章已经分析过，在日常的医疗工作中，医务人员对谈论临终就很"谨慎"。而对于临终照护与安宁疗护的从业者，与患者及家属沟通死亡是必须进行的工作内容。但从业者普遍反映在沟通方面的困惑：如何和病人开启死亡话题，谁来谈，怎么谈，怎么和患者家庭开家庭会议。理想的安宁疗护是建立在尊重患者意愿和想法的基础之上，这就意味着患者要对自己的病情知情，而正如前面章节所呈现的，当下很多临终患者对自己的疾病不太清楚或模模糊糊。即使安宁疗护从业者想通过多沟通，让病人认识和接受死亡，但家属对病人隐瞒了病情，让这样的探讨无法进行。

> 患者没有自主权，决定权都在家属那里，我们也不敢越过家属去跟病人谈。即使你一心向好，但是可能会好心办坏事。这个度怎么拿捏，我们医务人员心里也没底。我们也没有接受过这方面的培训，包括要怎么跟病人沟通，怎么跟家属沟通，然后家属怎么再反过来去跟病人说，先说什么，后说什么，说多少算合适。这方面没有任何的培训……我们也是怀着一颗忐忑的心，试探性地跟他们聊。我们的病人，我敢说有一多半都不知道自己是癌症（患者），但如果真的要做临终关怀，真的要实践这个理念，就应该让病人知道。（171103DS，医生）

安宁疗护从业者感觉不仅与患者沟通死亡困难，与家属沟通死亡也一样有压力。随着患者的病程向不理想的方向推进，和家属谈论死亡也需提上日程，但医护人员常常会感到有些"难以启齿"和"尴尬",并且在具体沟通时避免直接谈论死亡,而选择用委婉性话语,比如问有什么心愿,有什么计划之类的。医务人员与患者家属讨论死亡的困难是嵌入文化和社会观念中的。一方面,在传统文化的影响下,避免谈论死亡是一种心领神会、约定俗成的文化规范,不少人觉得谈论死亡"晦气",甚至是一种诅咒。这种忌讳和回避的态度让公开谈论和规划死亡相关的事项变得困难。另一方面,正如下一章所分析的,在医疗文化中,医学被视作对抗死亡的手段,死亡则是医学的失败,谈论死亡自然给医务人员带来压力。谈论死亡在中国文化当中是"根深蒂固并且普遍存在的文化禁忌,构成了一股文化抗拒力"(陈纯菁,2020:9),成为推动好死亡和安宁疗护的一个制约。

> 他们一到这种状态的话,我就不知道应该怎么去告诉他们这个事情,或者是怎么去安慰他们,我觉得很难,因为好像你说什么都是多余的那种感觉。我觉得就是那种很难启齿的感觉,我好难说出口,在跟家属沟通的时候,很怕他们很难接受啊。(210515XWY,护士)

在做具体安宁疗护工作的时候,医护人员不仅需要谈论死亡,还必须就具体的临终抉择和安宁疗护选择与家属进行讨论。但所有受访的医护人员都提到与家属就安宁疗护和临终抉择的沟通有压力。首先,医患对死亡的认知不一致给安宁疗护从业者的日常沟通带来冲击。普通民众大多对死亡了解较少,与医务人员对死亡的评估和判断有出入。受访的医务人员提及,有的老人吃得很少了,家属认为就快临终了,但是老人可能每天喝点水也能坚持两个月;有的家属看到临终患者在医疗干预下症状控制得较好,以为患者在好转,但医务人员对患者的评估显示其生存期很短;对于癌症末期患者,甚至"癌栓脱落随时都会走",但没有医学知识的普通人难以理解。家属对患者的病情变化缺乏思想准备,即使入院沟通时签署了接受安宁疗护服务的协议,当患者病情最后转差的时候，可能依旧难以接受。尤其是一些疾病发现时间较短的患者发生突然离世的情况，可能会引发纠纷。一名社区卫生服务中心的安宁疗护从业者提及，自己机构收入一名患者，从上级医院转到机构病床上就离世了，家属非常吃惊，大闹了一场。上级医疗机构对死亡沟通不够，患者刚到基层医疗机构就离世，家属没有做好准备，受到巨大冲击。整体较为紧张的医患关系以及中国文化对死亡的忌讳，让常规医疗中的患者和家属虽然知道病情严重，但他们没有被告知死亡随时会来临。当死亡和临终的讨论在常规医疗中依旧相对禁忌的时候，这给从事安宁疗护的机构及医务人员的工作带来很大风险。Graven 等（2021）认为，治疗文化没有为患者向临终关怀过渡做好准备，但这也表明一些医疗专业人员和患者对谈论死亡怀有恐惧，他们没有勇气告诉病人他们在疾病轨迹中的位置，医院系统也缺乏一个向病人和家属传达死亡信息的框架。在缺乏对死亡结果的预期时，家属会在患者离世时没有心理准备，难以接受死亡的发生，更阻碍了安宁疗护的开展。

此外，公众对安宁疗护的认知不足也导致沟通困难。安宁疗护是为了提高病人的临终生命质量，临终病房的多种安排都是从病人的角度出发去考虑的，然而这种理念一开始未必会得到病人和家属的认同。公众的认知不足在开展临终照护的机构运营早期尤其明显。田野点船街社区卫生服务中心临终照护的负责人提及，早期因为要让家属提前签一些不介入治疗的确认书，她甚至被家属扔水瓶子，被家属追到办公室骂。很多病人和家属将安宁疗护和安乐死混为一谈，对安宁疗护极其抗拒，所以推动安宁疗护的主任需要不断给病人和家属做宣教和心理工作，劝导他们签署"安宁舒缓疗护协议书"。后来随着工作的开展，辖区内居民的接受程度提高，一传十、十传百，形成滚雪球效应，来机构的人数才不断增加。现在老人主动入院，与家属签协议也变得很顺畅。跟船街社区卫生服务中心类似，我走访的其他机构也在早期遭遇了不少文化障碍。从业者表示，很多人听到安宁疗护或临终关怀这个词的第一反应就是这意味着"我啥也不做了，就是等死吧"。患者不愿意去安宁疗护病房或病床，认为那是等死的地方，是家属放弃了自己。而面对尽孝的心理和道德压力，很多家属一开始也不愿意将老人送到安宁病房或寻求该服务。但患者临终照护的需求迫在眉睫，家属即便不认同安宁疗护也有现实的需求，给亲人找到一个停留的地方，这让开展安宁疗护的机构能迅速吸引不少患者入住。即便如此，家庭内的不同成员对临终救治和安宁疗护可能有不同的看法，这让医护人员与家属就安宁疗护的沟通更加复杂。船街社区卫生服务中心安宁疗护工作开展几年后，辖区内居民的接受度有所提高，但该机构的"安宁舒缓疗护协议书"在监护人签字下面依旧预留了从"监护人1"到"监护人5"的签名空间，要求配偶及全部子女共同签署，以防止家庭内的不同成员对临终抉择意见不一致带来的后续纠纷。

> 我们前期也讨论过这个问题，就是有人把临终关怀和见死不救画上等号了。送到这里临终关怀，就等于不救他了，直接一点的话就是见死不救，其实就是不治疗他。他们认为，在这里医护人员什么都不用做的。……我的一个亲戚已经送过来这里，到最后家属还是不忍心，又把他接回那个大医院去继续治疗……有些时候几个兄弟姐妹都认同这个事情，但可能某一个不认同，说我（是一个）有钱的人，为什么不给他好一点（的治疗）；有些家属兄弟姐妹内心挣扎地商量好送到这里，那些舅舅和叔叔一来探望，就大骂，说白养子女这么久了，又要求把病人送回大医院。（170313XZR，医生）

四　死亡的应对：文化嵌入与运用

面对死亡是医务人员工作的一部分，尤其是从事临终照护的医务人员，他们需要更频繁地面对死亡。那么他们如何应对死亡及死亡文化带来的冲击？社会学家鲍曼（Bauman，1992）提及文化在人们应对死亡焦虑中的角色，指出文化既是人们社会生活的"结构"也是"能动"，通过创造一些方式（formulae）来抑制死亡焦虑对人们日常生活的破坏性侵扰；在流动的现代文化当下，人们抑制和度过死亡焦虑的主要方式是通过专注于不断追求身体健康的感觉（fitness of the body）；人们被塑造成一个个孤立的自我负责的消费者，沉迷于追求身体健康的消费感受，以让对死亡的焦虑远离我们的日常意识；面对死亡的不可避免性，文化在不同的历史时期发展出一些"补偿性关注"来填满人们的生活以替换死亡焦虑（Higo，2012）。与上面论及的当代西方社会层面应对死亡的方式不同，对中国这一群专门从事死亡相关工作的安宁疗护从业者，死亡就是他们工作关注的中心，无法通过专注于眼前的其他事情而成为被排除在日常意识之外的内容。但我们可以看到文化在个体死亡应对中发挥的作用。虽然死亡观念对临终照护及安宁疗护实践造成一定障碍，但是作为行动者的医务人员在日常工作中也会运用很多文化资源来应对死亡的发生并跨越安宁疗护实践的障碍：他们顺应并利用传统文化资源来应对死亡；重新解读死亡，形成对临终照护的意义重构；并对死亡相关的工作内容进行区隔和转移。

（一）顺应：利用传统文化资源来应对死亡

在与医务人员的交流中会发现，医生非常强调临床诊断的科学思维，但是接受科学教育的医生群体面对死亡也会有一些"迷信"的忌讳，如认为一段时间里科室某个床位就是会不断死人，于是力求避免将自己的患者安排到那个床位，直到（某个事件让）风水轮流转走了。而当死亡真的发生在自己值班的时候，则认为自己太"黑"（倒霉）了。一位护士也提及自己有一段时间被叫作"小黑妹"，因为自己一上班就会遭遇患者死亡的事件。直到某一天她刚交班出科室，接班的人就被通知说一个患者突发心梗要抢救，她就知道自己的坏运转走了。

我们原来的病区有个护士特别倒霉，一个夜班送走了三位患者。她就会有想法："哎呀我最近这段时间是不是特别倒霉呀？我以后做事情可能要小心一点，还不知道有没有这样的霉气。"（210627LHZ，护士）

其实我们一般情况下值班就很不喜欢病人（去世），我们叫 D 掉（代指英文 Die），我们不希望病人 D 掉，所以他们都用 D 掉这个词。我们就说谁值班的时候病人 D 掉了，就会说他很"黑"。（访谈者问：是他运气不好，还是……？）有的时候大家其实是一种互相开玩笑的形式，说你们俩搭班就"黑"得不得了。医生和护士搭班，他们很忙其实是指（遇到死亡）。（210506YG，医生）

"黑"、"倒霉"、运气不好，还在于患者的死亡会带来一系列处理的流程，这会给医务人员增加很多额外的工作量，而这样额外的工作并不能换来抢救生命的成就感。

世事无常，就是很无力啊，（走的）那个患者是呼吸科癌症晚期病人。我在值班的时候也看过他好多次，因为他在医院撑了好几天。当时我们大家都在说，哎呀，不知道他会在谁的班上走掉，不知道谁会那么惨……因为病人走了之后你要给他处理一系列（流程），如果他真的是在医院失去了生命体征，你要给他填一系列的东西，包括死亡证明，还有各种单据。你要填好多东西，你要搞很久。虽然家属已经对他的去世有心理准备，但问题是，在医院里面，如果这个病人真的出现什么情况，你不可能不急救的，你肯定还是要抢救。除非（患者）家属当时已经签了放弃抢救的同意书，但是那个患者家属当时好像没有签，所以你该做的胸部按压还是要做，该给他用的升压药还是要用……半夜两三点钟，然后拉你起来做一系列流程，可能你搞完这一系列（流程）就四五点钟了……（而且）你是救不回来（那个病人）的。

（220621TYS，医生）

在临终照护的科室，死亡的频繁发生意味着医护人员需要处理大量的和死亡相关的手续和流程：临终前的抢救、死亡后的遗体料理（拔除患者身上的管子、清洁并"打包"遗体等）、文书工作、协助家属整理患者个人物品、与太平间或殡仪馆的对接等。而其中大家抱怨最多的是"文书工作"：登记三联单、六联单，签署尸检同意书、上报死亡、记录死亡病例……面对死亡带来的这一系列额外的工作，医务人员用"黑"这样的隐喻来开玩笑，减轻彼此的心理压力，同时也提醒正处于"黑"运期的从业者提高警惕，为可能出现的死亡做好准备。

医务人员在日常工作中有很多顺应文化习俗的"迷信"实践。医疗机构虽然是一个讲究科学的、严谨的地方，不能"搞封建迷信"，但也有很多顺应文化习俗的安排，如在运送遗体的电梯（污物梯）门上贴着"上落平安"的红纸，将"污染的""死亡的"同"洁净的""活着的"区分开来，并用红纸来压制污染及死亡可能带来的潜在晦气。医务人员上班与下班的衣服要截然分开，尤其是送走了病人的那一天，做完遗体料理就赶紧洗澡洗头换衣服。在一些医养结合机构，因为频繁面对老人的离世，从业者甚至常备一些黄皮叶、柚子叶等被认为有驱邪功效的物品，在送走离世的老人后，用黄皮叶、柚子叶来洗澡洗头。此外，一些怀孕的护理人员也遵循地方习俗避开接触临终患者，以免给待出生的婴儿带来不好的影响。

> 他们会有比如说"打包"完，然后要立马去洗澡换衣服这种执念。我不太理解，可能我是没有什么信仰的那种人。还有一些同事，比如说上下班搭电梯，在两边角落的电梯可能会碰到运送（遗体），之前刚好跟一个同事一起下班，下去时碰到了，（她）立马躲起来，我说你怕什么？她说下班就换了自己的衣服（不能接触遗体），穿工作服时是可以（接触）

的。（访谈者问：为什么穿工作服可以？）有时候（对家人）有这种责任，家里的衣服你可能还要穿着带回家，（担心影响家人）。而衣服改变后，状态也变了（200721WWJ，护士）

医务人员也运用传统文化资源来应对死亡的发生：如上班带苹果寓意平平安安，在特定的日子穿红内衣、内裤来辟邪，戴手链或手环以避免不吉利或遭遇死亡……在进行临终料理之后，接受家属准备的"利是封"（红包里面放几块到十块钱不等）或"利是糖"（红色糖纸包的糖果）来冲喜，甚至有的科室内部还会提供"利是封"给刚做过临终料理的医护人员。

> 广东人不是有这个习俗吗？就是为病人拔出管子，要给一个小小的"利是封"去冲喜。我们组长是广东的，她跟病人家属讲（这个习俗），然后她就去拔那些管子。我也没做什么，后面抢救完就出护士站，然后下面的人就来把遗体带走。带走了之后，我们组长还说，给的那个红包要立马用掉，不能留的。她说快点让阿姨下去买点喝的上来，什么都可以。（200912CM，护士）
>
> 只有说做完临终料理之后呢，到下班后就把自己的一身衣服换下，然后洗澡、洗头，再把衣服换掉就差不多了。我就说买个"利是糖"，然后吃一个"利是（糖）"，就这样。这是我们刚入职的时候，他们跟我们（这样）说，然后呢我们后面就一直都这样做。（210515XWY，护士）

（二）"转译"：重新解读死亡并为安宁疗护赋予意义

传统文化中的死亡意象是不幸的、恐怖的、负面的，医务人员会通过现有文化资源中的正面意象对死亡进行重新解读，在特定场景中重构死亡的社会意义，主要包括重新解读死亡为解脱与"善终"，并给临终照护赋予积极的意义。

正如前文第二章对好死亡的讨论，在中国传统文化和民间习俗中有"寿终正寝"和"喜丧"的说法。传统文化中存在对死亡的正面释义，护士也会将年龄大的逝者和没有太大痛苦离世的患者归为"善终"。此外，对久病的重症患者如癌症晚期患者，医务人员则强调，死亡对患者是一种解脱，对家属也是如释重负。传统文化中对死亡的正面释义为医务人员提供了一种文化工具。通过"善终""解脱"的解释，护士得以绕过对死亡的恐惧和日常禁忌话语。而在安宁疗护实践中，致力于使患者没有痛苦地死去也与传统的"善终"解释有重合之处，运用文化体系中的原有文化资源来转译死亡的意涵，可以为安宁疗护的实践找到合法性解释，降低从业者接触死亡的心理负担。医务人员也鼓励家属对"孝道"理解的转变，孝道不仅仅限于尽全力去救治亲人、延长亲人的生命，还在于可以让亲人"安详"离世，少受痛苦。放弃不必要的治疗不是不孝，让亲人"善终"才是对亲人最大的孝。

> 他一口痰可能正好堵住，那么一瞬间就走了，一点痛苦都没有，家属看到他没有痛苦（地离世），有非常难过吗？没有难过呀。家属反而觉得他是善终。我说你要这样子想，那我们就已经做到位了，你就不用再去想，在自己班上又走了一个患者啊，自己是不是有做错什么事情啊，是不是特别倒霉，我说不用。但凡看见这样的患者年纪大了，字都签好了，你就把他理解为他已经善终，去到另外一个世界就可以了。咱在这个科，你就要去接受这样的一个事实……大部分患者到了老年的这个阶段，毕竟也是要走的，如果他没有什么痛苦这样走，其实也是一件比较圆满的事情。（210627LHZ，护士）

此外，死亡的负面意义在日常话语中被具象化为"霉气""霉运"。而在临终照护中，医务人员则主动用"积福"的观念来消解死亡可能带来的"霉气"。他们融入传统孝道的观念，强调照护老人、为老人送终是符合孝道文化的，也是为自己积福；尤其当安宁疗护确实让患者安详离世，就如同做好事、累积福气。医护人员通过对"福气"的强调，将接触死亡解释为获取福气的途径，用"福气"这样的正面意象覆盖接触死亡的负面意涵。

> 以前有个老师告诉过我们，让我们以这种心态（来对待死亡）。后来我也想了想，这种心态挺好。他说，谁愿意在你手上走呢，可能就会是你的福报吧。他们说的意思，就是你这个人好，他（患者）愿意在你手上走。只能这么去安慰自己，接受自己……后面随着工作经历的增长，我觉得，其实就是送病人最后一程，也是增加自己福气的过程。你送他最后一程，他会保佑你的。（210515HHY，护士）

> 我们有些人开玩笑说，今年哪个人要想生小孩呢，去弄了这些会怀上孩子的。我不知道是真的假的，他们也是这样说。有时候我们知道同事昨天做了尸体料理就说"没事的，你今年会有好事情"。我们就会这样安慰她，她自己听起来也很开心啊。（210526GDZ，护士）

很多护士在访谈中都提及了关于临终照护的种种"传言"。如在护士群体内部流传着这样一个说法，给逝去的患者料理遗体是在做善事，逝者会保佑这个人，给她福报，实现她的心愿，让年轻护士怀孕生子。在以育龄女性为主的护士群体内部，怀孕生下健康的宝宝对她们来说是一件喜事。将一般认为会带来"霉运""不吉利"的遗体料理与怀孕生子这种世俗喜事相联系，可以减轻护士群体对死亡和临终照护的恐惧。而怀孕所代表的"生"也恰好与死亡相对，通过将"死"转换为"生"，建立起接触死亡的"霉气"转换为生的"福气"的认知，由此削弱了护士接触死亡和提供临终照护的忌讳。此外，将提供临终照护包括遗体料理理解为做善事、积福的过程，这也强化了临终照护从业者接触死亡的合法性。医护人员表示，这种说法真的会缓解自己对死亡的恐惧，缓解对死亡就是不吉利的看法；而即使知道这种说法只是安慰，听起来也会更容易接受接触死亡的工作。

（三）区隔和转移：划界工作与压力转移

面对"工作中需要处理死亡"与"日常观念对死亡的回避"之间的冲突，不少医务人员选择对死亡进行区隔，将其仅仅限制在工作场域，与日常生活完全分开。他们强调尽力将工作和业余的生活分割，"工作是工作，生活是生活"，通过保持清晰的边界，来减缓工作对个人生活的影响。① 受访的医务人员提及，会尽量不把工作当中的情绪带到自己的生活中，下班之后就完全不想上班时候的事情，正是清晰的工作边界的划分才使得临终照护从业者可以减少反复经历患者死亡对个人的影响。

> 刚毕业的时候就觉得（死亡是）特别大的一件事情……实习的时候，会觉得这个人走了，他会在我心里留很长时间，几天都在想。那天我上班的时候抢救病号，那个人走了，都会想几天。后来可能就是下班就会忘了。（200823YLL，护士）

制服也成了一个划分边界的象征符号。不少护士表示，她们穿上护士服后对死亡的恐惧感会有所降低。穿上制服和脱下制服代表着角色的转换：医务人员角色与普通人角色之间的切换。作为普通人，她们对死亡仍会有恐惧，但提供临终照护是她们工作职责中不可回避的部分，医务人员的职业角色使她们在工作状态中要面对死亡。护士服代表的神圣感和责任感以及所象征的护士角色给了她们面对死亡的勇气，让不少受访的护士感觉"有一层保护"，她们也因此能更好地完成自己的工作。前文受访的医生也提及，在医院里他

---

① 划界，将工作与个人生活区分开是很多行业面对死亡的应对措施，如我遇到的一名出租车司机提及，自己开的出租车从来不进家，出车始终是公司的车，不管拉到了什么样的乘客（生病的、临终的、带着骨灰盒的，甚至有的家属给极高价钱让出租车拉遗体回老家的）都没关系。但如果是车子跟着进家门的话，就会有点忌讳。

们穿着制服，感觉有一层保护，而且在工作环境中可以预料到死亡随时会发生，因此不会恐惧在医院里发生的死亡。制服和日常衣服也代表着两种状态，一种是工作的状态，另一种是私人的、生活的状态。他们用衣服象征的区隔来加强心理的区隔，死亡属于工作的部分，而个人生活的部分与死亡要分隔开来。

> 我不知道为什么，我在穿上工作服的时候，遇见死亡，就不会害怕。但是我脱了工作服以后下楼梯，他们说底下那个负1楼是太平间，我就不敢（去）。我不知道为什么，我一穿上那个工作服，好像就有什么东西罩着我一样。平常如果说（走）那个楼梯，我们去领东西，我们就是穿工作服从底下走。我穿上护士服就没关系。（200815YF，护士）

此外，随着当下殡仪公司的服务多样化，不少医院也开始把与死亡相关的部分工作转移出去。尤其是一些开展安宁疗护的机构，面对激增的死亡病人数量，它们开始将处理死亡的部分工作外包，引入外面的殡仪公司来承接患者死后的工作：料理遗体、把遗体送入太平间、与殡仪馆对接等。这减少了医务人员直接接触死亡的工作量和所承受的心理压力。另外，有学者也在呼吁打通医疗—殡丧分治的局面，实现"救疗关怀与丧葬关怀一体化"，[①]这不仅有助于安宁疗护从业者的工作，更能够帮助到患者和家属。

> 我们逐渐把生的部分和死亡的部分分开来做。患者死亡后的部分工作让×××（殡仪公司）做。他们（医务人员）就少了这部分工作的压力。以前他们经常要半夜起来"打包"，然后推到下面的太平间。现在有（殡仪公司）专人管理，他们就慢慢地把自己的心态释放了。我们就转移正常的死亡，让别人来做这个事情，他们的压力就少了。（170619XZR，康市医院

---

① 引自王一方教授 2020 年 10 月 31 日在第四届亚洲医学人文菁英训练营上的发言。

康宁科医生)

除了机构实质性地转移与死亡相关的部分工作量,医务人员自己也要学会转移死亡带来的压力。如在开展安宁疗护的过程中,医务人员虽然觉得死亡教育很有必要,但担心直接跟患者或家属宣讲生前预嘱等信息,他们会受不了或误会医务人员要放弃患者。在实践中,他们不直接宣讲,而是把"我的心愿"这样的内容放入宣传栏,转移到患者和家属容易接触的地方让其自行取阅;有的则考虑把死亡教育的宣传及死亡沟通转移给社工这样的角色来承担。一些无法承受自己工作中频繁处理死亡的医务人员可能会选择更换科室,或者转行,但随着时间的推移,大多数医务人员开始接纳这部分工作。他们提及疏解压力的重要性,解压的方式包括回家后看一些搞笑的节目、和朋友聚餐及看电影、带孩子玩、种花、养猫等。除了自我心理疏导,医务人员频繁面对死亡的心理压力也需要来自医院管理层提供的一些减压支持。部分开展安宁疗护的机构则引入社工或心理咨询人员,定期为医护团队做(团建)活动和疏导,这也对稳定从业者的工作和加强心理韧性有帮助。

> (死亡)对我们一些医护人员的心理也会产生影响……我们在为患者和家属服务的过程当中,心理方面多多少少也会有一些影响……我们也会定期搞一些活动放松一下,然后我们才能够真正持续做下去。(190419LDZ,社区安宁疗护医生)

五 讨论与总结:社会文化观念形塑的安宁疗护实践

社会上传统的死亡观念及对安宁疗护的认知,让医疗机构及医务人员在推进安宁疗护时面临困难,也形塑和影响着服务提供者及机构的实践。

首先，传统的死亡观念形塑着临终照护与安宁疗护实践，这表现在医疗机构对死亡的文化忌讳与区隔，也表现在临终照护从业者日常对死亡的恐惧与忌讳。在机构层面，我们可以看到开展安宁疗护的机构大多数在早期都遇到了死亡文化和观念上的困境，如公众的忌讳与不认可。而对死亡的文化禁忌也在潜移默化地影响着医疗机构的设置与安排，从与死亡相关的空间隔离、对死亡相关的名称替代，到病人及病床的安排等。在从业者层面，可以看到传统的死亡观念也影响着医务人员面对死亡的反应。虽然死亡是医务人员的"必修课"，也是临终照护从业者在工作中经常面对的部分，但很长一段时间以来我国医学教育中死亡教育不足，由此导致传统文化观念深刻形塑着医务人员的死亡态度，尤其在职业生涯早期。对死亡的恐惧占据了大多数医务人员对死亡的感受，而对死亡的"忌讳"也使得一些医务人员排斥接触死亡或不自觉地回避死亡。从业者也遭受来自社会对于他们从事与死亡相关工作的不理解。总体看来，从事临终照护的医务人员对死亡的态度看起来似乎有矛盾性：一方面他们的工作需要他们积极面对死亡的发生，另一方面他们又害怕死亡发生，甚至有时候"躲避"死亡。这些矛盾性也反映了医务人员受到多重文化理念和实践逻辑的影响：既有来自传统文化观念的影响，也有医疗职业精神方面的要求。

其次，公众对安宁疗护和临终救治本身的社会观念与家庭抉择也影响着临终照护与安宁疗护工作的推进。虽然安宁疗护从业者认可自然的、不要过度干预的死亡，但在现实中他们常常无法影响患者的临终照护抉择。在中国人以家庭照顾和决策为中心的文化中，临终救治的决定往往由家属做出。对于家属来说，尽力救治是"尽孝"的表现，让亲人治疗到最后一刻家属才会不留遗憾，这与安宁疗护理念下放弃不必要的临终抢救，让患者有尊严、无痛苦地离开相反。一方面，家属不想看到亲人痛苦与煎熬，希望病人早日解脱；另一方面，在情感上又不舍得放手，且被传统孝道所束缚，无法放手。家属陷入的抉择困境其实也是基于中国传统的家庭伦理与基于个人权利意识的安宁缓和理念之间的冲突。此外,公众对死亡和安宁疗护的认知不足也让从业者关于死亡的沟通变得困难。人们想到临终关怀或安宁疗护,很容易将其关联到安乐死、放弃治疗。在死亡忌讳的大环境下,从业者往往不确定如何与患者及家属沟通死亡,沟通不足也让家属没有为亲人的死亡做好准备,更容易引发纠纷。

从业者也积极使用文化资源来应对工作中频繁出现的死亡并跨越安宁疗护实践的障碍:他们顺应现有文化观念、借用现有文化资源应对死亡带来的不好意象;转译现有文化观念,将安宁疗护下"没有痛苦的死亡"理解为善终、死亡也是从重病痛苦中的"解脱",将对遗体的料理和对临终者的照护转译为做好事、会带来福报。此外,他们也积极地进行划界工作,将工作中的死亡与日常生活进行区隔,并进行工作和压力转移,以长期可持续地提供临终照护。从这个层面来看,现有社会文化也可以成为推动安宁疗护的促进因素。医务人员也鼓励家庭和社会对"孝道"理解的转变,孝道不仅限于尽全力去救治亲人,还在于可以让亲人"安详"离世,少受痛苦。放弃不必要的治疗,让亲人"善终"才是对亲人最大的孝。他们尽力推动对"孝道"的新诠释和解读,只是这样的努力还无法改变社会大环境对死亡和临终的观念。

无论是遵从文化传统对抗死亡、重新解读死亡抑或对死亡的区隔与转移,这些应对方式大多是在医护人员工作一段时间、经历过患者死亡之后,发展出来的。从业者在职业生涯初期初次面对死亡的冲击和影响到很长一段时间后依然存在。过去很多医务人员适应死亡的过程没有受到太多关注。高年资的医务人员提及,他们都是"任其自生自灭,见多了就好了",新入职的医务人员在工作中匆匆地和死亡碰面,在一次次"受伤"中成长。要从根本上解决这一问题,还需要将安宁疗护和死亡教育的相关内容纳入和落实到就业前的教育培训体系之中,形成更加成熟的应对机制。

同时,不管如何运用现有文化资源,从事临终照护的医务人员解决的只是个人层面应对死亡的困境,并没有解决医患互动中面对死亡的困境。这些对死亡的积极解释也局限于医护群体内部，虽然可以缓解他们对死亡的恐惧，促进从业者对临终照护和安宁疗护这类与死亡相关的工作的接受，但是安宁疗护的接受主体是患者及家属，医务人员对死亡的积极解释没有解决家庭临终抉择和观念障碍对推进安宁疗护的影响。要改变临终患者及家属的观念，需要更好的医患沟通。富有同理心和文化敏感性的沟通，能让家属更好地理解和接纳死亡。更需要社会层面的死亡教育来推动死亡观念变迁，为安宁疗护的选择提供支持。在家庭抉择之外，我们也需要制度层面为安宁疗护的实施提供保障（如法律和伦理层面对患者、家属及医护在临终抉择中的权利和义务的规范）。最后，在医疗系统内部，从目前来看，临终照护和安宁疗护的理念和实践尚没有引起更大的共鸣和响应。安宁疗护在当下的推进，除了面临来自公众的观念挑战，对于医务人员来说，更是自身职业价值与认知的改变，下一章将对此进行详细分析。

第六章 医疗文化影响下的
安宁疗护实践

一 职业的困惑

早上 8 点，科室开交班会，交班结束前，科室执行主任讲话：

"临近端午，外院转来的都是临终病人，大家压力很大。昨晚病人呼叫 10 次以上，真是辛苦大家了，这样的情况一个医生搞不定。"

"6 月是科室最艰难的时候，人手没到位。"

"每个科都希望做'富人家的孩子'，有优质病源，但现在（我们科室）是'穷人家的孩子'，很多都是一般的患者，穷苦的（患者）。但（我们的）目标是未来有越来越多的优质病源。"

主任又嘱咐大家："平时大家工作累，工作量大，心情烦躁，说话语气可能容易不好，但是大家不要内耗。选择这个职业，就要有一定的奉献精神，去努力实现自我价值，互相体谅。""桌面上说，病人 2/3 都在那里躺着，即使我们年轻医生应该是朝气蓬勃的，看着这些病人也跟着难过。希望节后护士长或医院给安排下心理辅导。"

主任提及，她也给大家每个人做了职业规划，尽量体现每个人的职业价值，回去跟院领导审批，去争取。"最后祝大家端午节快乐，尽管我们都不快乐！"

（2022 年安心医院田野观察）

在田野点安心医院的临终关怀科，我跟着医务人员参加了交班晨会，科主任最后的总结发言令人感觉既悲壮又辛酸。照护临终病人不符合医院大多数科室都追求的"优质病源"、让医务人员没有职业成就感、工作压力大、心情不好，医务人员自身也对自己的工作有些不理解。这些困难不仅仅发生在安心医院，也发生在其他开展安宁疗护的机构中。医务人员面对频繁发生的死亡，承担着巨大的心理和情感压力。由于对安宁疗护认知或经验不足，他们在治疗时难以把握患者和家属的心理，时常感到焦虑，难以找到职业成就感。这也导致当下实践安宁疗护的科室医务人员不稳定，流失率高于其他科室。

现有文献也指出，安宁疗护在国内的发展面临人力资源的困境。在人员结构方面，目前国内尚没有注册临终关怀专科医师，安宁疗护临床服务多由肿瘤科、老年科、内外科等专科医生承担（唐跃中等，2021）。且当下缺乏安宁疗护专业多学科合作团队，大多数安宁疗护实践仅由护士推进，部分由社工及心理咨询师组成团队，缺乏专科护士和物理治疗师、职业治疗师等医学专业人员及芳香治疗师、音乐治疗师等其他非医学专业人员（郑红玲等，2021）。在人员培训和技能方面，即使是提供临终照护的医务人员也普遍存在临终关怀相关知识与技能匮乏的情况，缺少能提供高质量临终关怀服务的医护工作者（杜丽娜，2020）。而国内安宁疗护护士在为癌症晚期患者提供照护时，所面临的挑战包括人力资源短缺、缺乏专业化培训、缺乏沟通技巧和经验、缺乏自我保健和压力管理技能等（Zheng et al.，2021）。总体看来，当下专业人才稀缺、专业知识不足、专业技能缺乏，阻碍了安宁疗护实践的发展与推进。

当下实践安宁疗护的医务人员大多边做边学，早期并不清楚究竟如何做才是安宁疗护，也不清楚科室应该如何安排，只是大概地知道要做的就是减轻患者临终阶段的痛苦。安宁疗护最初是来自西方的理念，需要他们根据各自所处的医疗环境来调整实施。前文提及，安宁疗护运动的发起是对死亡医疗化的反思，是对医院内部用侵入性技术干预死亡来延长生命的批判。其试图用安养院（hospice）的模式来替代医院（hospital）成为病人更合适的离世地点（Howarth，2007a：140）。安宁疗护作为治愈性医疗的一种替代手段，呼吁以"护理"、舒适和面对死亡取代基于医院的医学对"治愈"、技术和避免死亡的强调，旨在提供一个空间以达到"接受"死亡，并实现"良好"或"温和"死亡所必需的照护等工作（Russ，2005）。因此，从一开始，安宁疗护就是对主流医疗文化对待死亡方式的反思。在当下国内快速推进的安宁疗护中，因为单独的安宁疗护机构很少，安宁疗护的推进主要在主流医疗体系内部，在不同的医疗机构及医养结合机构内进行，且其推行者也是以医疗体系内部的医务人员为主。安宁疗护从业者的工作嵌入医疗体系中，临终照护与安宁疗护实践也嵌入医疗体系中。因此常规医疗模式与安宁疗护模式之间的张力更容易被从业者感受到。本章主要探讨从事临终照护的医务人员如何实践安宁疗护，如何在日常工作中协商常规医疗理念与安宁疗护理念，如何处理工作要求的矛盾性；面对职业成就感、救治原则等困惑，他们如何发展新的职业认同与个人价值。

二 理念的模糊与冲突：主流医疗 vs. 安宁疗护

从安宁疗护发展的最早期，安宁疗护背后的理念就与主流医疗理念有很大差异。首先，安宁疗护强调病人参与对自己的照护，掌控他们自己死亡的过程和性质，这与主流医疗体系里医务人员占主导和做抉择不同；其次，与医疗机构对病人的严格管理不同，安宁疗护理念强调将安宁疗护融入临终者的日常生活，在可能的情况下在家里为他们提供服务，不能在家的话就在类似家的环境（如安养院），不限制临终者的行动、探访、饮食和衣着等；再次，与医疗场域里医生占绝对主导不同，安宁疗护理念强调团队工作，在这个团队里，医生、社工、护士、牧师、心理治疗师、营养师等角色一样重要；又次，安宁疗护不仅关注临终者，也关注其身边的朋友和家属，因此死亡发生后服务会继续延伸到家属的悲伤期；最后，安宁疗护看待死亡是一个自然事件，而不是医疗技术的失败，死亡是生命中的重要阶段，可以公开讨论而无须隐瞒（Weitz，2007：305-308）。虽然后来在西方国家，安宁疗护为了生存和适应环境也发生了很多改变，与主流医疗体系做了诸多妥协，但这些与主流医疗不同的理念一直都存在。在中国，原国家卫生计生委2017年对安宁疗护做了一个正式定义，① 安宁疗护区别于急救医疗体系和医院医疗体系，不以治愈为目标，而是通过控制和缓解疼痛及其他不适症状，满足患者和家属在心理、社会、心灵上的需求，以提高临终患者的生存质量（谌永毅等，2019）。从诊疗体系来说，主流医疗模式关注疼痛及其他症状控制，侧重于以医生为主，强调医生在病人诊治中的角色，提供既定的诊疗方案，供患方选择；而姑息与安宁学科则带着整体的视角，关注患者身心社灵多方面的问题，甚至患者与家属的关系；由多学科团队与患者及其家人共同参与制定诊疗方案。② 患者多方面的需求也需要多手段来提供照护与支持。诊疗体系背后的不同，也反映了安宁疗护理念与主流医疗理念的不同，这些治疗模式的差异和理念冲突给安宁疗护从业者带来如下诸多困境。

（一）治疗理念的转变：救命 vs. 善终

医疗救命的宗旨与常规

安宁疗护与主流医学对于救治与否、干预的范畴等有着不同的观念与原则。医疗的宗旨是"治病救人""救死扶伤"。考夫曼（2020）指出，医学的终极任务是拒绝死亡，在医院文化中，医学

---

① 安宁疗护是"以临终患者和家属为中心，以多学科协作模式进行，主要内容包括疼痛及其他症状控制，舒适照护，心理、精神及社会支持等"，引自《国家卫生计生委办公厅关于印发安宁疗护实践指南（试行）的通知》，http://www.nhc.gov.cn/yzygj/s3593/201702/83797c0261a94781b158dbd76666b717.shtml，最后访问日期：2023年7月18日。
② 引自郑州大学第一附属医院李玲于2021年9月在益先社会工作研究院举行的安宁疗护研习营上的发言。

被用来延迟死亡的到来，而不考虑患者的情况，医院体系的逻辑决定身处其中的每个人首先理解那些挽救生命治疗的"正确性"。在侧重于治疗疾病的急症医院中，社会态度和主流医学的态度都导致医疗专业人员常常将死亡视为失败（Carr & Merriman，1996）。医疗文化中的死亡是不受欢迎的，这种与死亡对立的逻辑渗透在医疗体系中，通过观念或潜意识影响人们的行动，并通过制度与规范常规化。

医生接受的医学教育就是救治病人，看到病人的身体问题就对症下药去解决，通过积极的干预来治疗身体的疾病。在以治疗为中心的视角下，医生要盯着"指标"，想方设法让病人的身体指标回归正常。甚至在病人生命受到威胁的时候，必要的维持生命体征的治疗不是（病人或家属）"可选可不选的"，而是医学常规下都会进行的。在医疗救治的文化中，医务人员必须想方设法"不让生命体征流失"，以阻止死亡的到来。救命是医生职业要求下应该去做的行为，而不救治则显得有些不合时宜，甚至可能是"失败"。

> 我们最后抢救病人，一般情况下有一个固定的模式就是（上）药物啊，然后询问家属的意愿，是否要心肺复苏，是否要气管插管、上呼吸机，是否要转 ICU。如果他（家属）都拒绝的话，我们最后心肺复苏这个过程还是会做一下。但是如果病人心电图是一条直线的话，这个过程可能要求半个小时，如果病人没有任何生还机会的话，我们才会放弃……其实有一个标准操作的规程。（210506YG，医生）
>
> 后面的治疗的话，很多治疗其实是不会详细地跟患者本人进行一个沟通的。因为后面很多治疗都是以维持生命体征为目标，或者让患者尽快地脱离危险期。它们不是一些可选可不选的治疗。（220916WP，医生）

在医院的日常实践中，挽救生命、避免死亡成为常规。这种与死亡对立的文化，不仅体现在医务人员的行动选择中，还表现在医院的相关制度和规范中。医院的正常功能设置是为了救治患者。在家属没有签署放弃抢救同意书的时候，医护人员被要求必须实施抢救措施。比如说按照心肺复苏指南，实施心肺复苏抢救 30 分钟，患者仍未苏醒，即可停止救治。也就是说，呼吸和心跳停止的患者，经 30 分钟抢救仍未恢复，才可宣布死亡。考夫曼（2020）认为，心肺复苏手段的使用是被医院文化推动着前行的，心肺复苏被看作一种医疗责任，不经历心肺复苏的死亡常常被认为是"没有尽全力"。医院的职能就是尽力挽救生命，这种规范通过制度被固定下来。制度和规范使"挽救生命"成为常规和行动准则。

> 我们中国要求就是要抢救 30 分钟。要求三甲医院必须实施抢救。除非他进的不是医院。医生和护士的职能都是尽力地去挽救一个人的生命。除非他跟家属说他要签字出院，他自动放弃所有治疗出院，但只要他在医院我们都会实施一些抢救措施。（200815YF，护士）

医务人员按职业要求应尽力抢救病人，"死亡"则是一个无奈的结局。现有数据显示，国内在医疗机构离世的患者，接受的主要是传统救治医疗服务（赵耀辉、张泉、王梅，2021：43），对救治生命的追求也让不少患者被过度医疗。正如上一章所述，在最容易被过度医疗的疾病中，癌症属于一类。"生命不息，治疗不止"，不少癌症患者一直治疗到生命最后一刻，一个治疗方案无效就换下一个，直到没有方案可用。在疾病终末期还在进行的"积极治疗"，可能让很多癌症患者身体被更猛烈地消耗、摧毁，患者可能走得更快，有点"玉石俱焚"的感觉。有的医务人员表示，甚至有肿瘤病人在疾病终末期还遭遇"开关手术"——手术切开身体检查肿瘤是什么性质的、到了什么程度、是否有切除机会、究竟是什么原因引起的身体问题，如发现已经没有手术根治的机会就缝合上，不做任何其他干预。当然，随着检查手段越来越先进，且治疗越来越规范，这种手术现在较少。但有些"开关手术"还是会做，因为尝试各种救治的方法是医务人员惯常去做的，不少医生有这个好奇心去探索究竟是什么原因引起患者的肿瘤、腹胀或不舒服，想尽力去解决患者的问题，直到最后：

> 他们主任就还想打开（做开关手术）看看到底是什么原因，主任作为医生，他还是希望搞清楚到底是什么癌，是什么地方的原位癌引起的。他们估计可能还是阑尾，可能以前有过阑尾炎没去治疗一直拖，（最后）就会引起癌症，然后整个腹腔……我不能说医生（这么做）是为了创收，因为我觉得（这）对医生是一个亵渎，其实大部分医生是不会的……大部分医生还是想从科学技术的角度，想搞清楚到底是什么原因引起的。对这个病人来说，这是一个牺牲，但是可能对其他病人是一个帮助。（210906HYX，护士）

安宁疗护的理念

与主流医疗观念不同，安宁疗护理念不是一直积极地去处理，而是适可而止。一位从事安宁疗护的医生提及，从医生的治疗思维感觉到，安宁疗护与主流医疗有很大的不同：

> 从医学教育，从我们接受的教育来说，（二者）肯定是有冲突的，因为（医学）教育的话，需要你相对积极一点地去处理病人的并发症，但是临终关怀的话，你处理太多，可能对病人也是有伤害的。就比如有些肠梗阻的，如果是从医学教育来说，你是要很积极的，就算是用药物保守治疗，你也需要很积极地抗感染，要插胃管，跟着负压引流，然后给他用止痛药，不让他痛得厉害。还用一些抑制它分泌的那些药物，这样治疗可以延长他的生命，但可能会增加他的痛苦。小孩一直拉不出大便，一直憋在里面，是不是很难受？如果你不用这些药，他可能很快就会因为感染性休克死亡；你用

这些药，他可能延长一段时间，但他最后还是会很痛苦地死亡的。所以这个，怎么说呢，安宁疗护跟我们所学的医学可能就不同了。（210629ZYS，医生）

当下国内从事安宁疗护的医护人员大多是"半路出家"，从其他科室转来进行安宁疗护的工作，且因为医学教育中缓和医疗和安宁疗护相关知识的缺失，这些从业者在开始实践安宁疗护之前并没有接受太多与之相关的专业知识。缓和医疗和安宁疗护都不是医学教育中的必修课，且尚未成为一个专门的学科，没有专科人才。医学院校很少开设专门的临终关怀的课程，导致医学生普遍缺乏临终关怀的知识和意识（Huang，2015）。调查显示，许多从事安宁疗护的医护人员未接受过相关培训，只能根据已有经验进行临终照护，部分工作人员并非专职从事安宁疗护工作，而是与老年科、肿瘤科等混用医护人员（杜冰莹等，2016）。正因为这样的发展背景，不少安宁疗护从业者一开始会面临较大的理念冲突。一名从事安宁疗护的医生说起自己经历的观念转变，也是在学习和实践安宁缓和医疗中慢慢发生的。

原来作为医生，我觉得，对一个临终的病人，能延长他的生命，我们尽量是延长的。有条件的话肯定要输血，虽然他已经到了临终活不了，但是能延长一个月或者几天，我都会尽量。（过去）我作为医生，我一定会劝他这样去做。但是现在我做了临终关怀，我会跟病人沟通。如果他觉得已经很痛苦了，他不想做，即使他贫血，我也不会给他输血，包括还有血红蛋白。如果（他）衰竭，作为医生，我肯定是要输血红蛋白的；但是现在，作为医生，我不会再劝他。那种创伤我根本就不会再这样子做了。这是我最大的观念转变，我会遵从他（的意愿）。（190419WZR，社区安宁疗护医生）

当然并不是所有科室的医生转到安宁疗护领域都会经历很大

的理念差异。不同科室医生对安宁疗护的接受度不同，总体呈现为老年科、全科医生接受度较好，而业务导向的科室接受度不高，这受到科室营收、医保给付、专业思维等多方面的影响。一名从呼吸内科转到安宁疗护的医生就提及，过去他也看过很多慢性病人，病情同样无法治愈，只能控制，所以从事安宁疗护的工作后并没有感觉冲击很大。内科诊治无法治愈的慢性病较多，这与安宁疗护的实践有延续感。① 但另一名开展宁养服务的医生则提及，心血管专业出身的医院院长去香港参观"善终服务"后，受到巨大的理念冲击，身为医生的院长率先改变理念，从而推进了医院的宁养服务。

> 那个时候香港做的叫"善终服务"，已经开展了，而且做得还不错，在我们亚太地区应该算做得比较好的。他们带我们院长去走了几家，我们院长是心血管专业出身，（感觉受到了巨大的冲击），因为心血管的医生，就是要争分夺秒地把病人给抢救回来。然后他一看，善终服务原来是这样子的，跟他原来做的工作完全是两回事的。他觉得这是一种全新的医学理念。他的专业是跟死神抢人。而办善终服务，就不用再跟死神抢人，而是知道他（病人）一定会走这条路，而且这个时间可能不会太长。然后我们要争取时间，让患者能够把他所有的身后事安排好，没有牵挂，没有遗憾。然后医护人员帮他减轻痛苦，让他没有痛苦，这样能够很安详、很有尊严地、没有遗憾地离开这个世界。他（院长）觉得这跟他原来的工作和专业完全是不一样的理念，所以他觉得受到了一种很大的冲击，回来以后马上就筹备（办宁养服务）。（200928CZR，医生）

---

① 当下从事安宁疗护的医生不少确实是从老年科、呼吸内科等以治疗慢性病为主的内科科室转过来的。

从争分夺秒地抢救生命，到让病人没有痛苦地安详离世，从"救死扶伤"到"放弃抢救"，这是不同理念的转变。医疗机构内部一些关键人物的观念转变也带来同一个科室更多人的转变，这有助于安宁疗护的开展。

观念的拉扯与博弈

然而正如前文所述，当下从事安宁疗护的大多数医务人员都是从其他临床专业转岗过来的，因此过去工作的惯习、要求与现在安宁疗护的工作目标和要求会相互影响，有时会互相拉扯。在很多医生的表述中，他们有时面对临终患者有一种矛盾感，一方面认为不要过多干预的死亡是"善终"，另一方面面对自己手下的具体的患者个案，医生却难以放手，觉得但凡有点希望就应该再尝试一下，搏一搏：

> 之前也遇到过一个老爷子，得的是小细胞肺癌，他当时就是用过一线治疗之后肿瘤又复发了。复发之后用了二线的治疗，效果不是很好，然后用了靶向治疗，效果也不好，后来复查的时候发现肿瘤又增大了。就说可能还是要换方案，但是能给他选的也不多了。当时我们也是先告诉家属的……家属也和他说了这件事情。他们最后就选择放弃治疗回家了。其实作为医生来说，当时我还挺希望那个病人再试一下的。（你觉得他还有希望？）就是我觉得不管怎么样，万一你再试一种方案可能就有效果了呢。可能就能延长几个月或半年的寿命呢。他当时如果回去的话，可能三到四个月就（会离世）……（220621TYS，医生）

医生的职责就是尽可能延长病人的生命，法律也是这样规定的。对于从事安宁疗护的医务人员，医生救治的希望与对善终的理念有时候会矛盾地共存。放弃抢救与救治的精神不相符，尤其当还有一些医疗手段可以用的时候。但面对人体的复杂性及生命的有限性，医学有时候又显得无力。在安宁疗护中，即便患者被转移到安宁缓和医疗，并不意味着不治了，只是重心从"以治愈为目的的治疗"慢慢往"以缓解症状为主的治疗"偏移。前者分量减少，后者分量增加。但有时候不理解安宁疗护的其他科医生会质疑"这个病人不治了吗？"在癌症晚期患者的临终病程中，什么时候能做什么，什么时候能做的很少，也是一个变化的过程，需要医护人员根据病人的情况谨慎地调整。而真的到了"能做的很少"或"什么都不做"的阶段，医务人员和家属可能都要经历内心的考验。

总体来说，医务人员缺乏安宁疗护专业培训，大多数医学生学习的还是以治疗为导向的医学内容。这让已经从事安宁疗护的医护人员面临很多压力，康市医院康宁科主任就提及："我们遭到的质疑不单来自外界，有时候新来的医护人员也会对自己的工作产生怀疑。"（170313XZR，医生）另一个宁养院的医生表示，很多医生不理解他们的工作，觉得他们就是给癌症晚期患者发放止痛药而已，甚至本医院肿瘤科的医生都这么认为，肿瘤科的医生关注治疗和救人，而在这里他们关注的却是如何送患者更好地离世（200928CZR，医生）。

从治疗性科室让病人"活得久一点"到安宁疗护科室让病人"活得好"，不同专业方向的目标不一样。临终关怀科室的治疗更像是"治标"，不追求解决根本问题，因为疾病已经进入无法逆转的时期，医务人员聚焦于解决患者当下出现的各种症状，如疼痛、呼吸困难、睡眠障碍、便秘等，目的是让患者舒服，哪怕效果是短期的。这个与积极治疗的科室惯常的理念非常不同，如田野点 Z 肿瘤医院内科医生常常用白蚁举例，说这里治疗的目的在于"治根"，当木头里面有白蚁，如果只是给木头打几个钉子加固，还是没有从根本上解决问题，木头早晚会被蛀掉。所以通过放化疗（加手术等方式）把白蚁（肿瘤）彻底消除掉是最关键的。但安宁疗护的治疗与上述积极的干预治疗非常不同，在临终照护中，患者最急切需要的是对疼痛、呼吸困难等症状的控制。田野点安心医院临终关怀科主任也说，他们的红线是不做安乐死，但他们做的临终症状控制有时候被别的医生批评说是"滥用阿片"。这种治标性的治疗可能涉及短时间内用大量的止痛药，不符合主流医疗思维；而另一些主流医疗会去积极干预的情况，在安宁疗护这里就不必再去进行治疗：

> 因为他们（非安宁疗护的医生）可能以前都是以积极治疗为目的，尽量把病治好为目的，有些病人在我看来可能已经不需要去治疗了，但他们可能还是会给他积极上化疗、手术这一类的……我们经常会说到生活质量，（安宁疗护）不是以延长患者的生命而是以改善患者的生活质量为主……活得要有尊严，死的时候也要有尊严，一句话，就是别死得太难看。（210629ZYS，安心医院安宁疗护医生）

然而当下治愈性治疗占据了我国医疗领域的主导地位。这也让不同科室医务人员对安宁疗护的理解、对止痛药的使用有较大差异性。① 因此即便是与安宁疗护关系很近的肿瘤科室，也常常可以见到不同医务人员间观念的冲突与磨合。

（二）不断摸索的救治边界与干预范畴

救治与放弃的平衡

同时，从医疗的角度来看，安宁疗护更要做到一个平衡，并不是所有情况都适用于"不插管就是善终"的思路，安宁疗护也不能简单而论。不同的疾病、疾病所处的不同时期及进度都会影响到医务人员对患者是否应该继续被救治的评估。大多数医务人

---

① 如对于阿片类止痛药物的使用，当下肿瘤医疗还是"重治癌、轻治痛"的状态，且吗啡等药物的使用涉及严格的审批和登记制度，有的医生担心使用吗啡等药物带来副作用或引起医疗纠纷而"不敢用"。参见吴琪《"我为什么给临终病人用吗啡？"｜国内第一起吗啡医疗案》，《三联生活周刊》，https://mp.weixin.qq.com/s/VVMlb2HHMle73v0aREljBQ，最后访问日期：2023 年 2 月 10 日。

员都认同肿瘤晚期患者需要善终，但涉及其他疾病则需要更加慎重。而即使是肿瘤晚期患者，偶尔也可以进行"姑息性手术"，来缓解患者的症状，同时延长生命。面对患者身体的紧急需求，医生的抉择有时有很大的不确定性。英国的研究发现，医生在实际操作中，死亡的不可逆转是放弃治疗的重要判断标准，医生通过技术性指数来判断病人濒死，而对技术指标的阐释因人而异，通常情况下需要一段时间的互动达成从积极治疗到保守治疗再到放弃治疗的一致意见（Seymour，2000）。[①] 谨慎地判断患者是否适合进入安宁疗护以及干预的限度在哪里，需要医务人员投入精力来评估案例。受访的医务人员提及不少需要仔细考量的案例，如一位老人因为肺心病已经进入昏迷，差一点被"善终"，但实际上抢救回来后又继续生存了很长时间。在考量具体患者救治的限度时，从事安宁疗护的医务人员更是需要谨慎地区分什么情况下"可以不死"，什么情况下"避免不了死亡"，需要小心地平衡救治与放弃：

> 我们的医学教育总是在教人怎么去把病人救活，但是有时候社会关注的点又偏向了另外一边，只是重视怎么样去得善终，实际上有一些需要积极抢救的，有可能我们在观念上跑到另外一个极端……大家作为关注安宁疗护的人，很自然地就想到说老人家不需要去抢救（插）气管，插管要去 ICU。这个时候呢，可能为了老人家的这种"善终"，或者我们就让老人家过去就算了吧，就别抢救了，很多人可能习惯性的思维就在想这么一个事儿，可是呢，后来我给他的建议是，他应该接受抢救……三天之后，其实他就康复了，这个老人家啊，

---

① Seymour 指出，在重症病房中病人的"自然死亡"带着一丝自然和人为的矛盾意味；医务人员努力将病人的死亡解释为"自然死亡"而非医生无视病人的死亡，更不是医生主动让病人死亡。医生主要采取四种互动策略来实现病人"自然死亡"的目的，首先确立濒死的技术性定义，其次将已知的技术性定义与可见的肉体死亡相联系，再次平衡医学作为与不作为，最后将病人家属和护士等都纳入决策群体之中。

昨天就已经出院回家了。（210512ZYF，医生）

　　第一，知道什么情况下可以不死，什么情况下避免不了死亡。首先要区分这个，很多人甚至连这个都区分不了，有救的机会，他也不知道，他就错过了。所以这是最重要的。要知道哪些情况（病人）可以不死，而不是跳过中间这个救的环节，直接就面对死亡了，这是错误的。这就是死亡教育当中可能会面临的第一个问题。因为有的时候如果没有把前面这段铺垫好，可能会反而变成宣扬一种生死看淡的这种观点，反而不对。我们首先应该珍视生命，能尽力的，应该尽力去寻求帮助，这是第一个要解决的。第二，实在不行，那怎么样让病人死得更舒服，怎么顺畅地接受死亡。（220717ZX，医生）

当然，如果对于病人预后比较明晰的时候，医生的判断会更加清晰，他们也更愿意救治"治疗获益大"的病人，"如果是获益大的患者的话，其实家属意愿不是特别强烈的话，我们也会尝试跟家属进行一个积极沟通的"（220916WP，医生）。而当面对"治与不治都差不了太多"的病人，医务人员对其按照安宁疗护处理也会更加安心。此外，当基层医疗机构面临技术能力不足、缺乏药物和设备支持的时候，从业者表示，他们更要小心地平衡患者是否真到了无法救治的地步，还是可以继续转往上级医院救治。在一些开展安宁疗护的基层医疗机构，安宁疗护容易被简化为"不输液，不打针"，不再进行任何"积极"的治疗，这也引起从业者自身的反思。一名社区卫生服务中心的安宁疗护从业者提及，自己跟大医院疼痛科的专业医生交流后，深感自己的不足，以后要小心判断，避免可以救治的病人"被安宁"：

　　我们没有能力，只能让患者有尊严地死，但是教授有能力，能够让患者有尊严地活。我们这里判断到了疾病末期的患者，也许到了那里（大医院）还能好好地活着。去年我有一个案例，早就被"判了死刑"的，由于教授团队的介入，他

到现在还活得非常好，做了有效的止痛。（220311LL，社区安宁疗护负责人）

缺失的法律与伦理规范

医务人员要权衡放弃治疗的时间，所放弃的治疗以及放弃的方式，这些权衡会受到法律法规、组织制度和文化规范的影响。临终照护涉及很多伦理和法律问题，从业者面临的风险较大。当下并未解决的法律和伦理问题加剧了医护人员的认知与实践困惑。首先，在临终患者的照护中，医务人员本就面临较多的伦理困惑，如在预立医疗照护计划、心肺复苏的使用、营养支持治疗等方面（周英华、李俏，2022）。其次，对于医生，给重病患者多提供一个医疗干预的选择，比劝说患者放弃来得容易，也更符合救死扶伤的职业伦理。医院的伦理氛围也会影响护士对临终关怀的态度，护士会面临继续治疗与患者痛苦、治疗成本与经济负担的矛盾等伦理问题，良好的医院伦理氛围可以提高护士对临终关怀态度的积极性，从而为患者提供优质的临终照护服务（董毅、李玲，2020）。在法律方面，我国尚未出台和预立医疗指示相关的法律法规，也没有关于临终期实施限制医疗的相关法律法规（周英华、李俏，2022）；和安宁疗护相关的规定主要散见于各种政策文件中，大多只是在一两句话中有所提及，且大多为规范性文件，缺乏强制性和约束力（杨璟歆、刘毅，2019）。《医师法》等法律明确规定医生的职责是防病治病、保护人民健康，但对安宁疗护缺少相关指导。安宁疗护的一个实践原则是"既不加速，也不延后死亡"，从业者认为，按照目前的政策法规，这一原则相当于既要减轻患者的痛苦又要不缩短患者的生命，这对他们的实践提出了很高的要求。这样的伦理和法律氛围给直接做医疗决策的医务人员带来不少困惑。安宁疗护从业者就在担心"会不会触犯到道德的底线，会不会触犯到法律，会不会触犯到纠纷"中摸索救治的边界。

现行的一些法律，如《医师法》里面规定了我们医生一定要救死扶伤，治病救人……《医师法》规定了我们医生一定要去做（救治）这件事情。如果不做，只要等到一点点的事情，他就可以把我们医生告上法庭，对吧？我们经常说，医生一条腿在法院，另一条腿在医院。安宁疗护在一定程度上是在擦边走。政策法规对安宁疗护的要求，是既要减轻病人的痛苦，又要不缩短患者的生命，这是一个很高的技巧。看看我们用的很多药……比如说吗啡，如果用量大，可能出现呼吸抑制；用量小，病人痛苦则没有止住。这种情况对我们医生实践技能提出了很高的要求，就是说，不能因为吗啡过量导致病人的死亡，但是也不能吗啡没用够，让病人不停地痛苦挣扎。这里面对我们医生的挑战是很大的。（200805WZR，医生）

风险在于患者家属是希望解脱了，但是又不希望把药全部停了。或者说他的决心是不彻底的。他今天跟你说安宁，过了两天他又说不安宁了。虽然签了字，但签字只是个告知，并不是免责。法律上没有规定来保护你。本来作为一个医生你就是有病就得治，你不能说看着他没有（办法）。你肯定要得到家属充分的授意，或者说家属他全家人都同意。关键是谈了之后，要保证人家不会来翻旧账啊。万一他哪一天又想不通了，又来翻你旧账，那咋办呢？现在还没有一个法律来完善或是保护各方的利益。（220910ZYY，医生）

医疗干预是否与安宁疗护理念有冲突？

维持生命的技术也在延长死亡，即使是医疗界也很少有人能清晰地划分维持生命的治疗术与过度治疗之间的界限。而对于安宁疗护，"泛泛设想的'不要激进措施'的生前嘱托根本不适用于解决迫切问题——是否要抗击感染，是否接受管饲或者是否实行康复措施，以及持续多长时间"（考夫曼，2020：248）。中国社会很少实践生前预嘱，患者的临终抉择大多留给了家属和医务人员，这更给从业者带来挑战。临终照护医务人员虽有安宁和善终的理念，但在具体的医疗抉择中，哪怕在安宁疗护行业从业一段时间的医务人员依旧会面临困惑:怎样缓解患者的痛苦,要不要吸痰、要不要呼吸支持? 安心医院的医务人员表示,即便是安宁疗护的病人,有的时候该上积极治疗的时候他们还是要上一点,因为这对病人病情有好处。① 但因为没人交流和指导,他们又担心和安宁疗护理念冲突,会不会通过改善病情而延长了生命,也延长了病人的痛苦:

> 怎么权衡减轻他的疼痛,或让他神志清醒? 其实有很多这方面的困惑,包括临终关怀。比如一些病人,痰比较多,然后是给他吸痰还是不给他吸痰? 不给他吸痰,他可能就会窒息,很快就走掉了。很快走的话,对他应该算是一个好处,因为他不用承受那么多的痛苦,但是如果让他因痰液窒息走,感觉好像是有点残忍的。我现在还是比较困惑,对于这样的病人要不要给他很积极地去吸痰,还是说就不给他吸痰这样子走,我到现在还是没办法权衡……也很少找到专家跟你交流这方面的东西,只是说以减轻痛苦、不延长生命为准。但是怎样减轻痛苦,怎样算不延长生命,其实也很难完全权衡的。(210629ZYS,安心医院安宁疗护医生)

在医护人员的表述中,临终照护阶段常常有三个有些重叠的内容:支持性治疗,对症治疗(缓和医疗②),安宁疗护(临终关怀)。国际上对支持性治疗、缓和医疗和安宁疗护这三个容易混淆的概念做过系统区分。大多数现有研究都认为:支持性治疗贯穿疾病全程,从个人患病到生命结束,对诊断和治疗给予一样的重视;缓和医疗一般从疾病进展期开始(有的也支持从疾病早期开

---

① 类似的,有研究(Lynn & Adamson, 2003:16)指出,对于癌症患者,即使是到了疾病晚期,也可以提供一些昂贵的"激进"的治疗,因为这些治疗对增强生命活力有好处。

② 有研究者指出,"缓和医疗"就等同于我国传统意义上的对症治疗(姜珊等,2019)。

始干预）；安宁疗护则主要集中在疾病终末期（Hui et al.，2013）。从支持性治疗，到缓和医疗，再到安宁疗护，也是一个随着疾病进展而发展的过程；当然三者也有部分重合，安宁疗护是缓和医疗的一部分，而缓和医疗也是支持性治疗的一部分。在实践中，很多安宁疗护的从业者都提及，在患者生命最后阶段，他们都不再提供积极的治疗（如不会进行抗肿瘤治疗），但还是会在家属的要求下进行基本的支持性治疗或对症治疗：

> 所谓支持性治疗也分好几种，一种是常规治疗，如输营养液、换尿、导尿；另外一种是放疗、化疗之类的介入性治疗；甚至还有很多我们说不上来的新的手段。我们最基本的支持性治疗还是要有的。（这里的患者对支持性治疗有要求吗？）有，很多患者和家属一上来就问你们这里有呼吸机吗？我们会跟他说我们会有一些支持性治疗，什么是支持性治疗，能达到怎样的结果，你们到了我们这儿来，我们能做到什么程度。到了临终阶段，如果你非要做气管切开手术，那索性你就别住了，因为我们达不到，我们只能做到最基本的一个维持。我们会和患者家属提前谈好，如果说你到最后不能认可的话，你可以去其他医院。（171103DS，医生）

如上面从业者提及的，对于接受安宁疗护的病人，他们会尽力去满足其基本医疗需求，对临终者他们会提供必要的对症治疗和营养支持。偏安宁缓和的医疗与主流医疗实践的区别就是，他们不做治愈性的治疗。正因为在实践中，对于安宁疗护究竟应该如何去做没有固定的标准，且很多时候会受到家属抉择的影响，从业者大多也是模糊地去实践支持性治疗和对症治疗。即使在安宁缓和医疗发展成熟的西方国家，研究者也指出从事缓和医疗的医生常常受困于要平衡对技术干预的高期待与用更人道的方式来对待临终者之间（Clark，2002）。而中国安宁缓和医疗正在摸索的当下，我们更常观察到安宁疗护病房一些模糊的操作。如对于已经弥留的病人，医务人员无法忍受让其"渴死""饿死"，依旧给予肠道营养及补液。

> 不抢救，不去 ICU，不气切、不胸外按压。这些就是最后的那种抢救嘛！他如果签了说不打针，（不能做吞咽动作）就（只好）插胃管。他说不吃，那就是饿死了，是不是？作为医护人员我们也不可能（这么做）吧，但是那边装配上（胃管），然后病人如果心功能不全，我们还是要对症处理。（210526GDZ，护士）

维持生命的技术应用到什么程度，什么时候应该停止，一直是医学中有争议的涉及伦理的难题。在生命末期，主要的维持生命的治疗方式包括心肺复苏、人工辅助呼吸（呼吸机）、人工进食、输血、透析治疗、昂贵抗生素的使用等。虽然医学研究已经证实对于一些临终患者（如癌症晚期临终者），在生命末期继续一些治疗如人工进食是徒劳无益的，反而可能会增加患者身体的不舒适或痛苦，但在实践中还是难以完全不给患者营养支持。在中国社会的死亡观念中，饿死如同痛苦而死，都是"不好的死亡"。家属于心不忍[1]，医务人员也难以做到让临终患者活活"饿死"，即使病人已经神志不清、没有意识。一项对临终患者继续通过胃管进食进水的研究指出，这种在理性抉择上不必要的实践在医院临床中却常常实施，主要在于食物与生命之间的象征连接（McInerney，1992），这种认为食物就是生存的象征的想法甚至会超过理性思维。很多人都会错误地认为不进食进水，病人会处于饥渴的状态。这是因为食物关涉着人作为人的根本。现实中，中国患者的晚期干预抉择大多留给了家属和医务人员。家属不忍心让老人饿死，怕背上不孝之名或不舍得放手，在停下营养支持看看和继续打几天营养之间徘徊；医生怕纠纷，按照正常的医疗流程来继续提供营养

---

① 国外的研究也发现家属在对患者临终抉择时面临很多困难，包括是否停止进水和人工进食这方面的抉择（Shinada et al.，2022）。

支持，但又担心并不符合安宁疗护理念与提高死亡质量的原则。很多医务人员也了解患者生命末期的身体感受，知道到一定时候临终者不再需要进食进水，并向公众呼吁临终患者维持身体舒适是最主要的。① 但在具体操作中从业者表示，很难做到对临终患者断食断水或者完全不给营养支持。这样的操作在伦理上过不去，且常人一般难以理解，于是在家属要求下，不少患者在戴着鼻饲管和静脉输液中走到了生命尽头。② 上海复旦大学附属肿瘤医院姑息治疗科的一项研究就发现，即便是这里的癌症晚期患者，其中 40.4%接受人工补充营养和水分直到离世（Gu et al. , 2016）。

（三）碎片化的医疗 vs. 多学科的综合照护

对于安宁疗护来说，其在医学中类似于全科，虽然其和老年医学、肿瘤医学、重症医学这些学科都有密切关系。这个领域收治的病人是根据疾病进展的阶段，而不是疾病的种类来划分的；患者年龄也多样化，可能是老人，也可能是青年人或儿童。正因如此，安宁疗护对这个领域的从业者有综合的要求。从事安宁疗护的医务人员提及，对临终患者的照护是对医务人员人力和精力的考验："一个

---

① 如安宁疗护行业的从业者也对公众呼吁"濒死病人不会感到饥饿，相反，饥饿可生成酮体，能减轻疼痛和产生欣快感。这时候如果强制喂食进水，会造成呕吐，食物进入气管会造成窒息，并导致患者出现疼痛。正确的做法是：禁食和禁水"。引自《临终前护理别做错了：有相关迹象时不必辅助吸氧，最好禁食禁水》，https://www. gzdaily. cn/amucsite/pad/index. html? id = 1800235 #/detail/1800235? site4，最后访问日期：2022 年 12 月 20 日。

② 对什么时候给患者断食断水具有争议性，安宁疗护实践历史悠久的英国社会当下还是不时有媒体报道给安宁疗护患者断食断水的案例，讨论什么时候应该停止给临终患者进食进水，是否应该让患者在营养不良中去世。如 2023 年 3 月的一则报道，一位老人被断食断水 28 天后离世，引起家属和公众巨大争议，参见 "'Don't let this beautiful lady die in vain' Devastated son of woman, 88, who passed away 28 days after carers stopped giving her food and water demands end to 'death pathway' treatment so other families don't have to go through 'inhumane' ordeal," *Daily Mail*, 2023 - 03 - 21, https://www. dailymail. co. uk/news/article - 11886311/Devastated-son-woman - 88 - died - 28 - days-carers-stopped-feeding-demands-change. html，最后访问日期：2023 年 7 月 19 日。

（症状）问题出来后，医护人员要做一堆工作来评估和解决，遇到这种病人，都是几个护士一起上来处理，各种动态监测，从气促气喘、咳嗽咳痰到发热等各种问题。"（210909CMJ，护士）此外，临终患者照护对医务人员的技术要求也很高。田野点安心医院临终关怀科主任提及，刚开始建立这个科的时候，想着有个地方给病人停一停就可以了，但实际做了后发现有很大技术难度，尤其是肿瘤终末期患者的医疗处理非常复杂：

> 一开始的时候，我认识上有个误区，认为这个科以护理为主。后来就发现，其实这个科是一个多学科协作的科，有相当程度的复杂性和难度。肿瘤患者最为突出的难点是症状的控制，症状控制并不是简单地只是用一些麻药或者镇静药，因为它是跟病有关系的，肿瘤本身导致的一些并发症或者肿瘤转移引起的症状非常难受。在一定程度上说，它对我们提出的要求很高……（200805WZR，安心医院临终关怀科医生）

照顾临终患者，尤其是特定疾病如癌症的患者，常常需要专科知识来缓解患者的症状，也需要综合的技巧来提高患者的生活质量。面对患者在癌症晚期的复杂症状（如疼痛、呼吸困难、便秘等），安宁疗护需要的技术是复杂的。缓解症状和让病人身体舒适需要专业的医疗技术做底子，还需要护理的技术和妙招；对医务人员来说，这是耗时耗力的工作，需要多人合作，需要疼痛医师、营养师、康复理疗师、药剂师等多学科多角色的技能。

此外，安宁疗护强调重回整体人的需求。从事安宁疗护的医生评价道，对于积极治疗的外科医生而言，病人就像会呼吸的瘤子，医生关注的是肿瘤的状态，但是到了安宁疗护的情境里面，医务人员看到的是患者整个人在生命最后阶段、肿瘤晚期受到的痛苦，以及症状之间复杂的反应。

> 做安宁疗护，是把病人看成一个人来治疗的，做手术的

话，可能是把他看成一个器官来治疗，我的理解是这样子的。他（医生）只要针对这个器官，针对这一块把它弄好了，就可以了。但是做安宁疗护的话，你可能是把病人看成一个整体来治疗。安宁疗护在人伦方面可能考虑更多一点，但是在外科可能考虑局部的因素比较多一点。他（医生）可能，按照解剖学来说，把病人看成一个标本一样来治疗，不用投入太多的情感进去。但是你做安宁疗护，不能把病人看成一个标本来治疗，要把他看成一个完整的人来治疗。（210629ZYS，医生）

安宁疗护对整体人的关注，对身心社灵全方位的照顾，需要超越科学理性的医学视野，更需要其他学科的加入。如在安宁疗护理念下，从业者除了关注身体症状的控制，也会关注到患者的心理与灵性照护，会在患者临终前尽力满足其心愿。但"心、社、灵"是这些医务人员在传统医学中不太熟悉的领域，常常让从业者不知从何做起。满足临终者身心社灵的综合需求意味着，除了需要医生、护士、药剂师、疼痛医师、康复理疗师等多种专业角色，还需要社工、心理咨询师、志愿者等角色加入，需要跨专业的合作来满足患者及家属的各方面需求。

我们对于这（身心社灵）四个点可以做很多工作，但是很多工作是你看不见的。关于躯体方面的护理，我们学医的一出校门就知道，我们应该给他进行口腔护理、输液、止疼，那些规范制度全都有。除此之外的那三个方面，就是社会的、心理的和灵性的，反而是缓和医疗体系当中很重要的。但是以前又没有学过，现在的医疗体系当中也没有。（171103DS，社区安宁疗护医生）

如前所述，临终照护及安宁疗护本身就耗时耗力，不可能把所有的工作压力都放到本就人手紧张的医护人员身上。如死亡的沟通与交流不一定全部由医护人员承担，也可以由神职人员、社工等辅助角色来分担。而死亡证明的办理等身后事的流程也可以交由社工、社区工作人员、殡仪人员或志愿者来协助。其他职业的发展与补充可以给本就人手紧张的医护人员解放更多时间，让他们可以把精力集中于照护的提供，也让面对死亡的压力和医患矛盾得到缓解。一个多学科团队的参与也能为患者及家属提供更全面的社会支持。可中国当下的医疗体系中恰恰缺少这些角色，即便有也分散在不同部门，难以整合起来发挥作用。当下的安宁疗护实践还是以护士和医生为主，在医护人员之外，其他安宁疗护发展需要的专业人才较为缺乏。尤其在疫情期间，因为疫情防控和资金收紧，很多角色被取消或者无法再进入医院服务。

> 现在这些志愿者服务都取消了。没有人帮我们，我现在觉得很难，为什么？很简单，原来还有志愿者可以帮助我们的时候，我们哪些病人心里很焦虑，志愿者过来就免费陪伴嘛，献爱心，陪伴病人之后我们就会收到一些反馈。有些病人我们会让志愿者去跟，营养师、疼痛医师也一块儿。当然我们现在营养师和疼痛医师也有在看，也是义务在为我们做事……没有社工，这些角色我们都自己做了。我们现在融多职于一身。(210916CF，护士)

这些辅助人员和多学科人员的设立和雇用本身在医院就是一笔投入，而在这些人员提供具体服务时，收费也是一个难题。当下的医保支付制度主要是针对患者的"身体"治疗，安宁疗护涉及的"心、社、灵"部分在医保体系中还是空缺。医疗体系没有覆盖这些多学科的服务内容，家属也难以承担或不愿承担。然而，这些人性化的照护、对患者心理与灵性的关怀，是当下医疗体系所缺乏的，却常常被强调治疗的医学看作"软性的"、次要的内容，虽然医学界近些年也在强调人文的回归。此外，随着分科越来越细，当今医学呈现为"碎片化的医疗""切葱似的医学"。营养医学、心理医学、运动医学、康复医学、中医学、人文医学这些所谓的"平台医学"学科都可以服务和加强临床医学，当下也在被不断强调，但很多医院并没有这些学科，即便有也处于边缘的位置，比如没有单独的科室或门诊，患者很难接触到这些服务。这也让安宁疗护对多学科的要求难以满足。这些都与下一章谈及的制度因素有关。

三　面对死亡的情感压力与缺席的职业成就感

（一）面对死亡的情感压力

医疗技术的发展让越来越多从前被视为致命的疾病有了应对的方式，即使是无法治愈的疾病，也有了更多技术来延缓死亡的到来。医学最初意义上的治疗越来越成为一种期盼，死亡是因为疾病医治无效（方新文、边林，2013），而非因为"自然"，即便一般认知中的"老死"也可以被医学解读为器官衰竭、感染等症状的治疗无效。在医疗情境中，"死亡"不再是自然事件，而是"治疗的失败"。"不顾一切"地抢救，也被认为是理所当然。对医务人员来说，不断使用医疗技术来对抗死亡、延长生命，这在与死亡对立的医疗文化中被默认为一种理性与规范。因此，当死亡发生的时候，医务人员容易产生高度焦虑，包括因无法挽救患者的生命而产生的愧疚感、高于实际的自我期许以及对自我价值的不确定（李迎鑫、程明明，2020）。不少受访的医务人员提及，当自己照护的患者去世，会出现自责的心理。在职业生涯初期，这种情况尤为突出。初次遇到患者死亡后，医务人员常常会回想这一事件，能细致描述当时的情况和细节，会反思是不是自己做得不够才导致患者死亡，觉得患者的死亡好像是自己的错。即使是面对病情无法逆转的患者，他们也一般认为不能让临终患者"多活几天"是自己的失职。

我自己印象比较深刻的，可能还是自己刚出来工作那一两年，晚上碰到抢救，然后病人就去世的。有一个患者，我记得他可能六七十岁，就是感觉不会那么快去世的那种患者。半夜突然间，他就拉了很多血便，因为是黑便，看着有点不对劲，我现在想起来可能就是半个多小时吧，就去世了。在帮他清理的过程中，我发现他不对劲，因为之前他也拉了，但是没有那一次那么多，下面又不停地在出血，很快他就去世了。我心里面一直想着这个事情，总觉得那时候是自己没有观察到位或者是怎样，反正很长一段时间都是一种很不安的状态……遇到临终病人，自己会比较紧张，老是去关注，老是会去看，然后很怕患者突然又像（之前）那个病人一样走得那么快。完全没有想到他会那么快就走了。老是觉得是因为自己没有做到位，就怕人家觉得这个人可能还可以多活几天。（210515XWY，护士）

面对死亡，普通医务人员都会有这种失落感与愧疚感，专门从事临终照护的医务人员这种情感压力则更大。参与医务人员关于安宁疗护的讨论会时，我常听到他们讨论压力与情感负担，提及选择做安宁疗护需要强大的内心。医务人员的天职是救死扶伤，而他们到了这个安宁疗护科室完全没有实现这个目的。在他们手中从来没有救活一个病人，反而面对的一直是不断地失去和死亡，因此心理压力格外大。此外，我们调查的从事安宁疗护的很多机构在摆脱早期的困境后，迅速引来大批临终患者。患者辗转各个机构，无处可去，在生命最后阶段来到这些机构，让这些科室成为"死亡收容所""死亡收容站"。很多患者入住几天、十几天就离世，让一般周期在 3～6 个月的"临终关怀"服务难以真正开展，这更加大了医务人员的失落感。

每一个医生都希望病人是躺着进来、走着出去的，他不希望病人最后是拖着，被太平间的（车）拖着拉着走的。那

不但是一种职业上的受挫感，我觉得更是一种对生命的无奈感吧。（220709DCY，医生）

在与死亡对立的医疗文化中，死亡被视作医学的失败，患者死亡或多或少会打击医务人员的成就感，带来情感的负担。此外，作为一种非常规事件，死亡对医务人员来说意味着额外的工作。正如上一章所述，在临终照护的科室，死亡的频繁发生意味着安宁疗护从业者需要处理大量的和死亡相关的手续和流程：临终前参与抢救，死后还需要做遗体料理、写好相关文书记录、与家属对接等。尤其当死亡发生在夜班的时候，而夜班一般只有一两个医务人员值班，他们需要完成大量工作，同时兼顾其他患者，这给医务人员带来极大的心理压力，有些护士甚至出现一些躯体化症状，比如失眠、幻听。

> 我们现在这边有两个病重的病人，有一个之前一段时间状况就不是很好，我上夜班之前就说估计是这一两天的事情了。我上夜班之前，一般会补个觉，就梦到了他走掉了那个情景。当我醒来的时候，我好像有幻听的感觉，听到心电监护那种拉成了直线的报警声。可能就会有这样的心理暗示和心理压力。（210520YHB，护士）
>
> 我们这个病区，压力不仅在于这个病人要走了，而且在于工作量非常大，已经影响到躯体。你看又是室上性心动过速，然后倒夜班又老是失眠。首先，这种躯体症状就让她心里不舒服，然后她会担心自己的躯体症状。为什么担心自己的躯体症状？因为我们收过年轻的晚期患者。也许下一个就是我呢，是吧？（20210627LHZ，护士）

与临终患者近距离接触的医护人员也会被患者的临终状态影响，从而唤起死亡焦虑和对死亡的恐惧。死亡焦虑是指人们对死亡的必然性事实产生的一系列有意识或无意识的心理状态，包括不安、焦虑、担忧等感觉（白福宝，2017）。医护人员相对于其他人接触死亡事件的频率更高，最直接的影响就是他们的死亡焦虑水平普遍较高，尤其是接触生存期较短患者的医护人员（胡成文等，2015）。受访的一位护士就讲到自己在实习期间照护临终患者的经历对她职业生涯的影响。她那时负责照护一位和她年龄差不多的年轻男性。在照护过程中，患者强烈表达了自己不想死的心情，表示不知道自己的人生为什么那么凄惨，这对护士造成极大的触动。后来患者离世，她几天都不想上班，一直走不出来。频繁地经历不同年龄不同病情的患者离世，从事临终照护的医务人员也会关联到自身和身边人，这会带来额外的心理负担。在频繁面对死亡的环境中，压力和压抑成为常态，所以有护士描述与死亡相关的工作是"厌恶性"的，甚至有医护人员因为无法调适对死亡的恐惧而选择远离相关科室。

> 我们的成就感总是被打击的。这个感触是很大的，对人的打击那种压抑的情绪（很大）。我们（科室）的那个氛围，比其他科室要沉闷压抑很多。（同时）成就感也很难体现。在我们这块区域的工作，感觉真的是个厌恶性的工作，这是个厌恶性的工作。很多人很难去调适好，包括我们自己。（210626WR，安养家园安宁疗护负责人）

（二）缺席的职业成就感与认同感

从事临终照护的工作，对医务人员来说是巨大的心理压力和情感付出，且这种工作让他们很难获得职业成就感与认同感。受传统医学教育的影响，大多数医务人员以"救死扶伤"为己任，职业成就感源于病人的病情好转、康复出院，或是通过治疗与照护没有让病人出现感染等不良症状，但是处于提供临终照护的科室，医务人员则很难获得这样的成就感。从事临终照护的医务人员只能看着自己的病人每况愈下，而且大多数是长期、慢性的病

痛，能维持就不错了。不少受访者提到，临终照护的工作让他们
怀疑自己的努力是否有效，感到缺乏成就感。

> 因为外科的话我始终觉得你有那种生的希望在，哪怕是癌，
> 做完手术，再化疗，经过一系列治疗，能康复出院，只需要定
> 期复查，你是能看到他从病态逐渐到健康良好的一个状态。但
> 是在这里呢，你是看着他走下坡路，虽然你很明白这些老人
> 家（死亡）是一个自然规律，但是我就觉得好像没有什么成
> 就感。（210520YHB，护士）

> 心理压力（大），每天都要死人，每天要做的都是跟临
> 死的人（打交道），在别的地方会有职业成就感，作为医生能
> 够让病人转危为安，能够将他治愈，但是在这个地方成就感
> 在哪里啊？没有成就感。所以能接受（安宁疗护）的医生他
> 们会觉得这是医疗的一部分，我们做好我们作为医生应该做
> 的，即便他去世了，我们也是尽了我们最大的努力让他很好
> 地走了。但是现在因为这种社会的教育和我们自身所受到的
> （医学）教育，这个大环境下，我们很多医生都觉得没意义。
> （171103DS，医生）

职业成就感受打击还在于社会观念上的不理解，安宁疗护从业
者被业内人士和外界"看不起"。在选择科室或工作领域的时候，医
务人员更愿意去能获得更多职业成就感的地方，那些有技术挑战性、
能有更大机会救治病人或遇到死亡较少的领域。而与死亡更近的老
年科、安宁疗护科则不是最优的选择。国内医务人员对安宁缓和医
疗普遍认识不足。在医疗专业化导向下，安宁疗护被不少医务人员
认为是一个类似于全科的工作，或者仅仅是给患者"发发药"，维持
一下。而安宁疗护相关科室的收入也不高，常常需要医院其他科室
的补贴，这也打击了医务人员从业的积极性。

> 就算我们医护人员自己去招聘人的话，你说让他去（哪

个）病区工作。入职的人，他（肯定）先选外科，外科工作节奏快。再选内科、手术室，工资高、奖金高、加班费高，他们是"三高"人群。接着就是急诊科的钱也不少，然后最后才是临终关怀这种性质的。（190419LDZ，医生）

说实在的，以前（康宁）科室被人看不起。有（被）社会看不起，也有院内看不起。第一个，院内看不起，因为要其他科室养着。第二个，社会觉得你这个科室这些医护人员根本不需要，（收治的）都是等死的病人，不需要太高的医疗技术，科室里都是比较差的医生，都是（别的科室）不要的人过去的。其实我们说根本不是（这样），这里（医务人员）更需要全面的知识。（170619XZR，医生）

如果上述的表述更多来源于医生，那么对于直接从事安宁疗护的护士来说，她们职业成就感的缺失还在于安宁疗护烦琐且综合的工作内容带给她们的职业困惑。临终阶段，医疗应注重关怀和照顾，因此护理人员的角色尤其重要。安宁疗护的一个重要主题是舒适护理，包括擦身、洗头、口腔清洁等生活护理和排便排尿异常的护理等。在许多医院中，大多数生活护理的工作已交由护工来分担。但是在临终照护中，因为许多终末期患者病情严重，且身上有插管等特殊情况，不少生活护理的环节还是由护士来负责。临终照护中生活护理的内容较多，加上许多患者是重症卧床的，在护理方面的难度大、工作量也大，这给护士造成极大的压力。田野点安心医院的护士长表示，疫情期间，由于医院住院患者总量减少，临终关怀科和肿瘤科合并，从肿瘤科调来的护士工作没几天，就因为安宁病房工作量过多、工作压力太大向领导反映希望调岗。这也是该院临终关怀科第一次被领导"看到"，在这之前医院领导一直认为她们在"服务一群等死的人，不用做太多东西了"。除了难以获得他人的认同，临终照护的工作也难以获得护士自身的认同。对临终患者的照护，除了症状管理方面的内容，其他基本是围绕人的最基本需求——"吃喝拉撒睡"来安排，有护士形容这些工作"又脏又累"，从内心深处对这样的工作难以接受。

> 这里的护理工作量比较大。抹身、口腔护理都是我们做，包括打东西（管饲），要换胃管，这些都是我们护理。我们这里没有护工，都是我们护士做。（210526GDZ，护士）
>
> 你会觉得那些窗帘……甚至整个房间有很多体液，觉得真的很脏。然后给那些留置胃管的病人不是要做护理吗？重病人一般都有胃管、尿管、气切这些，（我们要）换气管垫啊，维护管道，然后口腔护理。……我觉得挺脏的，说实在的，我不是很能接受。（200912CM，护士）

近些年，护士在医疗体系内的职业发展路径也形塑了护士以专业化为导向的职业追求。以护士的职业培训为例，早些年的护士培训既注重基础护理也注重医疗技能，而近些年护士的职业培训更加注重医疗技术和理论。一位退休多年的老护士长回忆自己当时接受培训的内容，那是 20 世纪七八十年代，考试和技能竞赛大多是铺床、擦浴等基础护理的内容。后来护士考试和培训的内容越来越向专业化发展，现在基本不会再考查擦浴之类的基础护理，而是穿刺、伤口护理等技术性较强的医疗专业技能。2016 年，原国家卫计委发布《新入职护士培训大纲（试行）》①，仿照医生规范化培训模式制定的护士规范化培训制度更加强化了对护理的专业性和技术性的要求。进入护士规范化培训时代，除了注重医疗技能的操作，对于理论知识的要求也更高。在访谈中，我们也能明显地感觉到，近些年毕业的护士对于护理的专业性更有追求。然而，这种对于专业性的

---

① 这个文件鼓励各医疗机构对从院校毕业后新进入护理岗位工作的护士开展规范化培训，要求新入职的护士参加为期两年的专科轮转培训。参见《国家卫生计生委办公厅关于印发〈新入职护士培训大纲（试行）〉的通知》，http://www.nhc.gov.cn/yzygj/s3593/201602/6ae15991f91e41e795e7f9ecb9047d32.shtml，最后访问日期：2023 年 7 月 19 日。

追求在临终照护中却难以实现。与医生面临的困境类似，安宁疗护相关科室与全科更为相似，护士需要照护的是各种不同疾病的临终患者，相比于专科，她们的专业性受到挑战。此外，生活护理在临终护理工作中的占比相较其他科室更高，这使得从事安宁疗护的护士对自身角色定位更加不确定，也进一步影响了她们的职业认同。

最后，对于从事安宁疗护的医护人员整体，职业成就感与认同在社会认知层面遭遇的打击与制度因素有关。当下安宁疗护、缓和医疗都没有在医疗体系及医学教育中占据重要位置，二者均没有成为独立的专业或分支学科，其专业地位在医疗领域尚未被充分认可。这也影响到安宁疗护从业者的晋升问题。他们没有匹配的岗位，晋升没有相关专业，且福利、待遇也没有优势。临终照护工作本身需要巨大的情感、耐心和时间付出，但当下没有相应激励机制让更多人愿意进入这个行业。对此，下一章制度层面的分析会进一步解读。

四　实践中的摸索

面对安宁疗护与主流医疗之间不同理念的矛盾和冲突，以及实践中遇到的情感压力与认同困惑，安宁疗护从业者需要在具体的工作中去探索理念的磨合，并找寻新的工作意义与职业认同。

（一）整合矛盾的探索与模糊杂糅的实践

2019 年，在一次安宁疗护从业者的沙龙中，大家一直在纠结和讨论"安宁疗护""缓和医疗"这些词的定义和界定，因为参与的护理人员居多，讨论后大家比较有共识的是安宁疗护属于护理层面，包含症状管理和护理，以及心灵上的安慰；而缓和医疗属于医疗手段（190717HSJ）。医务人员从自身角色来讨论这些词语的定义和工作范畴，这与国家卫生部门对安宁疗护的正式定义有出入，但也显示了从业者需要在工作中去不断摸索和判断自己工作的边界，处于边摸索边学习的状态。

　　前文提及，当下国内安宁疗护的从业者大多"半路出家"，从其他科室转做或兼做安宁疗护。在这个过程中，这些从业者需要重新学习安宁疗护、缓和医疗的诸多知识。受访的医务人员学习的途径包括：一是受机构派遣去国内当下做安宁疗护的知名机构学习，二是参加业界安宁缓和医疗相关的培训班，三是去香港、台湾地区学习。这些首批受训者回到自己机构再把安宁的理念和实践带给周围更多的医务人员。也因为在安宁疗护实践的早期，国内还没有相关的指南①，所以从业者引进了不少来自其他国家和地区的实践经验与指南：从欧美（尤其是英国）引入的知识和指南，以及离中国大陆近的香港、台湾地区的经验。当然更有国内同行间的交流和先行者的传授。通过学习其他国家和地区的做法，国内的从业者从中汲取经验，在遵循安宁疗护的基本规范要求的同时，结合自己机构的情况因地制宜地发展和实践。但整体而言，国内安宁疗护实践还处于一个模糊和杂糅的状态。

　　大多数从业者靠过去照顾病人的经验和新学的安宁疗护知识的结合来摸索着实践。我们访谈的安宁疗护从业者都提及，他们缺乏常规性、系统性的培训。在开展具体工作的时候，常常不知道如何做：难以判定患者的临终期，对怎样的病人才能进入安宁病房感到纠结；收入病人后，不知道如何与他们谈论死亡，如何抚慰家属的哀伤；想去做但不敢去做，想帮忙但不知道怎么去帮忙。目前我国虽然开始对从业者进行更多专业的培训（如安宁疗护专科护士培训），但尚未形成全国性的认证标准和制度，大部分安宁疗护从业者只能通过同行间的互相"取经"、交流来积累经验，解决实践中的困惑。而安宁疗护行业的医护人员流动性大，一些人在安宁疗护科学习或参加完培训，并不愿意长期从事该领域的工作，让整个行业难以积累有经验的人手。也因为从整体来说该领域的从业者还比较少，医护人员在遇到困惑的时候很难找

---

① 2017年，原国家卫生计生委办公厅印发了《安宁疗护实践指南（试行）》，这一情况有所改观。

到合适的人交流和商讨。因此，不少机构的从业者现在摸索安宁疗护的方式主要依靠一个月讨论两三个案例，用典型案例来启发和培训更多人的理念，处于边实践边探索的状态。

如前所述，安宁疗护从业者面临是否医疗干预、治疗的限度在哪里的困境。在当下安宁疗护中没有对于死亡来临前应该怎么做的清晰规则，因此医护人员需要在现场根据经验判断，没有太多可以参照的依据。在具体处理死亡的时候，很多因素都在影响着医护人员的考量：救治的伦理、家属的同意、用药的权限，等等。在探索救治边界和干预范畴的过程中，从业者需要不断摸索究竟怎么做才是安宁疗护。大多数从业者都认为他们会尽力做到两点：第一，减轻病人的痛苦（在临终照护中不用医疗手段增加病人的痛苦）；第二，遵从病人的意愿，帮助其实现临终心愿，提供人文关怀。"医疗护理＋人文关怀"是从业者在实践中对安宁疗护直观理解的两大方面。这与 2017 年国家卫生部门发布的安宁疗护指南大体一致（该指南主要涉及三大部分的工作：症状控制、舒适照护、心理支持和人文关怀）[①]。在安宁疗护的实践中，他们也从这两个方面来评判医疗干预的边界，符合其内容的则做，不符合的则不做。

> 在不给病人增加痛苦的前提下的基本医疗必须做，我们就要提供这样的医疗服务。好比他疼痛，我们给他止痛，吃止痛片，吃中药扎艾灸那些，我们会给他评估疼痛，最大程度减轻他的痛苦。如果他气促，是肺癌病人，气促我们肯定（让他）吸氧，（但）对他有创伤的医疗好比插管什么的我们是不做的。（190419WZR，社区安宁疗护医生）

---

① 《国家卫生计生委办公厅关于印发〈安宁疗护实践指南（试行）〉的通知》，http://www.nhc.gov.cn/yzygj/s3593/201702/83797c0261a94781b158dbd76666b717.shtml，最后访问日期：2023 年 7 月 18 日。

　　面对安宁疗护机构成为"死亡收容站"，医护人员频繁地遭遇死亡所带来的情感压力，以及无法按照安宁理念提供服务的挫败感，不少机构的从业者结合自己工作的实际，把临终照护的范围扩大，变成安宁与康复的结合。如田野点安心医院的临终关怀科，从一开始只收癌症晚期病人，成为一个病人来等死的地方，到后来慢慢发展出广义的安宁理念，也做类似于肿瘤康复的事情。这里的医务人员表示，这样做可以让医务人员感觉还能为病人做些什么，同时也更符合病人家属的期待，这也使得救治与善终的理念之间有一个动态的平衡。

　　安宁疗护的学科发展，它一定不是一个"一刀切"的这种形式。我们后来慢慢就做成一个什么样的情况呢？就是说症状控制，身心社灵，我们照样给，但是我们在病人的肿瘤治疗这一块，也尽可能尽自己的一个技术力量去帮他链接资源。也就是说，现在形成了类似于这样的一个肿瘤康复的概念。二者并不矛盾，我们并不是说，他进到我这个（安宁）病区来了以后，就已经断了他所有的念想了……我们刚开科的时候，患者死亡的速度比我们收治住院的速度还快。这种情况下，整个人会很丧很丧。但是到后面的话，因为我们已经把这个专业的内涵外延了，至少我们不会天天都是这样收治病人，至少还是会有一些（病人），他的症状控制好了以后还能回家，跟家里面团聚一下，做一些什么事情。可能过了半个月或一个月左右，又出现什么（情况），然后他再来入住。这样子总比你接的每一个患者没多久就走了要好。我觉得这样能够让他中途有机会出了院，能够回家跟家里人一起生活一下，这样的话职业成就感还是存在的，就不会有那么的丧吧……其实我们做这个安宁疗护也不叫放手，只是尽我们自己的能力去帮助他控制这个症状。还有就是心理方面，社会方面，帮他整合资源，去帮助解决一些问题，让他最后没有太多的牵挂去到另外一个世界。如果你能够做到，（病人）走了以

后，他的家属也能够安然地度过这样的一个围死亡期（成就感也是有的）。（210627LHZ，安心医院临终关怀科护士长）

与安心医院类似，其他一些机构的医务人员也在动态地实践安宁理念，试图把安宁疗护的理念融入日常的医疗工作中。如在肿瘤科，即便改变不了肿瘤治疗的大环境，那么至少先让安宁疗护的理念被更多医务人员知晓，在可能的情况下，让有兴趣的医务人员去自行摸索、进行更多的实践；在尝试安宁疗护的内科，除了收治临终的病人，也收治身患慢性病的内科病人，对病人给予需要的治疗，并不全是安宁疗护。当下安宁疗护虽然并没有成为专科，缺少专门的晋升渠道，但从业者也意识到很多相关科室如肿瘤科、老年科、ICU 等都对安宁疗护充满兴趣。这也给了从业者进一步去发展安宁疗护的机会。在调研中可以看到很多科室的日常工作中都嵌入了安宁疗护的理念：安宁疗护和其他内科治疗夹杂着一起做，安宁疗护和养老一起做，安宁疗护和癌症治疗夹杂着一起做，安宁疗护和社区老人康复照护一起做。这种"嵌入式"的杂糅实践，让安宁疗护的理念与主流医疗观念在具体实践层面不那么对立，也让救治的边界变得更加动态。在下一章制度层面的分析还可以进一步看到，这样嵌入式的发展也是安宁疗护从业者在面对当下医疗体系的制度障碍所做的"妥协"。

（二）减少职业的困惑、追寻安宁的意义

减少职业的困惑与无助

"救死扶伤"使医务人员这个群体承担着常人不能承受的压力。面对饱受病痛、濒死折磨的患者而束手无策时，医务人员自己会经历很多的困惑，尤其是一些年轻的医务人员目送自己的病人离开后，可能很长一段时间都走不出来。而当死亡发生的时候，医务人员必须做出理性的判断，必须克服恐惧心理去处理病人的遗体；即便病人的生命体征已经消失，但救治的责任让他们不得不继续抢救，做心肺复苏，甚至压得病人的肋骨断裂，既是做给

家属看，也是为了自己的良心和使命，为了医疗伦理。但当死者死得没有尊严的时候，医务人员自己也面临极大的困惑，医疗的救治终点在哪里？什么才是为患者考虑的最好的做法？安宁疗护似乎是对这些疑问的一个回答。

> 在肿瘤这一块，本身其实治疗（技术和）能力是有限的。对肿瘤病人，有些时候我们是没办法把他治疗好的，只能去关注他、关爱他。我们新毕业的医生就感到无能为力，当他感悟比较多的时候，他自己没办法抽离。如果你发现除了治疗之外，其实还能做一些事情帮到病人，能做别的事情也是很好的。（210919XHZ，护士长）

> 对很多医生来说，也多了一个出路。有搞不定的病人，就去看宁晓红（这样的安宁缓和医疗医生）。其实她对医生来说是一个示范，我自己可能已经没办法了。（安宁疗护）是好的，对整个医疗系统来说是一个良性的循环，给医生多一条出路。不要要求医生一定要把病治好。医生就是治不好，有什么办法？没给他出路，他就只能叫病人回家，或者转院去社区（医院），怎么办？（210906HYX，护士长）

很多在癌症晚期维持生命的治疗或最新的治疗方式都是极其昂贵的，治疗效果却可能不佳，延长的生命长度也有限。过度治疗或无意义的抢救是对本身就紧张的医疗资源的浪费，也会造成患者家庭的巨大负担。但是作为医务人员，他们有时不得不"明知不可为而为之"，这带来很多职业方面的困惑。安宁疗护作为放弃治疗与抢救之外的第三种选择，其实践和摸索给医务人员提供了一条新的出路。尤其是面对医疗的局限性、有限性的时候，面对医疗失败的时候，安宁疗护让医务人员感觉自己还能为病人做些什么，这有助于减少职业的无助感和挫折感。无法救治并不是不管患者，医疗还可以给患者缓解疼痛、控制症状。它给了医务人员一条新的意义追寻之路。

> 如果将医生的职责单纯限定为救死，这应该是个错误的理解。（医学生）誓言不是讲了吗？是"除人类之病痛，助健康之完美"，那绝对不只是救死了。（220717ZX，医生）

救死扶伤不是医生唯一的职责，当疾病无法治愈时，那么减轻患者的痛苦也是医生的职责；尊重生命，不仅仅是挽救生命，也包括尊重死亡，让患者少痛苦地、有尊严地离开。安宁疗护是实现这一目标的途径。

追寻安宁疗护的意义

医疗体系内部有大批有情怀的医务人员，他们目睹了临终患者的苦痛或者亲历了亲人离世的痛苦，对以治疗为主的医疗有深刻的反思。而随着医学人文观念的发展，医学界也呼吁由"以疾病为中心"到"以病人为中心"转变，生活质量、患者尊严等理念越来越受到重视。安宁缓和医疗本就是一个蕴含道德意味的领域，在其全球的推广中，尊严、人性、道义责任这些词常被提及。在国内安宁疗护的工作中，医务人员同样引入这些理念，通过对"生活质量""尊严"的强调来重新解读患者临终期的需求。生命末期无法救治的死亡不是医学的失败，让患者有质量地离开才是胜利。有护士提及她在刚参加工作时抢救过一个病人，那个老人心脏骤停，当时家属已经选择放弃治疗，但是她和医生坚持再尝试一下，最后抢救回来了，老人多活了一年。在刚把老人抢救回来之后，她非常开心，有一种挽救生命的成就感。但后来她渐渐发现抢救回来并不算得上是件好事，老人没有任何生活质量，只能躺着，没有意识，一直上着机器维持着他的生命体征，家人来看他，他也是没有知觉的。在后期的照护中，她看着老人的生存状态，开始怀疑自己"到底是干了好事还是坏事儿"（210515HHY）。亲身的经历让医务人员意识到，对病人而言，在生与死的抉择之外，还有生活质量。另有护士提及，一个病人在家属的坚持下做了抢救，后来延了十年的生存期，但是他的儿子在病人最终离世后也表示后悔一开始抢救的决定。因为在这十年里，病人一直只能卧床，有意识但无法说活，也不能做任何举动。后来做了气管插管，在医院由护士来吸痰、做护理，营养也很难维持，儿子因为工作忙只有过年的时候来看望，就靠着病人的退休金来支持住院：

> 当时他儿子就这样说，他虽然很感谢我们这么多年的护理，但是如果当时（十年前）他知道他的父亲（抢救后）是这样的，这样躺着十年，他情愿当时就放弃，不去做插管，可能当时走了就走了，就没有那么痛苦。（210515HSS，护士）

从业者的亲身经历让他们认识到很多患者的临终状态是极其痛苦的，将死亡接纳为对痛苦的"解脱"，对"生活质量"和"尊严"的强调让他们可以通过另一种方式给临终照护工作赋予意义，这也符合安宁疗护对患者尊严的强调。安宁疗护概念的普及和相关培训的开展为医务人员接受死亡并为无法阻止的死亡做点什么提供了契机。有护士提及，她是在参加过安宁疗护的培训之后开始有所转变的，她试着按照安宁疗护的理念去关心患者的需求，并且根据培训学习到的内容给患者做护理，减轻其在终末期的生理痛苦，同时抽时间陪伴患者、与患者聊天转移他的注意力，患者的痛苦明显有所减缓。将从培训中学习到的方式运用到实践中，并且有成效，这减轻了医务人员的无力感。安宁疗护对这些从业者来说，才是真正体现救死扶伤情怀的业务。

在主流医学里，患者活着的时候，医生全力救治，而死是失败，不再由医生负责。临终关怀运动启发医务人员重新审视这种界限。临终关怀运动强调生死之间的关联性，而不是对立性；也正是临终关怀运动的发展，让生死在当代社会被分隔开来的明晰的界限变得模糊（Hockey，1990）。医务人员在面对死亡的时候早早干预，死后也可以继续抚慰，在生死转变中成为发挥过渡作用的"摆渡人"。值得欣慰的是，当下医务人员对救治与善终的观念也在发生着变化，不少受访的医务人员内心都认同安宁疗护的理念，即便现实中开展起来有所困难，也认可安宁疗护的现实意义：

> 我觉得临终关怀就是人道主义，我反而觉得医生也不要做得过多了，生老病死是自然规律。对一些发生车祸和意外的或者是一些可以治的就治，也不用想着我什么都能治，在我手里什么人都能起死回生。我觉得那样的医生会着魔的，他反而可能会做出一些违背人道的事情……我们业内，就是打比喻，说大夫有点儿违背孟婆。就是人们都排着队，奔赴黄泉，大夫总是来打破这种规则，然后把一些人拽出来往后排。有这种说法，我觉得是有点儿这个意思。（220917YJ，医生）

（三）找寻不同的成就感并重新定位角色

新的成就感来源

如前所述，从事临终照护的医务人员面临很重的心理负担和情感压力，容易陷入无力感，缺乏成就感，引发职业倦怠和心理耗竭。不少医务人员在长期照顾临终病人的过程中努力找寻新的成就感。医务人员提出临终照护工作的另外一种成就感，不一定是把生命抢救了，而是其他：

> 早上跟主任查房，到第八个病人，是一个癌症晚期的老人，其女儿在旁边照顾。主任进来后，老人说"止痛好些了，昨晚睡得很好"。老人的表情看起来很满足，精神状态不错，心情也很好，看不出来是一个临终病人，他说"这是这么多天来睡得最好的一晚"。主任同我说老人在外院止痛没做好，吃不好、睡不好，体力消耗快，昨天入院来的时候状态很差。我现场跟着查房，当病人早上醒来心情和状态都很好地说"这是我这么多天来睡得最好的一晚""舒服多了"的时候，我一样感到很高兴，我似乎也体会到主任他们说的成就感和价值感。（2022 年安心医院田野观察）

在田野点安心医院临终关怀科，科室主任说，病人来的时候那么痛苦，通过症状控制，中间几天让患者和家属的心情都阳光起来，舒适几天，这就是成就感。而且他们还遇到不少病例，通过减轻病人的痛苦，提高生活质量，也间接地延长了其生存时间。这在国际学界也得到证实，对于一些疾病类型，安宁疗护可以延长患者的生存期（Connor et al.，2007）。①

从业者也通过强调安宁疗护对他们综合技术的高要求来定位其职业认同。受访的医务人员提及，与外界认为的安宁疗护是"发发止痛药"不同，让病人好好走其实很难，缓解症状和让病人舒适需要多种综合的技巧，需要医疗技术做底子。其他与安宁疗护相关科室的医生也强调安宁疗护是对技术要求更高的专业，比如很多临终照护中用到的药物（如毒麻药品）在一定程度上是高危药物，需要医生具备这方面药物使用的资质和经验。安心医院临终关怀科主任有在 ICU、心血管科和肿瘤科工作的经历，才可以承担起当下主要针对癌症晚期患者的安宁疗护工作。对于护士，临终照护涉及很多生活护理，临终照护的成就感似乎更难找到，但受访的护理管理人员提及，临终照护也很强调技术，对护士的综合能力要求很高。从学科发展的角度来考虑，安宁疗护可以带动护理人员各方面能力的发展。比如癌症晚期患者的照护需要护理人员有"肿瘤专科中的全科技能，内科的肿瘤专科技能"，如果做好了，是对护理人员能力的极大提升。

通过自己"专业"的技术让病人舒服时间久一点，医护人员一样有成就感；让病人走得不那么痛苦、走得快一点，有的病人在睡梦中就走了，这让医护都觉得确实为病人做了什么；让病人的家属有更多时间陪伴临终者，亲人走后没有遗憾，做到生死两相安，更能带给医护人员安慰：

---

① 该项研究发现，对于三年内死亡的患者，对六大类疾病类型（充血性心脏衰竭、乳腺癌、结肠癌、肺癌、前列腺癌、胰腺癌）的患者综合统计发现，接受安宁疗护的患者比没有接受安宁疗护的患者平均生存期提高了 29 天。但这一结论是基于医生判断三年内会死亡的患者数据，有待其他临床统计的验证。

可能让病人没那么痛苦地走，也是一种成就感吧。因为肿瘤晚期病人是比较痛苦的，一个是疼痛，另一个是反复呕吐，处理好这些，然后让病人走得比较安详，也会有点成就感的。（210629ZYS，医生）

把病人治好是我们作为护士的意义感的体现，并不表示病人没有治好最后去世了你就没有意义了。其实我们是需要调整自己的观念的，就是说我能帮助病人最后能够好好地走，也是很美的一件事情……我们除了把病人救活，还要去给他送走，这个要去改变自己的观念。有时候是治疗，常常是安慰，总是在帮助。（210906HYX，护士）

重新定位角色

面对不同的工作理念和重点，安宁疗护医生和护士都需要去重新定位自己的角色和价值。在面对死亡这件事上，医务人员对患者和家属影响极大。对于普通人，死亡是陌生的、隐蔽的、不熟悉的，远离日常生活的。因此当死亡发生的时候，人们常常惊慌失措，不知道如何处理。这时候，日常工作中经常接触死亡的医务人员可以成为一个"更有经验的"指导者，对患者和家属给出指引，帮助临终者顺利度过从生到死的过渡阶段。一些护理人员则提及自己如同"临终患者助产士""往生助产士"，通过自己的工作让患者和家属达到"生死两相安"。

因为护士常常是接生的，那么我们对死亡，是不是我们送他死，也许让他进入另外一个新的生命状态呢？……听过有一个老师讲到一个"往生助产士"的理念，我觉得这个词相当于我们做临终关怀，相当于他可能从生命的这种状态，去到另外一个状态。我们有一句话叫作"出死入生"，不是说他完全死亡，而是去到另外一个生命的状态。（210906HYX，护士）

一些经验丰富的高年资护士指出，在原有的医疗体系的认知中，提供临终照护的护士确实很难获得成就感，但是面对老龄化和疾病谱变化的社会背景，慢性病患者、老年患者越来越多，护士要把自身的角色定位好，"我们不是拯救者。我们是陪伴者。我们救不了任何人。我们就凭着自己的感动，做一点算一点"（210906HYX）。除了陪伴患者，从业者也指引家属，如社区的安宁疗护医务人员会指导居家死亡的患者家属如何获取死亡证明，协助报街道、派出所备案，然后等待法医上门等；若在机构死亡，从业者则在机构内部协助办理死亡手续。这个时候家属无条件的信任也给了从业者动力：

> 因为我们很多患者家属都没有经历过，所以这（殡仪信息）也是我们工作范围之内的，我们要指导家属，你可以这样那样，我们可以给你提供哪里哪里的电话，你可以打电话问一下。有的甚至到了很信任的程度的话，连分房分地这些很隐私的事情他们也会跟我们说，来问我们，我们有时候也会帮他们找律师，志愿律师。（171103DS，医生）

此外，安宁疗护强调医患之间更加平等的关系，这在当下的医疗体系中是缺乏的。前文提过，紧张的医患关系、对纠纷的防备是推进安宁疗护中的沟通障碍之一。那么从事安宁疗护则需要转变角色和关系定位，从业者表示，有时候医生需要跳出自己的职业角色，站在病人的角度，从对病人最有利的原则来思考。这对当下中国的医疗体系是积极的转变。受访的医护人员表示，很多患者和家属面临终末期切实的需求对安宁疗护是比较容易接受的，尤其当医务人员能站在他们的立场来思考和沟通时。

> 以前我总觉得我要去帮他们，现在我觉得不是我在帮他们，其实病人也是在帮我。最大的改变是这个，是互相在帮助，互相在支持。我觉得这就是我最大的感受，就是我在跟病人相处的时候我们是一个平等的关系，而不是我是你的医

生、护士，我们就是两个平等的人。这是我个人最大的感受。（210916CF，护士）

更加平等的医患关系也导向更好的医患关系。死亡是极容易引发纠纷的事件。而安宁疗护多学科团队对患者的整体关怀，以患者和家属的需求为中心，去尊重和倾听患者的意愿，可以提升患者和家属满意度，减少投诉。从业者也反映，虽然工作压力大，但与其他科室对救治的希望不同，安宁疗护相关科室所有人员对死亡有预期和准备，风险也相对小："跟他谈好，这个病人预后肯定就是不好的了，就是让他做好心理准备"，"那你就没有那么大的压力啊，关于医疗纠纷这一块的压力"。（210627LHZ，护士）在整体较为积极的医患氛围中，来自患者家属的感激和认可更增强了从业者的成就感。几乎所有尝试安宁疗护的机构在调查中都表示，患者家属普遍是感激的态度，科室里挂满了患者家属送的锦旗，也收到很多感谢信，一些安宁疗护科甚至成为医院满意度最高的科室。来自患方发自内心的感谢成为安宁疗护从业者新的成就感，让医务人员感觉安宁疗护既是专业工作，也是在"做善事"，是真正体现医者仁心、体现医务人员职业道德的高尚工作，正如一位受访的医生提及：

> 现在总是提医疗不是冷冰冰的，我们要做有温度的（医疗服务），这一部分（安宁疗护）非常能体现医患之间的那种温度……我们（过去七年）一共有500例临终关怀的患者，没有一个投诉的，有的只是锦旗、表扬信、感谢信，有的真的是要含着泪给我们跪下的那种感谢。因为我们要宣传，所以在面对媒体的时候，病人家属都愿意出来谈那一段他们是怎么过来的。（171103DS，医生）

然而，让医务人员从安宁疗护中持续发展出新的职业成就感并顺利实现角色转变，还需要制度的支撑。在一次讨论会上（190717HSJ），从业人员强调，在每一家开展安宁疗护服务的机构中，这个科室的医护人员在医院中都应该获得绩效倾斜，应该拿高津贴和工资作为补偿。制度的支撑就意味着需要机构对人才的制度鼓励，不管是精神层面的、物质层面的，还是晋升层面的。第七章会呈现，在现实中对安宁疗护从业者的制度支持还有待提高。

五　讨论与总结：医疗场域中摸索的安宁疗护实践

安宁疗护和以治疗为中心的主流医疗模式在理念上有很大差别。对医生来说，在治疗理念上主流医疗强调救命，而安宁疗护强调善终。在安宁疗护工作中，不进行积极干预有时候被"常规"的医学认为是失败，会被其他理念不同的医务人员质疑。而有时候从事安宁疗护的医务人员也困惑于症状是否需要干预，干预的限度在哪里，面对患者临终的紧急时刻是否要采用急诊医疗思维去解决。此外，当下碎片化的医疗与安宁疗护强调的多学科合作也存在冲突。安宁疗护强调对临终者的身心社灵需求的全面关注，这需要多学科参与，也需要多学科的团队，而当下医疗体系缺乏医疗以外的其他专业和人才。

上面的理念冲突也给安宁疗护从业者带来情感的压力和成就感的缺失。医学救治的传统让医务人员天然地"拒绝"死亡，为挽救更多人的生命，而与死亡做斗争。然而临终照护意味着不断面对患者死亡，从业者需要面对不断失去患者的无助、面对死亡所带来的焦虑。对于护士来说，临终照护对护理的综合要求与当下护理专业导向的发展相悖。专业导向的发展让护理内容强调技术、专业理论，而临终照护涉及很多生活护理的内容。面对临终照护和遗体料理的繁重工作，护士难以从中找到职业成就感。临终照护和安宁疗护工作也让从业者很难获得职业认同感，不仅自身难以看到个人价值，也被业内人士和外界"看不起"或"不理解"。很多安宁疗护从业者都反复提到"孤独""孤军奋战"、"无人问津"。在以往的医疗场景中，大多数医生不清楚"没有医疗价值"的病人的最终归宿，但从事安宁缓和医疗的医务人员担起了这个"摆渡生命"的责任。但在现阶段他们依旧是小众和非主流的，常常不被理解和重视，需要在医疗体制、专业分工、文化传统等巨大惯习中拉扯和摸索。

安宁疗护从业者在实践中也努力摸索以解决理念和认知的冲突：他们尽力在工作中整合主流医学救治的要求和安宁善终的要求，模糊杂糅地实践安宁疗护；用安宁理念来解决过去救治失败带来的职业困惑，在工作中去发展新的意义，找寻新的职业成就感；也努力去调整自己的角色定位，从"拯救者"变为"陪伴者"，形成更平等的医患关系。这些努力为安宁疗护从业者带来了积极的改变，然而这些改变依旧是从业者从个体层面对自己工作的重新解读和调整。

正如很多受访者所说，现在是用"情怀"和"热情"来做安宁，但是仅仅依靠情怀和热情是不够的。在安宁疗护实践中，不少从业者表示，这项工作很"耗能"，它给从业者带来身心多重压力，也需要从业者付出额外的精力与情感，因此需要更大的团队和组织的支持为其工作赋能，如更多的专业培训与支持、心理和情绪疏导。从业者对安宁疗护本身的困惑，如救治边界的摸索，则需要更完善的法律和伦理规范的支撑。面对缺乏的职业认同感与成就感，医疗行业内部及社会观念层面都需要一个整体的转变，让医务人员既看重救死扶伤，也同样不忽略减轻病人不必要的痛苦，通过更大范围开展安宁疗护相关理念的宣传和培训，让即便不是从事安宁疗护的医务人员也对安宁疗护有更多的认识，让安宁疗护在社会层面被更加认可和接纳。最后，要让从业者在临终照护与安宁疗护的岗位上更好地、持久地工作，还需要来自制度的支撑——组织和政策对从业者的精神、物质或者晋升层面的激励与保障。而这与下一章所呈现的机构逻辑和制度安排密切相关。

第七章　制度嵌入下的安宁疗护实践

一　引子：晨会上的争执

在交班晨会上，科室护士长提及最近科室用的泵多，不够用，常常需要外借，化疗病人都要用微泵，这给护士带来巨大的工作量，因为护士都要一个个自己核对……

一位主任发问：那些放弃治疗的或放弃抢救的（病人）最长住多久，最短住多久？那些几天就走（离世）了，一天两天就走了的（病人）就一个床位费，住个 10 天还能做点服务，不抢救连抢救费都没有。他感慨地说，付出了没有收回来（回报）。

负责安宁病房的主任和护士长连连摇头，说他们有另外一个服务包，并不是什么（盈利）都没有。（2022 年安心医院田野观察）

在安心医院临终关怀科一次交班晨会上，我目睹了不同医务人员之间微妙的"争执"。临终关怀科又叫肿瘤五科，是一个单独的科室。2022 年 5 月，医院考虑到运营成本和疫情防控①，暂时将肿瘤大科下面的几个科合并，肿瘤五科合并到了肿瘤一科。临终关怀科原来的护士长成了合并后新科室的责任护士长，但原来各科室的主任依旧负责不同的治疗组和病床。临终关怀科和强调积

---

① 新冠疫情期间，因为疫情防控需要，医院里住院病人数量减少，而且根据疫情的反复情况，医院科室需要动态调整收治病人及探访家属的人数，这给医院运营也带来了压力。

极治疗的肿瘤一科合并后,不同医生的理念冲突一下子就凸显出来。我在科室田野调查期间正处于不同科室医务人员的磨合期。临终关怀科的医生提及,别的科室主任总会说,一进来就死的病人,收进来有什么价值?但从安宁疗护的角度来说,患者这个阶段需要的不是治愈性的治疗,积极的治疗让病人花钱还痛苦。临终患者需要的是症状控制,此外,还需要一些服务(如让病人舒适的按摩、善终关怀、悲伤辅导、临终时候的鲜花、病房的装饰),这些可以让患者舒适、体面地离世,让家属在温馨的环境中与逝者告别。临终关怀科的医务人员为了维持收支,也开拓了一个"善终"服务包供临终者家庭自主选择,并不是其他主任批评的那样"什么(盈利)都没有"。

从事积极治疗的肿瘤医生质疑临终病人的价值,而临终关怀科的医务人员则强调不要对病人过度治疗(泵用太多)。内部医务人员常说,这是价值观的不同,是不同医生之间理念和认知的不一样,但其实这背后也反映了"利益之争",是当下医疗体系中医疗机构对科室经济效益的考量。安宁疗护实践的探索也难免受到经济考量的制度影响。很多安宁疗护从业者提及,除了前两章呈现的观念与文化困境,他们面临的更大困境包括:安宁疗护不赚钱,医保不覆盖,领导不支持。现有文献也指出,我国安宁疗护不属于慈善范围,政府没有专门的拨款,获得的社会捐助也较少;安宁疗护服务还没有正式被全面纳入医疗保险体系。医疗保险不完善、服务收费不明确等导致患者付费与机构收费同样困难,即便开设了安宁疗护病房也难以运转(张雪梅、胡秀英,2016)。同时,公立医院存在激励机制、财务支出等方面的问题,民办医疗机构则在获得医保定点资格、税收优惠等方面存在困难,限制了目前临终关怀服务的质量和效率(李睿灵等,2021)。那么从制度层面来看,我国正在发展和推进中的安宁疗护嵌入当下医疗体系究竟面临哪些具体问题?从业者及机构如何应对?

二　安宁疗护与当下医疗体系的多重矛盾

（一）经济效益与不赚钱的矛盾

20 世纪 70 年代以来，我国的医疗体系市场化改革对公立医疗机构主要采取了两种措施，一是减少公立医疗机构的财政投入，将公立医疗机构转变为"差额拨款"单位；二是"放权让利"，给政策但不给财政支持（姚泽麟，2015）。这两种手段的结果都让公立医疗机构自负盈亏，经济效率和效益成为医院首先需要考虑的生存问题，这也导致医院的运行和管理在一定程度上受市场逻辑支配。以市场为导向的公立医院改革在提高卫生资源总量和改善医疗资源利用效率的同时，也带来了新问题，如催生了"以药补医"的乱象。为了解决这些问题，国务院办公厅 2015 年印发《关于城市公立医院综合改革试点的指导意见》，在全国城市公立医院推行新一轮的综合改革。以取消药品加成、调整医疗服务价格为核心的公立医院改革在全国推广实施后，公立医院收入来源由服务收费、药品加成收入和政府补助三个渠道改为服务收费和政府补助两个渠道。① 与公立医院改革同步推进的还有医保支付方式改革。随着我国基本医疗保障体系建设的推进，医保基金已经成为公立医院的重要资金来源。② 医保支付方式改革在全面推行以按病种付费为主的多元复合式医保支付方式，针对不同医疗服务特点，推进医保支付

---

① 《国务院办公厅关于城市公立医院综合改革试点的指导意见》，中国政府网，http://www.gov.cn/zhengce/content/2015 - 05/17/content_9776.htm，最后访问日期：2023 年 7 月 10 日。

② 2018 年，公立医院来自各类医保基金的收入达到 12339 亿元，占公立医院医疗收入的 51.5%。参见《财政部：以更多"真金白银"促地方公立医院改革积极性》，中国政府网，https://www.gov.cn/zhengce/2019 - 06/11/content_5399003.htm，最后访问日期：2024 年 2 月 21 日。

方式分类改革。① 当下基本上形成了"以总额控制为基础，以协商谈判和风险共担机制为核心，门诊按人头付费、门诊慢病大病和住院按病种付费为特点，项目付费不断减少，病种分值和 DRGs 付费正在逐步推进"的总体框架（廖藏宜、闫俊，2019）。这样的改革意在破除按"项目付费"下医疗机构的创收动机。

公立医院改革和医保支付方式改革等都强调社会公平，成为平衡医疗体系效率与公平的行政手段。然而，市场化逻辑依旧深刻地影响着医院运营，只不过医院在"创收"的同时，也注重控制成本。财政补偿不足、医疗服务价格调整不到位、医保结算时效性差等原因，导致医院需要承担较高成本，医院运营压力增加（陈巍、封国生、梁金凤，2022）。医院管理中也更加注重病人收治量、日均费用、平均住院日、病床周转率等指标。安宁疗护嵌入这一医疗大环境中，其难以用经济价值衡量、难以量化效益产出且难以盈利，则遭遇很多制度困境。

首先，安宁疗护需要大量的人力物力以及环境设施的投入，但在收费方面却面临问题。安宁疗护服务不以积极治疗为主，因此医疗收费常常较低，以床位费、舒缓医疗和护理费为主。而机构内部床位费一般定价不高，照护性的舒缓医疗和护理工作在当前机制下也不能体现应有价值，尤其是安宁疗护中需要大量付出的护理收费标准偏低。另外，安宁疗护中一些项目缺乏收费标准和依据，如对患者身心社灵的关怀中，涉及心、社、灵的内容当下无法收费。对这些项目如果机构自行定价收费，一是面临政策允许的问题，二是患者和家属是否愿意接受。收费制度造成了一个巨大的障碍，医院如果要维持安宁疗护病床的运行，常常需要亏钱补贴。有报道指出，如果按照国家卫健委《安宁疗护中心基

---

① 《国务院办公厅关于进一步深化基本医疗保险支付方式改革的指导意见》，中国政府网，https://www.gov.cn/zhengce/content/2017 - 06/28/content_5206315.htm，最后访问日期：2023 年 7 月 19 日。

本标准（试行）》等标准，有 50 张病床的安宁疗护中心每年的亏损将达到 1400 万元；而在 2019 年，某医院一个有 7 张床位的安宁疗护病房亏损就达 200 万元。[①]

其次，在当下医保政策的规定下，医院在提供安宁疗护服务中面临更多门槛。安宁疗护服务在过去很长一段时间不在医保的报销范围内。但正如前文提及，医保基金已成为公立医院的重要资金来源。一些机构的安宁疗护科室跟医院其他科室一样按照病人实际的医疗项目收费，并通过医保报销，但临终病人治疗性项目少，也导致科室收入少。此外，当下安宁疗护的很多服务内容（如生活照护、心理支持及哀伤辅导等）不在医保支付范围内。其他一些实践安宁疗护的机构则开始尝试按床日付费结算或打包付费，且这是近年来安宁疗护医保制度改革的方向。然而在实际照护重症临终患者中，不少机构人员表示按床日付费结算不足以覆盖医疗支出，尤其对于癌症晚期这类重症临终病人，止痛、心电监护、血氧饱和度监测、吸氧、必要的抗生素、营养支持、输液等，加起来让这类临终病人日均费用达 600～800 元，远超过当下的支付标准。这还不算医生和护士更多人力资源方面的投入，按床日付费的收入难以覆盖成本，更难以支持科室的运营和人员收入。

我所调查的开展安宁疗护的机构都遇到了资金及医保使用的问题。安宁疗护服务需要资金支持，但很多机构缺少资金支持，在从业者之间甚至流传着"安宁舒缓，谁干谁赔钱"的说法，这也导致医院管理层常常不愿意投入人力和硬件资源，让很多从事安宁疗护的医务人员感觉"又累又挣不到钱"，难以建设一个良好的人员梯队。下文则选出不同类别的机构来具体呈现它们各自遇到的困境及采取的措施。

[①] 《〈中国缓和医疗发展蓝皮书 2019～2020〉：73% 的中国逝者在家中去世，缓和医疗发展空间大》，https://xw.qq.com/cmsid/20201217A0I5HI00，最后访问日期：2022 年 8 月 11 日。

大医院运营及收费的困境

面对老龄化程度的加深，医疗界越来越多的人认识到，安宁疗护是刚需，其需求巨大且迫切。很多公立医疗机构也了解安宁疗护的社会需求，但因为效益问题而没有开展安宁疗护或限制安宁疗护床位数量。私立医疗机构也类似，我调查了不少私立医疗机构，它们都想开展和安宁疗护相关的业务，但因为早期没有政策支持、没有政府扶持，单靠自身运营，压力太大，就放弃了。总体而言，当下安宁疗护服务在整个医疗体系中处于十分边缘的位置，尤其在大型医疗机构内。

> 一般临终护理很少用药，以舒缓疼痛为主。他们私立医院（开展）的临终关怀是要盈利的，你去那里看，每个人都挂着吊瓶，只有这样扩大药物的使用他们这些医院才有可能盈利。我们（田野点公立肿瘤医院）是不可能开临终关怀的科室的，因为临终关怀不盈利呀，如果要开起来的话肯定只能用其他科室的盈利来补贴这个科室，这样一来会有人不高兴的嘛。（170928ZHZ，肿瘤医院护士长）

当然经济考量不是大型公立医院决定是否设立安宁疗护业务的唯一原因，医院还会考虑不同机构的角色和定位分工。一些三级医院认为自己的定位不是去做需要长期住院的中末端患者的照护，而是去做治疗和创新，中末端患者的照护需要交给基层医疗机构和医养结合机构来承接。大型公立医院主动推行安宁疗护的动力不足。以公立肿瘤医院为例，行业内的人点评道，这些机构都做"高水平、大项目，各种药物的临床研究"，而不会把资源和人力放到安宁疗护上来。正如本书第四章所叙述的，很多癌症晚期患者还需要专业的医疗干预，但基层医疗机构又无力承接，它们很多时候不得不寻求大医院的帮助。此外，广义的临终照护或当下国内推行的安宁缓和医疗不仅仅是放在患者生命最后的时刻，也不只是由专门从事安宁疗护的医务人员提供，而是需要接收大量肿瘤患者的机构所有从业者有安宁缓和医疗的理念，对肿瘤患者早早干预，提前减少患者的痛苦。[①] 当下缓和医疗（姑息治疗）在国内不少医院都融入了肿瘤相关的科室工作中，一些肿瘤医院还建立了专门的姑息治疗科或姑息治疗中心（如复旦大学附属肿瘤医院、北京大学肿瘤医院）。带着这种理念的工作与当下大医院的定位并不是完全不相适应。

但现实中，即使开展安宁缓和医疗业务的大医院也面临很大的困境。在医保制度改革中，很多地方正在试点从项目付费（fee-for-service，以医疗服务项目费用支付），走向按病种分值付费（Diagnosis-intervention Packet，DIP，按照"疾病诊断 + 治疗方式"付费）或按疾病诊断相关分组（Diagnosis Related Groups，DRG）付费。[②] 研究发现按项目付费使得医生容易提供过多的医疗服务数量，而按病种分值付费则能够有效规范医生医疗服务提供，做出更多适合病人的最优决策（谭清立等，2021）。与此同时，政策文件也指出，按病种分值付费"主要适用于住院医疗费用结算（包括日间手术、医保门诊慢特病医疗费用结算），精神类、康复类及护理类等住院时间较长的病例不宜纳入 DIP 范围"[③]。安宁疗护恰恰就属于护理类需要住院时间较长的情况，并不适宜纳入按病种分值付费的方式。田野点安心医院是一家民营三甲医院，该医院临终关怀科（肿瘤五科）为临终患者提供安宁疗护服务。安心医院所在的广州市从 2018 年正式启动按病种分值付费的政策。安心医院属于三级医院，其安宁疗护的开展在肿瘤科，对于这里的临终患者，医保支付方式还是按照医院整体的病种分值付费。这给

---

① 业界认为早期缓和医疗其实是预防性治疗。

② 医保制度改革文件指出："推行以按病种付费为主的多元复合式医保支付方式，推广按疾病诊断相关分组付费，医疗康复、慢性精神疾病等长期住院按床日付费，门诊特殊慢性病按人头付费。"引自《中共中央 国务院关于深化医疗保障制度改革的意见》，中国政府网，http://www.gov.cn/zhengce/2020 - 03/05/content_5487407.htm，最后访问日期：2023 年 7 月 19 日。

③ 《国家医疗保障按病种分值付费（DIP）技术规范》，中国政府网，http://www.gov.cn/zhengce/zhengceku/2020 - 11/30/5565845/files/8242d69ea79846d185f9048d52edb6c7.pdf，最后访问日期：2023 年 7 月 19 日。

实践安宁疗护的科室造成了很大的困境。对于安心医院临终关怀科而言，最大的困难是不敢收病人，因为"收一个亏一个"。临终患者大多伴有生理上的各种不适，对于这些患者，科室不再进行激进的治疗（如手术），相应的，其医保付费分值就较低。但是这些癌症晚期患者生理上的不适也需要医疗手段来缓解。医务人员提及，让癌症晚期患者舒适地"走"并不便宜，但相较积极治疗，费用会少很多；而按当前的医保支付方式规定的医疗费用限额并不足以覆盖所有的医疗费用，超过的部分只能由医院承担。医务人员指出，对不同病情的患者提供安宁疗护需要的成本是不同的，其中成本最高的就是肿瘤晚期患者，他们需要有技术含量的医疗干预来缓解症状，这些都是成本较高的内容。

> 比如说肿瘤晚期患者，其实他不做手术，不做有创性手术，分值是很低的。比如说1分对应3元，3000分对应的可能（医保给的限额）就是花9000块钱。但可想而知，病人吃不下去，是肠梗阻了，要胃肠减压。肠梗阻以后，他误吸了，就发生了肺部感染，你要抗感染。再然后的话，（病人还是）吃不下去，你要干吗？你要（提供）胃肠外营养啊。这全都是要花钱的呀。很多患者到了晚期（发生了感染），他基本上有多重耐药，这种情况下他一用抗生素，就要上很高级别的抗生素。抗生素一上，这个钱（医保给的限额）可能就花完了，可是你还不能赶他出院。（210627LHZ，安心医院临终关怀科护士长）

此外，医保对医疗机构或科室也有一年总额预算的控制，且对不同级别机构住院医疗费用的年度总体自费率进行控制。[①] 有患

---

① 如2018年，广州医保规定"定点医院纳入按病种分值付费范围住院医疗费用的年度总体自费率分别控制在一级医院5%、二级医院10%、三级医院15%、肿瘤专科医院及精神病专科医院20%以内"。参见《1月1日起，广州医保与医院结算实行按病种分值付费》，https://wap.ycwb.com/2018 - 01/09/content_ 25869671.htm，最后访问日期：2023年7月19日。

者面临医保费用的限制，提出要自费，但是如果患者符合入院指征、有医保不用医保，院方则有可能被追究责任，被怀疑是引导自费。因此，为了避免亏损，安心医院临终关怀科会非常谨慎地接收终末期病人，科室一般会将病人限制在 20 人以内，这就意味着在一个时间段内只有不到 20 位临终患者能在此接受安宁疗护服务。而相比公立医院，民营机构承担成本控制和盈利的组织目标压力更大，因此即使有开展安宁疗护，也只能限制收治病人的数量。

> 你可能看到（我们科室）一年（结算的）医保费接近 100 万元，因为我们科也没几个病人，就给这么多钱，所以还是要有社会的支持才可以，不然很难开展下去……如果让个人去承担这份亏损，比较难以接受，毕竟做了事还要亏钱，有几个人会愿意做呢？……医保有一个这样的政策，在小医院每天住院给你限定的钱，比如每天每张床位只给你 200 块到 400 块钱这样子，你可以长期住院，只要你每天平均的钱数不超过这个数，你可以长期住院，医保就给你支付。但这个金额限制得比较小，按这种限制的话（大）医院也赚不到钱，所以虽然有这个政策，但是（我们）也没怎么开展（这个服务）……（210629ZYS，安心医院临终关怀科医生）

为了维持收支平衡，开展安宁疗护的机构会采取各种措施，如在一些三级医院，肿瘤科主任同时兼任肿瘤病区和安宁疗护病区的主任，在肿瘤病区开设安宁疗护病房，依靠肿瘤病区的收入来支持安宁疗护病区早期的建设和投入；一些机构则在病人刚入院时，按照普通病人的标准进行输液、检查等治疗，在病人临终时再转入安宁病房；[①] 有的机构则开发一些服务收费项目以弥补安

---

① 参见尹晗、张玉辉、昕亚《缓和医疗的两"基"之难》，《医师报》2020 年 12 月 10 日。

宁疗护的亏损。① 本章开头提及的安心医院临终关怀科，从科室亏损到最后实现收支平衡用了几年时间。这几年科室医务人员想尽各种办法，最后开发了一个服务类套餐来补充安宁疗护的收费。服务类套餐内容涉及善终服务、告别仪式和丧亲关怀（医务人员指导家属临终和死亡流程的各种事宜，甚至购买花圈、墓地等都有涉及），收费从几百元到 3000 多元不等。

基层按床日付费结算的尝试与问题

如果在大型综合医院医保支付方式以按病种分值付费为主，那么对于基层医疗机构，不少地方的医保会更加灵活一些。国内多地在基层医疗机构试点是按床日付费结算的。近几年，我调查的基层医疗机构在收入住院时间较长的病人时，也开始采取按床日付费结算的方式。安宁疗护病人入住基层医疗机构符合这样的支付方式，然而当下按床日付费结算的标准不高。如田野点康市医院作为公立二级医院，其康宁科专门收治癌症晚期患者并能长期住院，但医保定额一天几百元，实际上患者每一天的支出费用可能都会超过定额。该科室临终关怀服务运营了几年才达到收支平衡，而且需要不断地去控制成本，如压缩人手，后文对此会详细分析。

> 最大的困境其实就是医保政策，正常应该是两种结算方式，短时间如十天八天是普通医保，定额几千块钱。如果住上九十天或一百天就按床日结算，这样职工医保（按）200 块钱一天、居民保险（按）140 元一天（计算）。200 块钱一天

---

① 有媒体报道，在临终关怀亏损的背景下，一些医院也存在收费依据不明的情况，如老人在医院去世，需交 5000 元"临终关怀费"，费用包含的服务有开具死亡证明、联系殡仪馆等；或者病人入住前需要医生看诊评估是否符合入住条件，这项服务要收费 800 元。参见《让生命带着尊严谢幕，然而"临终关怀"一床难求，多医院称亏损》，搜狐网，https://www.sohu.com/a/201246028_391294，最后访问日期：2023 年 5 月 3 日。

能做什么，床位费、护理费、医生查床费，药用很普通的药都会超的。我们向医保局提过，临终关怀每人（一生）只有一次，一个人能不能提到 350 元或 400 元每天，按最多 180 天来算，一共才用 72000 元，这些钱在大医院一个月都不够用（旁边护士长说，ICU 一天就一两万元，前些天一个老人的家人说在 ICU 住了七八天用了十几万元）。况且（我们这里）平均是住 40 天，一天 400 元才花 16000 块钱。2015 年底 2016 年初广东省卫计委在我们这里做了调研，如果说按照我们这样的服务质量、群众满意度和效果来看，以癌症患者为例的话，平均每个患者可以节省 30000 元医疗费，如果全省的癌症晚期患者都做这个的话会节省几个亿……（170313XZR，康市医院康宁科医生）

康市医院的医保按床日结算费用后来经过核定上涨了一些，但它们的经济压力仍然很大。相比上述二级综合医院进行安宁疗护的费用来说，社区医疗机构的成本会更低一点。在我调查的社区机构和现在文献（赵耀辉、张泉、王梅，2021：49）记录的社区机构，临终患者的日均医疗费用可以控制在几百块钱。但即便如此，我们走访的广州多家提供安宁疗护服务的社区卫生服务中心也都面临经济压力。这些机构的负责人表示，他们核算过一个临终病人在社区机构住院的费用，按最普通的病计算，一天的费用也要三四百元，包括基本医疗费、床位费、基础护理费等。这还是在社区医疗机构的人员经费由政府全包的前提下，费用的计算不用考虑人力成本。而一旦收治的患者病情严重一点，费用会更高，但这些基本费用当下医保还不能完全覆盖。

（癌症晚期患者）面临一个减症，他们要怎么样活得好，他们有减症方面的一些治疗的（需求）。但在减症的治疗上，像肺癌回避不了呼吸困难，呼吸困难的话，现在这种支付制度怎么解决？解决不了，连高频通气都不能够实现……一个

> 肺癌病人，因为他要吸氧，他的痛（要缓解），每天费用400
> 多元，但真正按床日结算是300元，每天要倒贴100多元。就
> 是这样子……现在这种给付的成本没法做。（190419WZR，社
> 区安宁疗护医生）

田野点船街社区卫生服务中心在2017年收治36名重症临终患者，2018年上升至70名，目前安宁疗护床位已供不应求。但由于安宁疗护服务的治疗收费很低，即便作为早期的试点，医保按床日付费结算也仅为300元/（床·日），目前该项治疗处于亏损状态，全靠中心其他服务的收入倾斜来支撑。该中心额外承接了社区的护理站（护理站一年有35万元资金支持），医护人员把安宁疗护与护理站的居家照护结合起来一起做；此外，该中心每年都申请临终照护相关的公益创投项目，用申请的这笔钱来弥补其他支出。现在虽然维持了收支平衡，甚至还有结余，但持续的经济压力依旧存在。我调研的另一家社区卫生服务中心情况也类似，在实施按床日付费结算之前，该中心病人按照一次住院的总额度结算，而重症晚期患者需要较多减症治疗，即便在费用相对较低的社区医疗机构住院，依旧只能住10天左右（总费用达到医保限额）就不得不出院；2020年，广州市医保将肿瘤晚期等需要长期住院的病人全面纳入按床日付费结算，这一举措大大缓解了该中心开展安宁疗护的经济压力；虽然按床日付费结算改善了情况，但床日结算一天300元的限额让收治部分临终病人的时候还是有亏损，这也导致该中心管理层对安宁疗护的支持力度有限，难以吸引年轻的医务人员参与。

医养结合机构的经济压力与收费困境

对于开展安宁疗护的医养结合机构，它们的经济压力更大。医养结合机构的身份处于医疗卫生机构和养老机构之间的"灰色地带"，既受卫生主管部门监管，也受民政部门主管，还处于二者"两不管"的尴尬空隙中，因而也享受不到卫生部门和民政部门相

关政策的优惠和支持（陆杰华、伍海诚，2017）。有的医养结合机构尚未纳入医保体系，游离在医保体系之外。[①] 田野点安养家园是一家高端的民营医养结合机构，分为住院部和养老部。安宁疗护服务主要在住院部开展，住院部的设置与医院基本一致，且接入了医保，可以通过医保支付。但据安养家园的护士长介绍，安宁疗护的人力投入很高，因为注重为临终患者提供个性化的服务，同时临终患者非常需要陪伴，所以 10 个床位一般会配置 15～20 个工作人员进行服务。但在收费方面，除了按照住院部正常病人的收费和部分（医药费）医保报销外，临终老人的一些其他费用则在医保之外，需要自费。由于费用高，医疗设备及药物配置也有限（针剂、毒麻药品限制），很多有进一步治疗需求的患者会转到附近医院。此外，由于医疗投入大，安养家园作为一家企业，为了平衡收支，住院部的床位规模也相应提高，多达数百张。面对这种规模，住院部的人手配置实则无法满足安宁疗护的现实需求，而且住院部提供的"安宁疗护"（除了正常的治疗费用外）只能收取基本护理费用，远远不能和投入的成本相匹配，因此安养家园也只能为少部分临终患者提供安宁疗护。

关于舒适护理方面，每一个（临终）老人的问题都是很个性化的，如果要做好的话，你必须投入很大的人力和物力。之前××的案例是我跟进很多的，那段时间我几乎没办法做其他的事情。（做安宁疗护）所花的人力和精力是很大的，投入是很大的，所以临终关怀病房里面 10 张床位，可能工作人员要达到 15 个到 20 个……安宁疗护的投入是非常大的，它产生的收益不是很多，可能他从入住到去世都只是产生一些最基本的费用。所以我们住院部现在就是给他们提供最基本的服务，最基本的生活照顾方面的，然后能尽量做到最好就做到最好，然后从中

---

① 《勿让医养融合遭遇医保尴尬》，https://baijiahao.baidu.com/s？id=1760854962372447614&wfr=spider&for=pc，最后访问日期：2023 年 4 月 21 日。

间寻找一些有价值和意义的（个案），这样子比较深度地去跟。
（210626WR，安养家园安宁疗护负责人）

在过去几年摸索安宁疗护的过程中，安养家园尽力控制为之提供安宁疗护服务的患者人数，试图突破"亏本"的困境。作为民营机构，安养家园对安宁疗护可以按照养老服务来收费，有一定的自主定价权。2019 年之前，该机构（在正常治疗费之外）仅收取基本护理费，医务人员额外付出的安宁疗护服务，因为还处于摸索阶段，相当于免费提供。2019 年，机构开始对被纳入安宁疗护的老人收取一项善终服务费 500 元/人，2020 年，调整善终服务费定价到 1300 元/人；另外，临终阶段单独使用的宁养室收费 169 元/日。即便这样，在试图发展安宁疗护的努力中，安养家园还在持续摸索如何平衡安宁疗护服务的患者人数和盈利压力。总的看来，在医养结合机构中，医疗资源和医务人员有限，药物使用受限，这影响到其对临终患者的症状控制，且临终老人需要的诊疗、护理较多，但在医养结合机构往往医保卡使用受限，给定的医保费用较低，费用超出会较多。不少机构开展安宁疗护则需要去自行定价一个安宁疗护套餐费，或者从收取入住者的"医养服务费"中来弥补，而这也需要兼顾考虑患者及其家庭的接受程度。①

（二）效率逻辑下被遮蔽与转移的死亡 vs. 为死亡留出时间与空间

被遮蔽与转移的死亡

经济效益逻辑也影响到医疗机构为死亡留出的空间。在高效

---

① 如在我调查的一家医养结合机构，之前推过一个安宁疗护病床基础护理包干费用 1500 元/天（包含床位费、医疗服务费、餐食费等基础护理费用），最开始六折（900 元/天）推广，机构核算过这就是成本价，不赚钱，但依旧推广不下去。因为第一，家属和患者不清楚具体花费，不知道护理人员是否真的用了这些项目；第二，没有明细打出来，入住的患者家属拿回去报销（即便是公费医疗）也不行。

运转的以救治为主的机构中，大多以收治还有治疗价值的患者为原则，并没有为死亡留下太多空间。不少医疗机构为了控制死亡率，到病人快不行了，就让他出院。死亡是被限制的、是被转移的、是被遮蔽的。即便在医院离世，由于医院高效率地运转，患者死后的尊严也难以得到保障。一位受访的护士讲述自己经历的 ICU 死亡就是流水线上无尊严的死亡典型：

> 这个阿叔之前抢救过一次。但是那一天他的血压突然往下掉到很低，心率非常快。也就是说，他已经到休克晚期了。然后就给他用肾上腺素等一系列抢救的药，但是维持不了多久。你看那个心电图就知道（他死亡）了。就打电话把他家属叫过来，然后他家属就穿着隔离衣一个一个进来（告别）……给那个阿叔拔管，给他都弄好之后，铺好床。然后进来两个男人，搬了一个那么大的长方体的铁皮盒子，有点像棺材一样。就开始收拾那个阿叔，那个时候他身体是软的。因为尸僵是 7 小时之后才出现。他们就给他塞棉花，耳朵里，鼻孔里。然后给他穿自己的衣服……因为他之前穿着病人服。他整个人被折腾来折腾去的。就是穿衣服的时候胳膊甩过去啊，整个人翻过去啊。而且还是两个男人，你能感觉到（那种粗鲁）。这也是他们的工作。他们干多了这样的工作，已经见多了。当然，我不清楚他们心里对死者有没有怜悯或者尊重。反正我是觉得有点难以看下去。后来他们就把他装到那个长方体的盒子里，然后就出去了……然后那个床就重新开始铺床消毒，准备迎接下一个从别的病房转过来的 ICU 病人。（201121WYC，护士）

我们的医疗体系在高速地运转，快速流转的医院病床无法为一个病人的离开而空置很久。死亡流水线上，每一个流程步步紧逼，让患者和家属没有好好陪伴与告别，没有给家人哀伤的时间。患者因重病被送入 ICU，家人见不到；患者临终时，家属来不及悲伤就要去处理结算缴费、签字、开具死亡证明等流程；在患者去世后，家属见一面，患者就被拉走，直到在殡仪馆再次见到后火化。

医院环境没有为死亡与悲伤留出空间，虽然死亡也真实地发生在这里。在田野点 Z 肿瘤医院，ICU 与微创病区处于同一层楼，对门而立，中间走廊放置着休息椅，是等待的家属坐的地方。我待在两个病区之间，一边是家属给微创病区亲人送饭进出的忙碌身影，另一边是 ICU 门前家属焦急等待的身影。一侧忙碌的现实生活与另一侧的生离死别形成极大反差。有时 ICU 的医生出来通知家属病人死亡的消息，家属匆匆进入 ICU 进行告别然后很快出来，坐在休息的长椅上，家属面对死亡的悲伤却无法大声释放。进出医院，我也常见到医院外的马路边坐着泪流满面的家属。肿瘤医院的一名护士长跟我感慨，这里连个发泄情绪或得到安慰的地方都没有，科室甚至不允许患者家属在病房里哭泣，说不要影响到同病房的其他病人。在治疗癌症这种重大疾病的医院，患者家属没有发泄情绪的出口。不断周转的病床，忙碌的病房里不断变换的病人，短平快、缺乏人文关怀的治疗场域没有给悲伤和安慰留下空间，也没有为潜在的死亡留出足够的关怀。在这种环境下工作的医务人员也一样感觉"匆忙"。

> （死亡发生时）没有太多特别的感受，当时就是（觉得）很忙很忙。需要你处理的事情有很多。而且在他死亡前，如果患者家属没有放弃抢救的话，你其实（一直在抢救），没有太多的心情在那里想自己有什么感受。（220916WP，医生）

这种忙碌的感觉和对死亡的快速转移也受到医疗制度安排的影响，如医院绩效考核指标中有对平均住院日和病床周转率的考核。[①] 医疗体系的评估标准也导致对"避免死亡"的强化。2014 年，

---

① "平均住院日"用出院患者使用床位的总天数除以出院人数，往往平均住院日越低，意味着病床周转率越高，医院的运行效率也越高。

原国家卫生计生委下发的二、三级医院医疗服务能力标准（综合医院）征求意见稿，对死亡率做出明确规定，如三级医院住院患者死亡率不高于0.8%，住院手术死亡率不高于1.4‰；[①] 二级医院住院患者死亡率不高于4.0‰，住院手术死亡率不高于0.28‰。[②] 在后来正式发布的《三级综合医院医疗服务能力指南（2016年版）》[③] 中修改为没有具体数值的"年重症医学科（含所有专业ICU）病死率"。在最近的三级公立医院绩效考核指标中则以"低风险组死亡率"作为医疗质量的指标之一。虽然没有再明确要求死亡率，但是这些指标也反映了医疗文化中与死亡的对立。而收治终末期患者会提高医院或科室的死亡率，患者不确定出院时间则影响病床周转率，进而影响医疗机构和医务人员的考核和声誉。

为死亡预留空间

安宁疗护需要时间和空间来专门应对死亡。安宁疗护将死亡看作生命自然的一部分，这就需要回归更加"人性化的""自然的"死亡，让临终者完成人生重要的心愿，保持临终者和他人的联系，在临终阶段让亲友陪伴，并与他人告别。而这都需要时间和空间的支持。如果病房中还有其他病人，则很难安排（尤其是在生命末期的告别阶段，更需要一个独立的告别室）。很多安宁病区不设探视时间与要求，家属可以任意前往病房陪伴；并且通过与义工组织合作加强病人的社会支持。这些举措是为了降低病人临终时在空间上的孤独感与隔离感，减少医院环境的非人化。

---

① 《〈三级医院医疗服务能力标准（综合医院）〉征求意见稿》，http://www.nhc.gov.cn/wjw/yjzj/201407/7a269c0f4ff34774b57505188edeb3b4.shtml，最后访问日期：2023年7月19日。

② 《〈二级医院医疗服务能力标准（综合医院）〉征求意见稿》，http://www.nhc.gov.cn/wjw/yjzj/201407/894587c7db7044928557f8c0d498e7fa.shtml，最后访问日期：2023年7月19日。

③ 《国家卫生计生委办公厅关于印发〈三级综合医院医疗服务能力指南（2016年版）〉的通知》，http://www.nhc.gov.cn/yzygj/s3594q/201610/6e6780e8b7c24c57bf386d35e9f952df.shtml，最后访问日期：2023年7月19日。

（最后阶段）我们一般都会把病人的直系家属叫过来，在旁边守着，然后让他们做告别，说一些告别的话。药我们也不会再用了，因为已经快走了。就是把那个空间空出来，我们给他一个人一个房间，让他的家属跟他在里面，做这种告别。然后等监护仪心电监护停了之后，家属就再叫我们过去。我们过去，如果他们告别完的话，就让家属离开，我们就给他做遗体护理。给他把管子拔了，帮他擦身换衣服，然后我们就叫太平间把他运走……（210629ZYS，医生）

另外，安宁疗护的空间需要关注到患者身心社灵的多方面需求，因此常常是安静的、明亮的、温馨的。这需要一个稍微宽敞的独立空间，且需要额外做一些装饰或配置。田野点康市医院康宁科的临终病房环境就与医院的普通病房有所区别（见图 7-1，图 7-2），这里虽然做不到"像家一样"的环境，但尽力为患者提供家人的陪伴和稍微温馨一点的空间。普通医院的住院环境非人化特征在这个康宁科有所削弱。

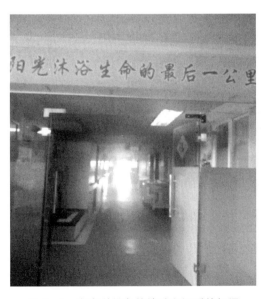

图 7-1 康宁科粉色的墙壁和温暖的标语

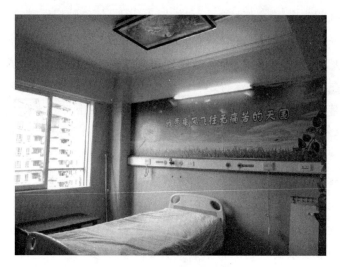

图 7-2　康宁科单独的临终告别室

我们这里是把病人真正当作人来看待的，这个方面我们做的是很多的……为什么我们会把灯光调成暖色呢？就是要带给病人更多阳光的感觉。把墙调成粉红色是为了让他们感觉温馨。地板是塑料地板，让车推过时声音小一点。护士的衣服冬天是粉色夏天是白色，因为夏天的阳光多了。（170313XZR，医生）

从事安宁疗护的医务人员都说安宁疗护"耗时间""耗精力""需要空间"。然而，大多数医院愿意采购先进的设备、引进新技术，却没有在空间上、资源上和制度上为临终的病人和悲伤的家属做太多安排。很多医院难以将已经很紧张的空间用于安宁疗护设施的建设。在普通的公立医院中很难看到一个病房里会少于两张病床。安宁疗护所需的一些基础设施的配置也需要医院额外的投入，如需要对病房的环境氛围进行改善。但医院的可用空间有限，病床数有限，多开设安宁疗护病床则意味着挤占其他高收益的病床。对于大型公立医院来说，收治普通病人，一间病房甚至一个病床一年就能为医院带来上百万元收入。① 田野点 Z 肿瘤医院 2023 年床均年收入预算达到了 351 万元（一张病床一年的平均事业收入预算）。医院拿出一间病房来做安宁疗护意味着这部分收入的减少。在经济与效益的运行逻辑下，很少有医院愿意分出这些资源。即使是医养结合机构，也不太愿意专门空出一个房间来做安宁或"善终/告别室"。

为死亡留出时间

除了需要专门的空间，医务人员还需要更多的时间。前面章节提及照护疾病终末期患者很难，患者身体症状多、对照护的技术及细节要求高。别的科室病人数量可能更多，但不是每一个人都病情严重，需要高等级的护理；但在临终照护中，患者都是疾病终末期病人，每个人可能都需要"一级护理"，需要护理人员时刻关注他们的情况。因此，照护工作本身就很耗时间。此外，安宁疗护着力于提升病人临终前的生活质量，需要照顾到病人的身心各方面。护士和医生在力所能及的范围内会尽量与病人沟通，满足病人的一些要求和心愿。提供"以患者为中心的照护"甚至"以（患者）家庭为中心的照护"，意味着医务人员需要花费很多时间来照顾到患者和家属的需求。在最终时刻到来前的医疗抉择，也涉及医务人员与患者和家属进行沟通，这都需要花费大量的时间和精力。

> 我觉得需要做这块（安宁疗护）的话，我们很难去开展，因为我们没有条件。你也知道安宁疗护需要一些环境条件，一是病房的布置，二是还要人力去投。对病人这种心理的支持，精神的支持，需要花更多的时间，不是做一个操作就可

---

① 《大三甲医院"床均收入"均超百万，最高达 500 万/年，这意味着什么?》，https://mp.weixin.qq.com/s/Jy49kzEC0uswLzJHQP02OA，最后访问日期：2023 年 4 月 24 日。

以结束的。它需要时间耐心地去沟通，而且持续去跟进。按照现在医疗的人力配置，其实很难做到，基本上是一个人顶两个人（用）。（210909CMJ，护士）

安宁疗护的特色"四全照顾"①，除了前面提及的全人照顾（照顾到患者身心社灵各方面）和全家照顾（关注患者及家属），还有全程照顾（陪伴患者全程到临终，包括辅导家属度过悲伤期）和全队照顾。在具体的临终照护中，医务人员可能需要对慢性病患者长期跟进，服务的时间较长，且不仅仅是对患者在世时的护理。死亡发生后，医务人员的工作甚至延续到死后的流程，如料理临终者的遗体、协助送到太平间、帮助家属对接殡仪馆、协助处理死亡证明的开具，有的甚至亲自参加患者的告别会，在有时间的情况下关注家属的丧亲抚慰。这些与当下医疗机构讲究病床周转率、平均住院日等措施完全相反：

> 我们的服务还会再延续到后面，包括最后去到殡仪馆和他告别。和他告别也是根据情况，我们不是所有的人都去，因为这两年来（临终关怀的）太多了，就会选择我们开个案的去跟……还有一些家属对殡葬后面的那些流程完全不知道，我们就会给他们提供殡葬服务的一个指引，怎样去注销户口，跟殡仪馆对接。（210626WR，安养家园安宁疗护负责人）

安宁疗护有别于当下医疗体系整体对效率的强调，真的实行安宁和哀伤抚慰需要让很多流程慢下来，比如在临终者去世后，让亲人陪伴一段时间，之后让专业人员来处理遗体，亲友都可以

---

① "四全照顾"指全人照顾、全家照顾、全程照顾和全队照顾（多学科团队来共同提供照顾）。在"四全照顾"基础上，后来业界又增加了一个全社区照顾（照护服务从医院扩展到社区，以实现居家或在社区离世的愿望），发展成"五全照顾"。

陪在旁边或之后来告别，这跟前述 ICU 里死亡发生后患者被迅速拉走的情况完全不同。与追求治疗的大型医院无法为死亡和悲伤留出时间和空间不同，带着安宁理念的临终照护，医护人员在最后阶段会尽量为患者和家属留出时间和空间：告别的时间和空间、悲伤与情绪发泄的时间与空间、不留遗憾的时间与空间。而这不仅对于逝者和家属给予了巨大安慰，也对医患关系有很大的好处：

> 他们也看到了，前面的那些（遗体料理）把病人整理干净，他家里（人）也是看在眼里的。给予他们一个空间（陪在患者身边），他们也能感受到那种（关怀）。（211029FYQ，护士）

安宁疗护如果要做好，每一步都需要慢下来。这在当下的医疗体系中是一件"奢侈"的事情。医务人员人手紧张，都在忙于现有的医疗及护理工作，因此当下在不少机构进行的安宁疗护实践都是以"个案"的方式来摸索进行。在人力物力和经验不足的情况下，医务人员团队从个案开始摸索实践、积累经验，再考虑未来推广的问题。而即便这样，安宁疗护从业者在实践中还是面临种种困难，下一节对此进一步分析。

三 安宁疗护从业者的管理与激励

安宁疗护与当下医疗体系的多重矛盾也给从业者的人力资源配置及管理带来进一步的问题。

（一）市场逻辑下的人力资源配置

国内从事安宁疗护或接受过安宁疗护培训的医护人员本身就不多，而安宁疗护病房需要比一般病房更高的人员配置，尤其是护理人员与患者之比应高于普通病房。但现实是很多机构即便开展安宁疗护服务也尽力压缩人手，以便控制成本。康市医院康宁科主任就表示，为了维持收支平衡，他们需要通过控制医务人员数量来缩减成本，"从（最开始）二十几张病床到 2014 年七十几张病床的时候才保本，到现在 100 多张病床也还是保本……其实我们如果按床位数来配医生和护士的话，我们一定是亏本的，规定护士是 1∶0.4①，医生是 1∶0.6，但我们 107 张病床只有 15 个护士，三层楼 7 ∗ 24 小时照料，算上主任才 6 个医生。大量压缩人手才保持收支平衡"（170313XZR，医生）。不少开展安宁疗护的机构都尽力去压缩人手，有的还通过让医务人员兼做的方式来减少人力投入，如让老年科、肿瘤科或者疼痛科等相关科室的医生兼做，医生需要同时兼顾原来的日常工作和安宁疗护的新工作内容。对于护理人员，人手的紧张更让她们工作压力增大。临终照护中护理的难度和工作量都比较大，日常完成医疗任务和基本护理几乎占据了护士所有的上班时间，有时甚至还要延迟下班才能完成工作，根本没有时间去关注临终患者的心理或社会需求：

> 　　有个护士是从省医院过来的，她原来是做 ICU 的，她就去跟那个主任讲"我感觉这里（临终关怀科）比 ICU 还辛苦，比 ICU 干的活儿还多"。在工作这么繁重的情况下，其实早就应该上双班，我们没有安排。双班就是两个小夜班、两个大夜班，下午 4 点上到晚上 12 点，两个人上，然后晚上 12 点上到第二天早上 8 点，也应该有两个人，但是我们没有人安排。医院也不会给我们安排人，理由就是你们一直在亏本……（210627LHZ，护士长）
>
> 　　我现在跟病人的沟通也只能是和个别病人开展，并不能够照顾到所有的病人……我们的任务就是让病人走得舒服，让病人的家属感觉不那么难过，按理说我们还应该做家访的，但是条件有限，就这十几个护士，在病房里都忙不过来，所

---

① 受访者后来补充道，一般来说，一个床位配 0.42 个护士，最标准的是配 0.6 个护士，现在科室 107 张病床，最起码要 40 个护士，而实际科室只有 15 个护士。

以也就没有跟进家属的丧亲期。对这些丧亲家属的状况不是很了解。（170316GHS，护士）

人员配置紧张与科室效益有关。目前，公立医院虽然是事业单位，但是在护士群体中，工资由财政拨款的编制内员工较少，很多人是合同制员工，这些合同制护士的人力成本完全由医院承担，根据市场逻辑，对收益不高的科室投入过多的成本是不合理的。安宁疗护相关科室在治疗方面的收入不高，护士人力配置更容易被压缩，在这种情况下，现有的护士没有余力去满足临终患者的需求。前面提及康市医院康宁科通过压缩人手来控制成本，但压缩人手让每个医务人员的工作量提升，与病人之间的交流减少，服务质量可能就无法保障："一百多个病人，护士去巡房看一下，一个人一分钟都要一百多分钟近两小时，还能干什么其他的呢。有一些（患者）还要（给他们）测测血压、护理一下口腔、换个尿袋……"（170313XZR，医生）为了维持运转，科室现有三十多名护工，由患者家属自己出钱请，这些护工既减轻了科室的经济压力，也承担了对患者的部分基础护理（如翻身擦洗），帮医务人员做了很多辅助性工作；此外，科室主动引入志愿者服务团队对临终患者定期进行探访，提供陪伴和灵性关怀，以减轻医务人员的压力。引入养老护理员或家属请的护工、志愿者团队、专门的丧葬公司来转移和承接部分工作是安宁疗护机构当下普遍采取的措施。

虽然借助外力可以转移部分经济成本和工作压力，但安宁疗护是比较专业的医疗照护，需要从业者接受一定的专业培训。然而安宁疗护的经济效益差，相应的人力培训也被压缩。调查显示，即使是国内安宁疗护发展较好的上海，目前80所临终关怀机构中，也仅有6%的机构能够给专业人员提供专业培训，绝大多数机构在医护人员的配置上未能达到基本标准，也不具备相应的资源配置（胡敏等，2019）。而早些时候对广州市13家临终关怀服务机构的调查也显示，护士与临终病床的床位比仅为0.3∶1，每年专业培训时间在 30 个小时以上的机构只有 4 家（郝燕萍等，2018）。没有持续的安宁疗护培训投入，不仅影响现有从业者的工作意愿和质量，也无法让更多人加入安宁疗护行业来减轻现有从业者的压力。

> 从医学教育层面上，还有要培养一些专职的从事安宁疗护的医生、护士这样的一个角度……我们希望我们能够去训练出一批对生命关怀、对安宁疗护有比较好的认识的医务人员，但是现在现实的情况，这样的人真的是非常少……（210512ZYF，医生）

此外，由于医疗体系对"医"的重视，医院在发展方向上主要还是放在医疗技术的提高方面，在其他学科人员的配备方面会有所忽视。机构对直接从事临终照护的医护人员会尽力压缩人手，更不会配置安宁疗护需要的其他辅助人员，如医务社工、心理咨询师。许多医院对这些多学科的辅助人员都没有专门设置相关岗位，在实践中只能由安宁疗护护士或医生兼顾患者在社会、心理方面的需求，这更增加了他们的工作压力，让安宁疗护的服务开展受限。

安宁疗护相关科室面临经济压力，于是控制成本、压缩人力。这让科室人员工作更加紧张、工作量增大，收入却没有增加，从而影响到现有从业人员的稳定性。田野点船街社区卫生服务中心是安宁疗护的试点单位，受到领导的重视，因此该中心为安宁舒缓服务配备了 7 名住院医师、23 名内科护士、14 名护理人员，这比其他同级别的机构已经好很多，但还是面临从业人员流动性大、不稳定的问题。该中心负责安宁疗护的护士长提及，很难培养出一个愿意长期做安宁疗护的护士，好不容易培养出一个护士跟她两年了，后来却辞职了。安宁疗护对一线护理人员的挑战较大，服务难度也大，又受传统观念影响，加上经济收入有限，导致人员流失率高于其他科室，难以维持稳定的工作团队。另外，即便有医护人员个人对安宁疗护事业有兴趣并尝试实践，但还会遇到很多现实的困境，如领导的不支持、机构的不鼓励、其他事务占用太多时间而无力进行。在我们的访谈中，从业者提及一个三级医院护士长，她的领导就觉得她推动安宁疗护是"不务正业"，导致她无法投入太多精力。

> 因为人单力薄只有三个人，所以我们其实也是很有限度地，在一步步地去接触和帮助一些有需要的病人，但我们还在坚持。很实在地说，我们三人中的 H 护士长，她的领导认为她有点不务正业，2021 年的时候她就不能再好好干（安宁了）。她在做安宁疗护、临终关怀这些工作的时候，领导也不太欣赏，所以，她现在要花很多的时间回到原来的轨道上去做那些平时的工作。（210512ZYF，医生）

（二）绩效管理下无法体现的劳动价值

在医疗体系市场化改革和医保支付方式改革的制度背景下，医疗机构通过绩效管理制度将"自负盈亏"的运营压力和"创收控本"的市场逻辑渗透到医务人员个体层面。医务人员的薪酬主要由基本工资和绩效工资构成，前者通常根据国家相关政策规定的统一工资标准发放，后者则以医务人员的实际贡献为依据，由医疗机构自行进行分配。研究显示，公立医院医务人员的基本工资仅占工资总额的29.3%（谢金亮等，2019）。绩效工资占工资总额的比例较高，其管理制度及分配方案由各医院自行制定。一般而言，绩效分配主要参考科室效益、工作量、工作质量、满意度等可量化的方面。换言之，绩效工资与医院和科室的效益密切相关。而目前大多数医院实行院科二级分配制度，医院内部不同科室的医务人员收入水平有较大差异，因而许多医务人员更倾向于调往收入较高的科室工作（相俊等，2021）。科室效益越高，医务人员的绩效工资也相应越高，而安宁疗护相关业务因经济效益一般，其从业者在绩效分配中劣势明显：

> 医院要自收自支，（安宁疗护科）他们是没有（多少）经济效益的，那怎么发工资，这是最基础的。跟其他科室一比，奖金可能（少）差不多一千（元）。大家心里一比较，再加上病人去世，对他们而言，心理压力要怎么缓解？（171103DS，医生）

上述受访的医生在基层医疗机构工作，工资总额不高，奖金每月相差 1000 元已感觉差距明显。另有媒体报道显示，有的安宁舒缓病区医护人员拿到的工资仅有其他科室的 1/3 到一半。① 在现行的薪酬评价体系下，安宁疗护相关科室成为无法产生经济效益或经济效益低下的科室，这直接影响到从业人员的收入，进而打击了从业者的工作积极性。

安宁疗护工作本身也难以从收费中体现其劳动价值。安宁疗护中，医生并不会给患者太多积极的治疗，没有大宗收费项目，一些症状控制又收费较低，这就意味着通过治疗的收益不多，正如本章一开始一个医生的抱怨："一天两天就走了的（病人）就一个床位费，住个 10 天还能做点服务，不抢救连抢救费都没有。"安宁疗护中占比很高且需要付出大量劳动的护理更无法体现劳动价值。2017 年颁布的《安宁疗护实践指南（试行）》② 概述了安宁疗护的工作内容，包括症状控制 13 项，舒适照护 16 项，心理支持和人文关怀 7 项。这些内容落实到机构具体的执行中可能被细化为更多条目。如一家开展安宁疗护的社区卫生服务中心提供的"安宁疗护死亡准备备忘录"，里面记录了护理人员仅在患者死亡阶段的工作内容，包括身体、心理、灵性及丧葬准备四个方面，每个

---

① 报道显示，终末期患者不做昂贵的检查、不开高价药物，安宁疗护服务以护理为主，其在公立医院绩效考核中的"病例组合指数（CMI 值）"往往偏低，这直接影响到医务人员的收入。参见《安宁疗护：去者善终，留者善别》，http://wjw.sz.gov.cn/gzdt/content/post_9085036.html，最后访问日期：2023年7月19日。

② 《国家卫生计生委办公厅关于印发安宁疗护实践指南（试行）的通知》，http://www.nhc.gov.cn/yzygj/s3593/201702/83797c0261a94781b158dbd76666b717.shtml，最后访问日期：2023年7月18日。

方面又有四到八项要完成的具体内容［如在身体方面需要完成的工作包括指导家属作死亡症状评估、指导家属为病人沐浴净身、（护士自己）用纸尿布/裤盛接大小便、用热毛巾净身、换穿干净寿衣等八项］，内容繁杂且耗时耗力。

在这些繁杂的工作中，医务人员会优先完成那些有形的纳入考核的内容。以护士的工作为例，医生的医嘱和关于护理工作的内容都是有明确规定的，比如一级护理规定每小时巡查一次，每两小时协助患者翻身一次等，这些有明确规定的内容都必须落实并进行记录。同时，这些工作内容还会转化为收费项目打印在患者的收费清单上。然而这些有记录的"有形的"护理工作在当下的收费制度中定价极低，可以说是"廉价劳动"。① "有形"收入不多的同时，安宁疗护中却有很多"隐形"的劳动，比如交流沟通、情感陪伴、心理支持，这些都是难以量化和让医护人员获得收入的。前文提及，医疗收费制度还没有为安宁疗护这样综合的服务如何收费和付费提供专门考量。超出医疗服务项目之外的（"心、社、灵"方面的服务）内容难以收取费用，不会显示在收费清单上，也不会计入从业者的绩效考核，但安宁疗护的医务人员却需要在这些工作内容上投入时间和精力。面对繁重的工作，从业者会首先考虑如何完成那些"有偿"且"有形"的工作内容。而安宁疗护中那些涉及心理支持和人文关怀的内容，若没有纳入考核表格，则会排在靠后的位置或被动应付完成。对于临终照护中大量缺乏经济激励的"隐形"劳动，有护士说"只能凭良心来做"。

> 别人觉得你可能没做那么多事情，对不对？因为人家用了多少针吃了多少药这样一条一条（都列出来了），而你没有这些。护士跟他聊天，带他去（做一些事），这些不能列在

---

① 有调查对北京市某三甲综合医院（非安宁疗护）老年患者临终前医护费用分布状况进行分析，发现护理费用占总费用的比例仅为1.3%，老年患者临终前的住院护理工作量较大，但其护理费用在总住院费用中的占比却很低（孔伟、杨明、王利一，2021）。

（收费）清单上，别人也看不到，别人就觉得你什么也没做。（210515HHY，护士）

对于安宁疗护，一方面是处于"隐形"状态的心理支持、人文关怀不在可明确考核的工作范围内，难以获得回报；另一方面是有形的工作定价偏低，带来的收入较少。工作量和收入的不匹配，是很多从事安宁疗护的医护人员产生职业倦怠的原因之一。Maslach 等（2001）认为职业倦怠与工作负荷，缺乏自主性，缺乏回报，缺乏公平和价值冲突有关。在临终照护实践中，医护人员付出大量的时间和精力，但是难以获得价值认同，长期下来，不少人感到身心疲倦，工作不稳定，甚至选择离职。

> 人员不是很稳定，那些比较年轻一点的护士，她们可能就不愿做……医生的话，很少找到医生（想做安宁疗护的），其实大部分医生——就像我之前说的——还是想去能治愈病人的那些科室去做的。（访谈者问：有更多的成就感？）收入也会高一点，宁愿去 ICU 抢救病人，他也不愿意在这种科室待的……唉，我觉得现在我们科都快没医生了（苦笑）。（最近）调走了一个，然后有一个辞职去其他医院做了。（210629ZYS，医生）

在对安宁疗护从业者的经济激励失效的同时，其他方面的支持和配套政策也没有跟上，如晋升考核的指标和压力与其他科室一样。在这种情况下，安宁疗护工作在很多时候是从业者凭着一腔热情在做。如第六章所述，在经济报酬和体制认可难以体现工作价值的制度环境中，许多医护人员会通过寻求社会价值的方式保持自己对安宁疗护实践的热情，比如患者和家属表达的谢意和肯定也会让医护人员获得成就感。然而仅仅依靠精神激励和社会认可很难激发从业者的更多积极性，也很难让安宁疗护工作持续。甚至有医疗机构，即便领导层想在内科推动安宁疗护以提升医院服务品牌，但科室不愿意做，因为经济指标、床位周转率、收费问题没有解决，内科医务人员都抱着不愿意参与、默默抵制的态度。中国已进入老龄化社会，未来需要更多人从事临终照护与安宁疗护，吸引人来做则需要更多制度保障（如提高待遇、发展认证制度、有晋升渠道），进而提高从业者的职业认同感和价值感，而这些在当下的医疗体系中暂时未能实现。

> （建议推行）临终关怀方面的上岗证，就是说它的要求会更高，它就不是普通护士能做的，另外，它的待遇也会高一点。我的意思（是）既然政策鼓励给患者临终关怀，医务人员从事这个工作，呼吁政府把补贴提高一点。好比在我们放射科做，我们补贴会高一点，包括做化疗的护士会比一般护士的待遇高，她就会考虑，愿意去从事这个。它的待遇高了，要求也高，就是说我的专业水准可能比普通护士要高……你得"明码标价"告诉她，临终关怀护士不是谁都能做的，它的要求是很高的，它的技术要求更广、更高，普通护士是做不来的。你一听起来，这档次很高，我就觉得我得去考这个（上岗）证。我有这个证，觉得很光荣。（190404 LSF，护士长）

> 没有任何回报，哪些人愿意做？我们五个副组长，再加上我都是愿意做的。但是当你没有任何回报，你愿意去做这件事情的时候，你就会遇到很多阻碍，就难以很系统地全面地持久地发展。有阻碍你会停在这个阶段，你仅仅只是凭你的爱心去做。（210916CF，护士）

四　变化中的制度环境与机构的摸索实践

（一）安宁疗护的制度环境：限制与支持

从前面制度的分析和解读中可见，安宁疗护的发展困境是嵌入当下医疗体系本身的，嵌入过去的机构运营逻辑之中（效率与经济效益等指标考核）。临终患者的照护与陪伴需要花费大量的人力物力，安宁疗护耗时耗力，既没效率也不赚钱，甚至赔钱。这让安宁疗护在各个机构的推进遭遇重重困难，一度发展缓慢。

但制度环境本身也在发生变化。安宁疗护在很长一段时间都处于政府"总的来说，关注的多，肯定的多，认可的多，但实质性、政策性的支持较少"的情况（刘继同、袁敏，2016），这种情况在近些年发生了一些变化。随着国家和地方政府对安宁疗护越来越重视，与安宁疗护相关的政策文件相继出台（见表7-1）。尤其是国家及地方各级政府和职能部门密集出台的促进养老服务发展的相关政策措施中，安宁疗护（临终关怀）作为其中的一个环节被频繁提及。这些发文集中在2010年以后，尤其是2015年以后，说明政策环境的变化就在这个时期发生。之后安宁疗护在国内也更大范围地开展起来。各医疗机构对安宁疗护更加重视。国家卫健委每年发布的《我国卫生健康事业发展统计公报》中的数据类目"妇幼卫生"在2018年修改为"妇幼卫生与健康老龄化"，增加了"推进老年健康服务和医养结合"的相关数据。数据显示，2018年全国设有临终关怀（安宁疗护）科的医疗卫生机构共276个；[①] 截至2020年底，设有临终关怀（安宁疗护）科的医疗卫生机构中仅医院就增加到了510个；[②] 截至2021年底，设有临终关怀（安宁疗护）科的医疗卫生机构增加到1027个。[③] 这一数据到2022年底达到4259个。[④] 可见，随着国家政策的鼓励和支持，

---

① 《2018年我国卫生健康事业发展统计公报》，http://www.nhc.gov.cn/guihuaxxs/s10748/201905/9b8d52727cf346049de8acce25ffcbd0.shtml，最后访问日期：2023年7月18日。

② 《2020年我国卫生健康事业发展统计公报》，http://www.nhc.gov.cn/guihuaxxs/s10743/202107/af8a9c98453c4d9593e07895ae0493c8.shtml，最后访问日期：2023年7月18日。

③ 《2021年我国卫生健康事业发展统计公报》，http://www.gov.cn/xinwen/2022-07/12/content_5700670.htm，最后访问日期：2023年7月18日。

④ 《2022年我国卫生健康事业发展统计公报》，http://www.nhc.gov.cn/cms-search/downFiles/8a3994e41d944f589d914c589a702592.pdf，最后访问日期：2024年2月22日。

安宁疗护机构快速发展。

虽然改变在进行，但在具体实践层面，制度在一定程度上还是安宁疗护服务开展的桎梏，主要表现在缺乏配套制度和根本制度逻辑没有改变两个方面。

一方面，虽然国家推出一系列政策鼓励安宁疗护的发展，但是在具体实践中存在政策不具体、缺乏支持政策和政策可操作性不强的问题。首先，安宁疗护服务尚未被全面纳入国家医疗保障体系，其结果或是机构按照原有医保中包含的项目收费，或是按照慢性病的床日结算，两者都让机构在亏损风险下不得不限制安宁疗护的经营空间；也有机构将安宁疗护服务归属到机构有自主定价权的特别医疗或养老服务中，由患者承担高昂的服务费用。这两种方式都影响了安宁疗护的覆盖率和可及性。其次，现有的安宁疗护政策多为鼓励性和倡导性政策，缺少硬性支持和可落地的政策和法律措施，如资金投入、专业人员资格认证的相关法律法规、安宁疗护的服务规范等（唐咏等，2021）。如不少从业者指出，国家层面的《安宁疗护中心基本标准及管理规范（试行）》在地方的具体实践中难以达到，于是各地继续探索地方标准。在缺乏硬性支持和可落地的标准的情况下，目前开展的安宁疗护服务大多处于无序摸索阶段，难以持续、系统地开展。

另一方面，虽然有新的安宁疗护政策相继出台，但是原有的制度框架没有太多改变，在原有制度基础上建立的医院管理制度也没有针对安宁疗护服务做出调整。病床周转率、平均住院日、死亡率等依然是医院管理层关注的指标，而这些恰恰是临终患者多的科室难以达标的。与医护人员直接相关的绩效考核和绩效分配制度也没有做出调整，承担安宁疗护的医护人员虽然符合新政策的风向，但是其工作价值在现有的制度框架内无法体现，他们对从事临终照护及安宁疗护相关工作的积极性激发不出来。安宁缓和医疗作为一个专业还是没有被认可，从业者在职称晋升方面仍然遭遇困境。而在医疗机构之外，一些探索性的安宁疗护实践如居家安宁疗护还面临医疗管理制度上的限制：医务人员受到执业地点和执业范围的限制，上门服务面临非法行医的问题；上门服务病人死亡的责任界定也缺少法律支撑。一些地区开始对安宁疗护机构和科室实行个性化绩效评价和部分收费自主，① 但还仅仅是在个别机构尝试的阶段，且实施起来与医疗机构整体的属性相矛盾（机构有绩效要求，但又是非营利性质，自主收费有限制）。总的看来，当下安宁疗护已经被纳入国家卫生体系及规划中，各级政府对此认可度较高。在国家相关法律中，如《中华人民共和国老年人权益保障法》《中华人民共和国基本医疗卫生与健康促进法》，安宁疗护或临终关怀均有被提及。但在这些积极的改变下，国内依旧没有安宁疗护及患者临终权利相关的专门立法。②

当然当下各地也正对这些制度性问题进行探索，如对于安宁疗护中被从业者讨论得最多的付费方式，一些城市在开展更大规模的按床日付费结算的工作；③ 一些城市则尝试或调研安宁疗护更全的打包付费；④ 一些地方对安宁疗护的医保打包支付开始按病情分级

---

① 如北京市卫健委等等多部门 2022 年联合发布《关于印发北京市加快推进安宁疗护服务发展实施方案的通知》，提出了"对安宁疗护机构和科室逐步实行个性化绩效评价，提高医务人员积极性"，且对部分非医疗服务的内容收费标准由医疗机构自主确定。参见《关于印发北京市加快推进安宁疗护服务发展实施方案的通知》，http://www.beijing.gov.cn/zhengce/zhengcefagui/202202/t20220217_2611431.html，最后访问日期：2022 年 3 月 14 日。

② 地方立法最近有所推进，2022 年 6 月《深圳经济特区医疗条例》修订通过，从 2023 年 1 月 1 日起实施，为当地的安宁疗护工作奠定了法律基础，第七十八条创新建立生前预嘱制度，也标志着首次将患者的临终决定权写入地方性法规。但全国性的立法依旧是空缺的。

③ 如 2021 年四川省医疗保障局《关于医疗保障促进医疗卫生与养老服务相结合的实施意见》明确提出"相关医疗机构提供的住院安宁疗护、家庭病床服务实行按床日付费"的政策措施。参见《四川省医疗保障局关于医疗保障促进医疗卫生与养老服务相结合的实施意见》，https://new.qq.com/rain/a/20210520A0AWFQ00.html，最后访问日期：2022 年 5 月 26 日。

④ 如长春试点安宁疗护单病种定额支付，在安宁疗护定点机构将治疗、护理、心理安慰等项目整体打包成单病种付费，参见《省内唯一试点！安宁疗护长春模式让 1143 人生命尊严谢幕！》，http://news.cnjiwang.com/jwyc/201811/2755358.html，最后访问日期：2023 年 6 月 16 日。

来细化待遇标准，对重度患者的支付标准较轻度患者更高；^① 此外，一些有条件的地方政府也开始对安宁疗护的试点机构给予财政补助。^② 2022 年发布的《"十四五"国民健康规划》^③ 也指出"健全全民医保制度，开展按疾病诊断相关分组、按病种分值付费，对于精神病、安宁疗护和医疗康复等需要长期住院治疗且日均费用较稳定的疾病推进按床日付费"。而在 2023 年 4 月公布的《国家卫生健康委员会办公厅关于开展第三批安宁疗护试点工作的通知》^④ 里面则针对前文提及的安宁疗护付费制度的种种问题做了进一步说明，提出"构建价格体系"，营利性医疗机构可以自行确定安宁疗护服务内容和收费标准；非营利性医疗机构提供的安宁疗护服务，属于医疗服务且已有收费项目的按照现有项目收费，完善精神心理、医务社工等安宁疗护必要的医疗服务收费项目和标准，而对于关怀慰藉、生活照料等非医疗服务的收费标准由医疗机构自主确定。此外，该通知也提出"探索支付制度"，推动将机构和居家安宁疗护服务费用逐步纳入基本医疗保险、长期护理保险及其他补充医疗保险范畴，探索实施安宁疗护按床日付费制度，探索政府购买服务形式；且提出"加大资金支持"，构建对安宁疗护机构或床位的建设补贴和运营补贴制度。这些最新的政策鼓励针对当下安宁疗护实践中面临的最大制度问题做出了建议，期望在未来一段时间会带来切实的积极改变。

---

① 参见《文字解读：关于开展安宁疗护住院医疗费用包干结算试点工作的通知》，http://zcwd. changsha. gov. cn/zcjd1/ybjzcjd/202207/t20220721_10694880. html，最后访问日期：2023 年 7 月 19 日。

② 如广州市从 2023 年起，给予每个区 10 万元安宁疗护试点补助经费，并鼓励有条件的区配套落实区级财政补助资金，用于增设安宁疗护服务床位、开展人员培养和宣传教育，对目标人群提供安宁疗护服务等工作支出。

③ 《国务院办公厅关于印发"十四五"国民健康规划的通知》，中国政府网，http://www. gov. cn/zhengce/zhengceku/2022 – 05/20/content_5691424. htm，最后访问日期：2023 年 7 月 19 日。

④ 《国家卫生健康委员会办公厅关于开展第三批安宁疗护试点工作的通知》，http://www. nhc. gov. cn/lljks/tggg/202307/df326ed6049249c7bf823df1395c9b4f. shtml，最后访问日期：2023 年 7 月 19 日。

表 7 - 1　国家出台的关于安宁疗护的相关政策法规

时间	法规或文件名	发布单位	主要内容	规定范畴
1994 年 5 月	《医疗机构诊疗科目名录》(卫医发〔1994〕第 27 号文附件 1)	卫生部	将临终关怀科纳入诊疗科目	服务体系建设
2006 年 2 月	《关于加快发展养老服务业的意见》(国办发〔2006〕6 号)	国务院办公厅	支持兴办老年护理、临终关怀性质的医疗机构,鼓励医疗机构开展老年护理、临终关怀服务。根据实际情况,对开展老年护理、临终关怀服务的机构按规定给予政策扶持	服务体系建设
2006 年 6 月	《关于印发城市社区卫生服务机构管理办法(试行)的通知》	卫生部、国家中医药管理局	有条件的社区卫生服务中心可登记临终关怀科	服务体系建设
2011 年 3 月	《护理院基本标准》(国卫医政发〔2011〕21 号)	卫生部	规定护理院必须设置临终关怀科	建设标准
2012 年 12 月	《中华人民共和国老年人权益保障法》	第十一届全国人民代表大会常务委员会第三十次会议修订	提出"鼓励为老年人提供保健、护理、临终关怀等服务"	
2013 年 9 月	《国务院关于促进健康服务业发展的若干意见》(国发〔2013〕40 号)	国务院	提出"到 2020 年,基本建立覆盖全生命周期、内涵丰富、结构合理的健康服务业体系"。规定要优化医疗服务资源配置,各地要鼓励以城市二级医院转型、新建等多种方式,合理布局,积极发展康复医院、老年病医院、护理院、临终关怀医院等医疗机构	服务体系建设

续表

时间	法规或文件名	发布单位	主要内容	规定范畴
2015 年 9 月	《中国癌症防治三年行动计划(2015-2017年)》(国卫疾控发[2015]78号)	国家卫生计生委、发展改革委等 16 个部门	明确提出开展姑息治疗和临终关怀机构建设，加强癌症患者的康复指导、疼痛管理和心理支持，对晚期患者开展姑息治疗和临终关怀	服务体系建设
2015 年 11 月	《关于进一步规范社区卫生服务管理和提升服务质量的指导意见》	国家卫生计生委、国家中医药管理局	强调有条件的社区卫生服务机构可以设置临终关怀病房，提供安宁疗护相关服务	服务体系建设
2015 年 11 月	《关于推进医疗卫生与养老服务相结合的指导意见》(国办发[2015]84号)	国务院办公厅转发国家卫生计生委、民政部等 9 个部门文件	明确提出：一是建立健全医疗卫生机构合作机制，整合医疗、康复、养老和护理资源，为老年人提供疾病治疗期护理、康复期护理、稳定期生活照料以及临终关怀的健康和养老服务；二是支持养老机构开展医疗服务，包括申请办医疗卫生机构与养老服务融合发展、重点加强老年病医院、康复医院、护理院、康复医疗卫生机构建设、提高基层医疗卫生机构康复、护理床位占比，鼓励其根据服务需求增设老年养护、临终关怀病床	服务体系建设
2016 年 1 月	《老年社会工作服务指南》(MZ/T 064-2016)	民政部	将临终关怀服务纳入老年社会工作服务内容体系，提出社会工作者开展老年临终服务的主要内容和流程，并提供服务开展的方法参考	服务标准
2016 年 6 月	《关于开展长期护理保险制度试点的指导意见》(人社厅发[2016]80号)	人力资源和社会保障部办公厅	提出探索建立以社会互助共济方式筹集资金，为长期失能人员的基本生活照料和与基本生活密切相关的医疗护理提供资金或服务保障的社会保险制度	付费方式

续表

时间	法规或文件名	发布单位	主要内容	规定范畴
2016 年 10 月	《"健康中国 2030" 规划纲要》	中共中央、国务院	明确提出要 "实现从胎儿到生命终点的全程健康服务和健康保障"，加强康复、长期护理、慢性病管理、安宁疗护等接续性医疗机构建设	
2016 年 12 月	《"十三五" 卫生与健康规划》	国务院	一是提高基层医疗卫生机构康复、护理床位占比，鼓励增设老年护理病床；二是完善治疗一康复一长期护理、慢性病管理，发展和加强康复、老年病、长期护理、慢性病管理，安宁疗护等接续性医疗机构；三是支持养老机构按规定开办医疗机构，开展安宁疗护等服务	服务体系建设
2017 年 2 月	《国家卫生计生委办公厅关于印发安宁疗护实践指南（试行）的通知》（国卫办医发〔2017〕5 号）	国家卫生计生委办公厅	对安宁疗护实践中的症状控制、舒适照护、心理支持和人文关怀等方面的评估和观察、治疗原则，护理要点、操作要点、指导要点和注意事项进行规定	服务指南
2017 年 2 月	《国家卫生计生委关于印发安宁疗护中心基本标准和管理规范（试行）的通知》（国卫医发〔2017〕7 号）	国家卫生计生委	明确了安宁疗护中心的基本标准和管理规范，促进医疗机构规范化建设	建设标准
2017 年 2 月	《医疗机构管理条例实施细则》（2017 年 2 月修订）	国家卫生计生委	在医疗机构类别中增加了 "安宁疗护中心"（第三条第十三项），并提出安宁疗护中心的设置审批权限另行规定（第十一条第二款）	服务体系建设

续表

时间	法规或文件名	发布单位	主要内容	规定范畴
2017年3月	《"十三五"健康老龄化规划》	国家卫生计生委等13个部门	明确提出推动安宁疗护服务的发展，支持有条件的养老机构按相关规定申请开办安宁疗护机构或医养结合医院、护理院、中医医院，安宁疗护机构或医院或医养室、护理站等	服务体系建设
2017年6月	《国务院办公厅关于进一步深化基本医疗保险支付方式改革的指导意见》（国办发〔2017〕55号）	国务院办公厅	对于精神病、安宁疗护、医疗康复等需要长期住院治疗且日均费用较稳定的疾病，可采取按床日付费的方式，同时加强对平均住院天数、日均费用以及治疗效果的考核评估	付费方式
2017年10月	《国家卫生计生委办公厅关于开展安宁疗护试点工作的通知》（国卫办医家函〔2017〕993号）	国家卫生计生委办公厅	落实《"健康中国2030"规划纲要》和《国务院办公厅转发卫生计生委等部门关于推进医疗卫生与养老服务相结合指导意见的通知》的要求，开展试点工作，确定试点目的、试点地区，明确开展基线调查，建设服务体系，明确服务内容，建立工作机制，探索制度保障和加强队伍建设等试点任务	开展首批安宁疗护试点工作
2017年12月	《养老机构服务质量基本规范》（GB/T 35796—2017）	国家质量监督检验检疫总局、国家标准化管理委员会	将安宁服务作为养老人提供基本服务项目，并将之定义为"为临终老年人提供休息治疗、护理、生活照料、社会工作、心理慰藉、伦理支持、后事处理及对家属的心理抚慰和精神支持的活动"。	服务标准

续表

时间	法规或文件名	发布单位	主要内容	规定范畴
2018 年 6 月	《关于促进护理服务业改革与发展的指导意见》	国家卫生健康委员会、国家发展和改革委员会等部门	指出需要全面推进安宁疗护工作，完善安宁疗护服务供给	
2019 年 5 月	《国家卫生健康委办公厅关于开展第二批安宁疗护试点工作的通知》（国卫办老龄函〔2019〕483 号）	国家卫生健康委办公厅	为落实《"健康中国 2030"规划纲要》和《"十三五"健康老龄化规划》有关要求，在全国开展第二批安宁疗护试点工作。确定试点地区，以及在第一批安宁疗护试点基础上，明确服务内容，建立工作机制，探索制度保障和加强队伍建设等试点任务	开展第二批安宁疗护试点工作
2019 年 6 月	《国家卫生健康委办公厅关于印发社区医院基本标准和医疗质量安全核心制度要点（试行）的通知》（国卫办医函〔2019〕518 号）	国家卫生健康委办公厅	社区医院基本标准中，床位设置：以老年、康复、护理、安宁疗护床位为主；临床科室：至少设置全科医疗科、康复医学科、中医科、内科、外科、妇科、儿科、口腔科、眼科、耳鼻喉科、精神（心理）科、安宁疗护（临终关怀）科、血液净化室等专业科室中的 5 个科室	
2019 年 10 月	《关于建立完善老年健康服务体系的指导意见》（国卫老龄发〔2019〕61 号）	国家卫生健康委等 8 个部门	将安宁疗护纳入并提升至老年健康服务体系六环节之一，提出加强安宁疗护服务，建设安宁疗护机构，开展社区和居家安宁疗护服务并建立对接机制，完善服务价格，明确营利性与非营利性机构开展服务的收费标准	服务体系建设

续表

时间	法规或文件名	发布单位	主要内容	规定范畴
2019年11月	《国家积极应对人口老龄化中长期规划》	中共中央、国务院	建立和完善包括健康教育、预防保健、疾病诊治、康复护理、长期照护、安宁疗护的综合、连续的老年健康服务体系	服务体系建设
2019年12月	《中华人民共和国基本医疗卫生与健康促进法》	第十三届全国人民代表大会常务委员会第十五次会议通过	第三十六条规定"各级各类医疗卫生机构应当分工合作，为公民提供预防、保健、治疗、康复、安宁疗护等全方位全周期的医疗卫生服务"	法治保障
2020年9月	《关于印发医养结合机构管理指南（试行）的通知》（国卫办老龄发〔2020〕15号）	国家卫生健康委办公厅 民政部办公厅 国家中医药管理局办公室	"医养结合机构主要为入住机构的老年人提供生活支持护、医疗、护理、康复、心理精神支持等服务。"将安宁疗护列为医养结合机构的服务项目之一	服务体系建设
2021年6月	《"十四五"优质高效医疗卫生服务体系建设实施方案》（发改社会〔2021〕893号）	国家发展改革委、国家卫生健康委、国家中医药管理局、国家疾病预防控制局	在"四、重点人群健康服务补短板工程"部分，提及增加康复、护理资源；地方政府要聚焦老年人群健康需求，补齐健康教育、康复医疗、老年长期照护和安宁疗护"城乡医养"联动。其中（三）康复医疗"重点为急性失智人群、创伤等大病患者、老年等失能失智人群，临终关怀等医疗康复和护理服务，为建立适应人民群众需求的康复、护理体系探索有效路径"	服务体系建设

续表

时间	法规或文件名	发布单位	主要内容	规定范畴
2021 年 11 月	《中共中央国务院关于加强新时代老龄工作的意见》	中共中央、国务院	提出"稳步扩大安宁疗护试点"	服务体系建设
2021 年 12 月	《国务院关于印发"十四五"国家老龄事业发展和养老服务体系规划的通知》（国发〔2021〕35 号）	国务院	在"完善老年健康支撑体系"的目标任务中提出，"发展老年医疗、康复护理和安宁疗护服务"	服务体系建设
2021 年 12 月	《关于全面加强老年健康服务工作的通知》（国卫老龄发〔2021〕45 号）	国家卫生健康委、全国老龄办、国家中医药局	增加居家医疗卫生服务供给，包括安宁疗护。加快发展安宁疗护服务。推动医疗机构开设安宁疗护病区或床位，开展安宁疗护服务。推动有条件的地方积极开展社区和居家安宁疗护服务，探索建立机构、社区和居家安宁疗护相结合的工作机制。建立完善安宁疗护多学科服务模式。加强对公众的宣传教育，推动安宁疗护理念得到社会广泛认可和接受	服务体系建设
2022 年 2 月	《"十四五"健康老龄化规划》	国家卫生健康委等 15 个部门	提出发展安宁疗护服务，并在栏目列出"安宁疗护服务发展专项工程"，且在"老年医疗卫生机构建设专项工程"和"老年健康队伍建设专项工程"部分均列出了安宁疗护相应部分需要提升的内容	服务体系建设

续表

时间	法规或文件名	发布单位	主要内容	规定范畴
2022年4月	《"十四五"国民健康规划》	国务院办公厅	在第五部分"（三）促进老年人健康"中，指出"稳步扩大安宁疗护试点"；指出"提升老年医护服务水平"：健全医疗卫生机构和养老服务机构合作机制，为老年人提供治疗期住院、康复期护理、稳定期生活照料、安宁疗护一体化的服务	服务体系建设
2023年7月	《国家卫生健康委办公厅关于开展第三批安宁疗护试点工作的通知》（国卫办老龄函〔2023〕128号）	国家卫生健康委办公厅	根据《中共中央国务院关于加强新时代老龄工作的意见》关于"稳步扩大安宁疗护试点"的要求，在前两批安宁疗护试点工作的基础上，继续扩大试点范围，新确定3个省（直辖市），61个市（区）为第三批国家安宁疗护试点	开展第三批安宁疗护试点工作

注：该表格仅纳入国家层面的政策法规，地方层面政策法规太多且有差异性则没有纳入。

资料来源：本表由研究团队自行收集梳理，其中田甜整理了这张表的主要内容，我后续补充修订了这张表。

（二）机构的考量：有形收益 vs. 无形资产

变化的制度环境给医疗机构探索是否以及如何开展安宁疗护项目提供了机会。前面的研究发现，公立医院开设安宁疗护，但没有合适的收费项目和收费标准，经济效益不高。大医院床位周转率、平均住院日、死亡率等考核指标不利于安宁疗护工作的开展。以救治为主的三级医疗机构难以腾出空间来进行安宁缓和医疗，更不愿意参与进来。然而，最新的制度和政策变化让一些医院的领导层重新思考安宁疗护相关科室的开办。我访谈的两所三级医院肿瘤科都在最近开始或准备开展安宁疗护服务，只是开设的方式多样：

> 我们那里（与基层合作的医院）开了一个病区，就是专门安宁疗护的病区，我们原来肿瘤中心一个老护士长过去了，所以越来越重视。去年年底（开始）的（时候），是在一个区的医院拿了一个病区做安宁疗护……（这是）一个政策的导向，（未来）公立医院绩效改革考核也好，然后将来的一些其他（评估）等等，也会把这一块（安宁疗护）纳入一些指标……我们大医院，就说我们医院这种床位的价值肯定要高很多，所以我们就找下面医院合作了。因为我们医院本身床位紧张，那些来治疗肿瘤的病人本来就没有（足够的）床位，而安宁疗护会比较占床。而且三级医院的考核很多指标涉及平均住院日这些，所以说我们院长现在这种方法我觉得挺好，一个是满足（患者）需要，另一个是满足整个公立医院绩效改革考核的指标要求……然后病人在下面（合作医院）的话，也不用老是担心要出院转院，还有费用（也不用担心），他报销的也多。（210917THZ，护士）
>
> 今年接下来我们医院会有安宁疗护病房……其实临终关怀，也就是安宁疗护就应该放在肿瘤医院，因为麻醉药品和处方药品用得多的就是癌症晚期病人。临终关怀应该放到肿

瘤医院，但是它本身是没有经济效益的……现在的话，毕竟临终关怀、安宁疗护是肿瘤医院发展的另外一个方向，因为始终绕不开这个点。我觉得，从学科考虑，对临终病人的管理其实也是肿瘤学发展的另外一个方向。另外一个就是我们医院接下来也要参加等级评定，必须要有相关的专科，这也是其中一个点。我们最近都在应付医院的等级评定，里面有些要求是你必须要有的……我们医院是三级，三甲还没评上，是三级乙等。（200928WYS，医生）

对一些非顶尖的肿瘤医院或三级综合医院，开展安宁缓和医疗业务对医院整体发展有好处，如安宁疗护有利于医院整体环境的优化（让部分区域变得更加温馨）、让服务更加丰富；在一些科室更是对现有服务的"提升"，能提高护理服务质量以及病人和家属的满意度，进而提升医院整体的声誉；对于医院肿瘤医学学科的发展也是进一步的完善；未来更有可能满足国家对医院全面综合的考核要求，有利于医院的评审和发展。当然三级医院开办安宁疗护也有很多因地制宜的方式：如安排病人到联动的一级、二级医院住院，但由三级医院的医务人员参与对病人的管理。我调研的另一所三甲医院在院领导的支持下从 2019 年开始探索安宁疗护，并计划在老年科而不是肿瘤科开展安宁疗护，主要原因就在于安宁疗护可能带来的经济压力。该医院肿瘤科病人流转率高、以治愈为主，无法解决安宁疗护的"经费问题"；而老年科收治的大多为公费医疗的病人，医疗和护理由政府承担，没有经费压力，加入安宁疗护是对该科室服务的进一步提升，能满足老年科病人治疗之外所需要的人文关怀。在没有经费压力的情况下，所有人都认为安宁疗护对"身心社灵"的综合关注是对现有医疗服务的提升和补充。此外，随着安宁疗护业务的开展，一些地方政策上开始对接收临终病人的安宁疗护科室或病房免除死亡率考核。送到安宁病房的病人离世不计算在死亡率统计里面，也有利于医院死亡率考核。

如果对于大型公立医院，前一节呈现的各种政策和考核是一个直接的引导风向标，那么对于私立医疗机构和发展处于困境的基层公立医疗机构，安宁疗护对它们还有另外的吸引力：提升机构的社会影响力、知名度这些无形资产，或者发展成为医院的特色，突破当下转型的瓶颈。比如处于困境的二级公立医院，面对来自上下级医疗机构的竞争和挤压，领导层想推动安宁疗护以提升医院服务品牌，用有情感和温度的服务来留住患者，且可以借助安宁疗护把服务延伸到社区（居家安宁），扩展医院业务。而田野点安心医院作为一家民营三甲医院，和很多民营医院一样，长期面临社会认同和同行认同低的问题。在提升医院的声誉和特色的考量下，安心医院开设了临终关怀科，希望安宁这一块能"作为医院一张名片打出来"，吸引更多病人前来就医。

> 其实这个叫作社会影响力，我知道北京海淀医院也是一个大医院，人家就愿意拿出一个科室来做（安宁疗护），我觉得，长远地看，这是个无形资产……现在医院领导手上首先看到的是什么？报表，首先是收容量，也就是住院病人总数，每天早上一打开看这个。但其实医院还有一个公益功能，它的公益性怎么体现？……安宁疗护是一个无形资产，领导要开办安宁疗护的话需要一些勇气，可能早期会有一些投入，后面就是无形资产。（210906HYX，护士长）

不少尝试开展安宁疗护的机构负责人认为，虽然安宁疗护不挣钱，但是它可以成为医院的品牌。如田野点康市医院在实践安宁疗护多年后，其康宁科虽然还没有做到为医院创收，但取得的"社会效应"不错：不少媒体对其进行报道；其他医疗机构会主动转介临终病人过来；其社会知名度越来越高，不少家庭主动前来寻求服务；原广东省卫计委还多次专门前来调研；康宁科护士长被评为"广州好人"，科里其他医务人员也多次获得市里、区里的荣誉表彰。调研期间，我探访到的一些社区卫生服务中心也在试图发展机构特色业务的情况下，开始发展安宁疗护。其中我调查的一家社区卫生服务中心也确实因为安宁疗护服务特色，被评为全国优质服务示范社区卫生服务中心，从此以后该中心将安宁疗护的服务特色延续下来。

> （新）医改后一年左右的时间，我们当时要创建全国（优质服务）示范社区卫生服务中心，需要中心有一定的服务特色。到处都是社区卫生服务中心，特色在哪里？我们刚好有病区。我们卫生局的领导去香港那边学习过，在护理这方面学习了一些新知识，还有那些（安宁）老师的一些资源。然后他就说，不如这样，你们现在医改了，也不要求你们有经济效益，你们干脆开展临终关怀服务。我们就把几个普通的病房改造好，用作临终关怀。当时就是这样子的。（190419WZR，社区安宁疗护医生）

另外，正如上一节所述，很多地方在探索为安宁疗护医保支付开通"绿色通道"或其他特殊支付方式，而这对于发展处于困境、病源不多、面临经济压力的基层医疗机构具有不小的吸引力。如长春从2014年开始在医疗保险总额预付制之外，为癌症晚期患者舒缓疗护单独结算，将涉及癌症晚期患者的治疗、护理、心理安慰等项目整体打包成单病种付费。而首批选出的定点机构均为基层的区级医疗机构。报道显示，这一措施实践下来达到了医保患者、定点医疗机构、医保基金"三赢"的效果。①

在国家明确支持社会开办安宁疗护机构的政策引导下，不少医养结合机构也涌入安宁疗护领域，开始探索实践起来。用业内人士的话来说，现在的养老机构都努力去"挖医保"分蛋糕。医

---

① 参见《医保金秋结硕果 惠民新政暖春城》，https://jl.sina.com.cn/changchun/yjcc/2014-11-05/6700.html，最后访问日期：2023年6月16日；《省内唯一试点！安宁疗护长春模式让1143人生命尊严谢幕！》，http://news.cnjiwang.com/jwyc/201811/2755358.html，最后访问日期：2023年6月16日。

保对老人晚期治疗与照护的支付，尤其是长期护理保险的发展（一些地方开始为安宁疗护规划支付[①]），让不少民营机构都冲着医保去考虑提供安宁疗护相关服务。此外，不少地方政策更是给这些机构开展安宁疗护带来额外的动力，如广东省将"安宁服务"纳入养老机构等级评定的指标中。[②] 以老龄化时代老人照护为主要业务的医养结合机构，面对支持的政策环境和潜在的利益，努力推动安宁疗护，尽管当下它们还面临医疗资源不足、医务人员不够、缺乏执行标准、收费不确定等诸多问题。

　　而在几乎所有机构中，安宁疗护得以顺利开展都得益于机构领导层的支持。在市场的效率逻辑下，对一个综合性的医疗机构来说，安宁疗护的开展势必会影响到其他科室的工作量和医院的整体收入，因此更需要医院的认可、支持和医院领导的同意。一些医疗机构的领导层对推动安宁疗护充满了情怀，认为安宁疗护是民生工程，医院有责任对病人"管来路也管去路"，不仅收治来做积极治疗的病人，当这些病人进入生命末期，也能为他们留一条通道来缓解痛苦。而真的为病人留有后路后，医院发现更多病人愿意来就诊和治疗。

[①] 2019 年，国家卫生健康委办公厅发布的《关于开展第二批安宁疗护试点工作的通知》提出"探索推动将居家和机构安宁疗护服务费用逐步纳入基本医疗保险、长期护理保险以及其他补充医疗保险范畴。探索实施安宁疗护按床日付费制度"（引自《国家卫生健康委办公厅关于开展第二批安宁疗护试点工作的通知》，http://www.nhc.gov.cn/lljks/s7785/201912/efe3ed3d9dce4f519bc7bba7997b59d8.shtml，最后访问日期：2023 年 7 月 19 日）。但长期护理保险参与安宁疗护的情况在国内并不太普遍，且长期护理保险制度参与安宁疗护还面临诸多挑战：其准入体制保障安宁疗护存在不公平（如失能状态六个月以上的准入条件会让接受安宁疗护本来就只有几个月的患者无法享受），尚未有效衔接医保全面保障安宁疗护，且跨地区保障安宁疗护难（胡芳、韦彦名，2023）。

[②] 2018 年，广东省医养结合或养老机构的星级评定中安宁服务的开展占 10 分；2023 年最新发布的养老机构等级划分与评定实施指南中，安宁服务占 30 分。参见《广东省民政厅关于养老机构星级评定的管理办法（试行）》，http://www.gd.gov.cn/zwgk/gongbao/2018/22/content/post_3365988.html，最后访问日期：2023 年 7 月 16 日；《广东省民政厅关于印发养老机构等级划分与评定实施指南的通知》，http://smzt.gd.gov.cn/zwgk/tzgg/content/post_4097659.html，最后访问日期：2023 年 9 月 24 日。

我们（中心）就这么大的面积，（做安宁疗护）肯定要压缩我们的（空间）。比如我们中心有 200 个员工，我们的门诊量比如说全年 100 万（人次），除以 200 个员工，这是我们考核的指标。但是我们 200 个员工中有 20 个是要去做临终关怀的，而又要完成指标，20 个人的门诊量就要分担到其他人身上。这要得到全院的认可。政策引导是一方面，更重要的是我们领导要认可这个理念。院长要是不乐意的话，肯定就不能做。我们院长就有这种超前的理念，他认为这是民生，是社区卫生发展很重要的一块，未来都要做，只是早晚的事。所以我们搭着钱搭着人，到今年七年了，还在做。（171103DS，医生）

（三）在缺乏标准的环境中摸索前行

在制度大环境的支持下，最近几年很多机构对开展安宁疗护、临终照护、老年终末期护理有意向。但正如第六章所述，从事临终照护的医务人员大多处于摸索前行的状态，尤其是新进入的机构及从业者还处于一个理念不清晰、规则不明确的状态。这与安宁疗护机构在设立早期无"章"可循有关，在资金来源、运作模式、管理方法、设施配置、服务标准、质量控制等方面都没有可供参考的明确标准。田野点安心医院是一家三甲医院，在开临终关怀科的时候没有同级医院的先例可供参考，不得不参考市内另一家二甲医院的经验，而在实践后发现并不合适：

没有可供参考的样本，因为在我们整个广东省内没有哪家三甲医院说去开这样的一个专门的临终关怀病房，没有的。所以当时就参考了一家二甲医院的（做法）。就是说一两个医生就行了，晚上值班医生都不用，护士也不用那么多，8 个护士左右就行了，多招一些护理员。当时就是这样的一个思路。但是（这种）护理部的思路不对，既然作为一个病房，倒班

的话，肯定要有至少连护士长在内共 12 个人，才可以把这个班给倒起来。（210627LHZ，护士）

另一些机构则通过派遣医护人员到国内安宁疗护开展比较知名的机构去短期学习或接受培训，来推动自己机构的安宁疗护落地。正是因为处于一个摸索尝试的阶段，很多机构安宁疗护发展的水平不是太高，实践没有达到规范，服务体系也尚未建立。如有的医院所谓的安宁疗护只是做到对病人生命的延续，维持其心跳和呼吸，并没有做别的。而不少缺乏医疗支持的养老机构更是不知如何做，只是设立一个安宁病房，有一个看起来更加温馨的单间，实质性服务并没有开展起来，这被业界批评为："病床、氧气筒、观音菩萨像，说自己是临终关怀。"一名参与养老机构星级评定的护士长就提及自己考评的很多养老机构的现状：

> 很多养老机构不管是公办的还是民办的，在什么（条件）都没有的情况下，为了评五星去做了。但是它不知道怎么做，而且不知道从哪个切入点做，要做哪一块。其实它就摆了一张床、一张凳子、一张沙发、一张桌子，（在门上）贴一个牌就是安宁疗护室，但是它要做的服务没有做到……民办的，经费足一点的，比如地产公司的养老机构的话，就会配一些挂画，配一些装饰花，配一些沙发抱枕，这些会配置得好一点……（公办的）包括其他民办的养老机构，我去考评的时候，（发现它们在老人）病情变化的时候，还是去抢救，放到那里（安宁疗护室）去抢救，变成了这种状态。安宁疗护室变成了一个抢救室。等病人病情发生变化了，赶紧推到安宁疗护室去，去干吗？去抢救……（210920XXP，护士长）

对于安宁疗护缺乏执行标准和规范的情况，从表 7－1 可以看到国家层面已经在推进有关标准和规范的建立，如原国家卫计委于 2017 年连发《安宁疗护中心基本标准（试行）》、《安宁疗护中心管理规范（试行）》和《安宁疗护实践指南（试行）》三个相关文件，对安宁疗护服务的架构、环境、人力资源标准以及卫生专业人员等做出规定和指导。虽然安宁疗护的规范有了更多政策指引，但这三个试行文件无法覆盖不同安宁疗护机构的具体实施情况，而且有的规范难以在地方落地。对于从事安宁疗护的不同机构，大多数暂时缺乏明确的服务标准，包括服务准入标准、过程标准、结果评估。目前有关安宁疗护（临终关怀）评估和服务过程的标准散见于不同部门制定的不同效力层级的文件中，缺乏系统性和权威性。当前各机构所开展的探索，也多是结合自身情况来制定规章制度，这类操作存在一些潜在的风险。一是在服务机构行为约束方面，当实施安宁疗护服务的机构缺乏医疗资质或医疗水平不高，又无明确的准入标准时，存在将部分仍有治愈概率的病患纳入安宁疗护的可能。二是在对患者及家属的宣教方面，受传统文化影响，家属和患者选择安宁疗护已经面临较大挑战，当机构自身对安宁疗护缺乏明确的准入标准和依据时，这更给家属和患者做临终抉择带来困难。三是对安宁疗护从业者而言，正如第六章所述，安宁疗护从业者面对实践中的多重矛盾需要不断摸索，如果从业环境缺乏标准和指引，这会给他们的工作带来更多困惑。

当然，模糊的实践环境也让安宁疗护从业者和机构发展了不少在现有条件下拓展安宁疗护的创新方式。对于当下开展安宁疗护的很多医院来说，在短时间内设立单独的安宁疗护相关科室或病房不太可能，于是它们就在现有科室设立安宁疗护床位或开展安宁缓和医疗服务。行业内部把这个叫作"嵌入式服务"，安宁疗护嵌入一些科室的日常工作中，依托现有的科室（如肿瘤科、老年科、疼痛科、康复科等）融入安宁缓和理念来进行。同样，在一些社区医疗机构，虽然并没有设立安宁疗护病房或病床，但也在老年病房或内科病房收治临终病人，医务人员学习有关安宁疗护的知识并把它们运用到对这些病人的照护中。当然这些科室在提供安宁疗护的同时，也开展其他临床治疗，处于一个杂糅的状态。

　　我现在感觉到安宁疗护它其实是一种服务，一种理念，并不是说一定要把这个安在哪个地方……新加坡的模式它也没有说专门就设一个这样的病区，专门收全院的（临终患者），不是的，它是按片的，比如说它有妇科肿瘤片，还有其他肿瘤科的片，有儿童片、呼吸片、神经内科片。每个片都有自己相应的做安宁疗护的工作人员。可能设的床位数没有很多，只有五张到十张，但是只要我病区里面有这样一个患者，那我就应该想到身心社灵这四块的事情，对吧？不一定非得放在一块儿。它们甚至在急诊留观区都有安宁疗护病床，我觉得这是对的，为什么是对的呢？因为我想起我们刚开科那会儿，一个星期收了 12 个（临终病人）进来，（很多人）两三天就没了的，（他们）完全可以在急诊留观区过世啊。（210627LHZ，临终关怀科护士长）

　　正如上面受访的护士长提及，安宁疗护不一定要在一个固定的安宁疗护科室发生，它可以在其他科的病区里面。在缺乏专门的安宁疗护病床和病区的情况下，业界提出全院安宁疗护理念 + 小组服务的模式，让患者在普通病房也能接受安宁疗护及缓和医疗。推动安宁疗护的知名医生宁晓红及其团队更把安宁疗护和缓和医疗结合起来，指出安宁缓和医疗不同于安宁疗护，不需要准入以及配套的保障措施，只要医护人员具备理念和技能，就能在各自的科室开展。[①] 而宁晓红医生在自己医院的实践就是在没有专门的安宁缓和医疗病房的情况下，在医院现有的架构下提供缓和医疗服务，即在现有的病房、门诊、急诊的结构下通过各部门自己或缓和医疗会诊的方式提供服务（宁晓红，2021）。对于实践来说，重要的是将理念融入工作，让从业者带着安宁的理念去为临终者提供服务。确实在医护人员的实践中，受限于现有的人力资源、时间和精力，更多的人是把安宁的理念融入日常的工作中：

———————————

① 引自宁晓红医生于 2021 年 11 月 7 日协和舒缓医疗教学分享线上讲座。

（我作为）护士长会在人力资源允许的情况下，给她一点时间去做，她在平时的工作中也能够把这些实践放在点点滴滴中……我觉得短期内人手紧张（问题）无法解决。我现在能做的就是，对我们这个（安宁）团队小组成员，我会给他们布置作业，就是你必须完成这些东西。做了培训之后你必须去完成一个个案，这个个案我会给你一个完整的格式，从确诊开始到什么时候，你必须要去完成比如患者的舒适照护……因为我是护士长，我会把我需要完成的事情，即对护士的培训和安宁疗护工作结合起来做。在这个过程中，既完成我工作的一部分，也把安宁疗护这个工作落实下去。我会这样动脑筋。（210916CF，肿瘤科护士长）

因为缺乏足够的支持来专门从事安宁疗护，医务人员把安宁、缓和医疗理念融入日常工作中，这样不用额外分出资源和人力来从事安宁服务。这也是当下医护人员自发采用的一种"曲线救国"的方式来扩大安宁疗护的影响。我们调查的社区医疗机构在人手紧张的情况下也这样同步推进安宁疗护，机构内设立了一个安宁疗护的团队，但这个团队的医务人员也同时开展机构的日常诊疗工作、社区病人的回访等，唯有多项工作同步进行，才可能将安宁疗护工作在机构现有的条件下慢慢开展起来。在无法改变大的制度环境的情况下，医务人员通过医师协会、护理学会、生前预嘱推广协会等组织，对安宁疗护和缓和医疗知识进行宣传和普及，先从安宁疗护理念推广、学科建设和人才培养的角度推进。在缺乏专门的安宁疗护机构的情况下，先让更多的医务人员有安宁疗护的理念和能力，让更多的机构及医务人员承担起安宁疗护的职责，哪怕这样做的不一定是那么"专业"的安宁疗护。

因为现在的安宁疗护还不是说立生前预嘱那种，大部分病人就是在 ICU，过了很久也救不活，但他是一摘管就会死的那种。如果家属实在觉得没有意义了，就会转到我们这里来进行安宁（疗护）。其实就是一个安乐死的前期，但安乐死是人为地去做，我们安宁疗护就是说不必要的治疗就把它去掉，然后等他自己（死亡）。大概就是这个方向，就是想往这个方向走。因为你不能一步到位……要等到推广成功的那一天，可能还有很久。你得去做这个事情，但是你慢慢做，能达到什么效果就什么效果。不迈出这一步，肯定是不行的。但你迈出这一步，期待一步到位，那也是很难的。（220910ZYY，老年科医生）

在现有法律和社会认知的条件下，医务人员模糊地实践安宁疗护，虽不能"一步到位"，但也摸索前行。正如访谈中一名从业27年的资深护士所说，虽然目前安宁疗护实践存在很多阻碍和不足，但她依然觉得应该继续去做，因为她认为这是正确的，在临床上她看过太多临终患者的苦痛，更让她确信安宁疗护是有用的也是有大量需求的，"就像器官捐赠，以前大家也不接受，现在也发展得很好，给很多病人带来希望，我相信安宁疗护也是这样，只有去做了，才知道怎样继续做"（2019YSM，护士）。

五　讨论与总结：中国安宁疗护发展的制度困境与未来展望

安宁疗护的实践嵌入医院管理制度之中，也嵌入整个医疗体系与政策之中。安宁疗护的实践与当下医疗体系的安排有多方面的矛盾之处，导致其服务开展面临不少制度障碍。

安宁疗护服务的开展与大多数医院现在的医疗绩效和管理制度有所冲突。首先，经济效益逻辑下安宁疗护呈现为"不赚钱"的劣势。安宁疗护从治疗导向转向改善症状与护理导向，其整体费用低、收费项目少。另外，当下医保给付是医院重要的收入来源，但医保对于安宁疗护，存在给付水平低（如按床日付费无法覆盖成本）、保障项目少（缺少生活照护、失能照护、心理人文等项目）的问题（胡芳、韦彦名，2023）。我们在调研中发现的关于经济效益与安宁疗护实践的矛盾并不是个例。吴玉苗等（2019）对上海某社区卫生服务中心的调查显示，该中心 2017 年安宁疗护每床日平均医药费收费 309.4 元，而安宁疗护每床日直接成本为 530.05 元；山东省千佛山医院肿瘤科于 2009 年 5 月成立"宁养病房"，设有 30 张开放性床位，但因为资金困难，不足半年便关闭了（宋彩虹、沈勤，2019）。对成本与收益、亏损与盈利的权衡，使得在很多医疗机构中开展安宁疗护服务是"吃力不讨好"的事情；即便开展，安宁疗护的资源配置也容易被压缩，在机构内部处于边缘的位置。

其次，在机构运行的效率逻辑下，安宁疗护难以获得其开展所需要的时间与空间。在理想的安宁缓和医疗实践中，从业者会试图为生命创造更多空间，让疾病隐退在背后，而做到这些需要从业者积极地控制症状、创造一个安全的环境、减少临终者的焦虑、陪伴患者获知真相、提供身体及全面的护理等；做到这些还需要一些条件保障，如充足的时间、照护者关怀的态度和能力、家一样的硬件设施、非医院的环境等（Cannaerts，de Casterlé & Grypdonck，2004）。然而这些条件在中国当下的医疗环境中很多是缺乏的。在大多数机构内部，死亡是被遮蔽和转移的，忙碌的治疗环境、高速运转的流程让机构无法为临终与死亡留出充足的时间和空间；在资金限制下，这些时间和空间所需要的（人力和硬件）资源投入更是难以达成。

最后，从事安宁疗护的医务人员在这些制度障碍面前也面临人力资源分配和劳动价值实现的问题。安宁疗护往往需要更高的人员配置，但现实是很多机构即便开展安宁疗护也尽力压缩人手，以便控制成本。安宁疗护的经济效益差，相应的人力培训也被压缩。没有持续的培训投入，不仅影响现有从业者的工作意愿和质量，也无法让更多人加入安宁疗护行业来减轻现有从业者的压力。机构不仅倾向于压缩从事安宁疗护的医护人员数量，更难以配置安宁疗护需要的其他辅助人员，如医务社工、心理咨询师。这导致从业者人手紧张、身兼数职、工作量大，而收入没有增加。在现有绩效考核制度下，安宁疗护相关科室从业人员收入普遍偏低，安宁疗护工作本身也难以从收费中体现其劳动价值。在对安宁疗护从业者的经济激励失效的同时，其他方面的支持和配套政策也没有跟上，这影响到现有从业人员的稳定性。

与此同时，安宁疗护实践的制度环境自身也在发生变化。各级政府在安宁疗护推进的不同时期出台了相应的政策指导。在国家政策越来越支持的背景下，开展安宁疗护对不少机构具有一定吸引力：突破发展困局、打造医院的无形资产、提升医院的影响力，吸引病人前来就医、提升公众满意度，以及前面章节提及的减轻医务人员因救治失败带来的职业困惑、减少医患纠纷等。于是，不少机构在缺乏标准的大环境中摸索前行，如将安宁疗护的理念融入日常工作中，与常规工作一起进行；在没有安宁疗护专门科室或病区的情况下，将安宁疗护嵌入现有的科室中进行；采取措施来改变安宁疗护不盈利的现状，如开发一些其他收费项目作为补充；在床位紧张的情况下，大医院与基层机构实行合作，将接受安宁疗护服务的病人安置在下级医疗机构，等等。不同机构在安宁疗护服务中努力去探索自己的定位和能够发挥的作用。

当下国内的安宁疗护事业呈现为"实践先行、政策跟进、地区试点"的特色（谢琼，2019）。在实践中，从业者一方面发挥主体性，通过各自的方式鼓励和推广安宁疗护实践；另一方面也寄希望于有更多政策推动制度环境的整体改善。要把当下在部分机构"个案"式摸索的安宁疗护服务在更多机构系统地开展起来，需要更多的制度支持。几乎所有医护人员都提及，安宁疗护需要在政府主导下开展工作，才可以推进得很快，现实也确实如此。但在顶层设计鼓励支持的同时，还需要更多可以落地的配套政策。在未来的发展中，当机构为了应对安宁疗护的经济压力而去开发服务包的时候，安宁疗护需要小心地平衡不要被过度"商业化"、"价格标签化"。安宁疗护服务在各国大多不是"盈利"取向的，不太可能成为机构赚钱的业务，因此在制度层面更需要公共资金的投入，也需要多元化的资金来源，如社会慈善捐赠。现有研究显示，一旦安宁疗护服务走向盈利取向，就可能带来多种问题：营利性机构提供的服务范围更狭窄（根据盈利价值挑选服务项目），会跳过一些对患者和家属有价值的服务如丧亲支持；营利性机构更倾向于给机构内的患者提供服务，而不是居家的临终者，因为前者效率更高；营利性机构会按照最低标准配备资源，导致更低的工作人员和患者的比率，进而可能降低服务质量（Carr & Luth，2019）。[1] 我们国家从发展安宁疗护开始，就要避免安宁疗护走向效率和盈利逻辑导向下的服务。国内一些私立医疗机构也在拓展安宁疗护业务，但针对的主要是更有支付能力的中高端人群。然而，与死亡相关的安宁疗护是人人都需要且人人都该享有的服务。对于"普适性"的安宁疗护，更需要系统的政策支持，而不是对从临终到死后每一项服务的商业化收费。把安宁疗护作为一种社会福利保障制度进行完善，还需要更多的政策支持，如将安宁缓和医疗纳入基本医疗、为开展安宁疗护的基层医疗机构提供专项财政补贴、提高安宁疗护从业者的待遇让其劳动价值得到体现。下一章对此有进一步的讨论与总结。

---

[1] 该研究回顾指出，美国的安宁疗护机构近来盈利取向的机构（for-profit hospice）越来越多，机构占比从 1990 年的 5% 增长到 2013 年的超过 60%，这也带来了上述的各种问题。

第八章 结语：临终照护的本土实践与未来

在今天的中国社会，随着老龄化进程加深，慢性疾病越来越成为致死的主要因素，而新发传染病依旧威胁着我们的生活，如何让人们有尊严地离世是我国面临的一项艰难议题。作为个人需要思考面临死亡和临终时，想要过什么样的生活，以什么样的方式离去。个体的死亡质量更与社会文明程度密切相关，死亡是人类社会应对疾病、灾难时不得不面临的问题。社会作为整体则需要思考，医疗及社会保障体系如何调整来应对老龄化程度加深以及疾病谱系变化？临终照护体系应如何安排，以提供对于中国人来说有社会及文化意义的临终支持？对这些问题的回答需要一个社会的视角，从社会文化与制度中来理解临终与死亡。本书从呈现当代中国社会的死亡图景开始，继而探索当前医疗体系中临终照护（尤其是安宁疗护）提供的现状及遇到的问题，最后讨论怎样改善临终照护，进而改善中国人的死亡质量。

一 社会文化背景下多样的死亡图景

本书第一部分（第二、三、四章）呈现了当代中国医疗场域的临终与死亡现状，探讨了当下的死亡与临终如何受到传统文化、社会观念、家庭伦理、医疗体制安排、社会保障体系等多重因素的影响与形塑。

第二章显示，中国人的死亡观念正处于一个变革时期，既受到传统文化和现代医疗技术的影响，也随着社会变迁而发生着变化。一方面，公众和医务人员眼中或口中的好死亡与安宁疗护的理念较为一致。好死亡是有准备的、没有遗憾的、没有痛苦的、有人陪伴与关心的死亡，而不好的死亡是突发的、痛苦的、没有尊严的、孤独隔绝的死亡。另一方面，对于很多人来说，死亡依旧是负面的、令人恐惧的，人们多持忌讳与回避的态度。在日常生活中，人们倾向于不去谈论死亡，当死亡来临时个人和家庭往往准备不足。与此同时，不同人群对死亡的态度也不一样，个体及社会的死亡观念在发生变化，这让我们在提出中国社会"死亡忌讳"的观点时多一分谨慎。总的来说，民众不愿意公开谈论死亡或者直面死亡，让安宁疗护或临终服务难以推广，而对尊严死的讨论也受到限制。人们对死亡的观念和态度也影响到死亡的自主性。

第三章呈现了无法自主的死亡，选取"被维持的生命"和"被放弃的生命"两种极端情况来彰显个人难以自主自己死亡的现象。一方面，医疗技术的进步让死亡变成一个缓慢的过程，更多慢性病人在长期接受医疗干预后去世。另一方面，一部分重病患者在生命的最后阶段无法得到充分的医疗干预，在痛苦中离世。一些人想活但没有机会活，一些人想死却不能死。这种无法自主的死亡受到家庭观念、经济条件、医疗保障、疾病与临终信息告知、临终机构及服务的可及性等因素的综合形塑。首先，受前述死亡观念与态度的影响，医生、患者及家属之间就病情和死亡的交流仍然不足。患者对自己的病情不清楚，个人意愿没有充分表达出来，他们对自己的治疗方案和临终难以做出抉择。其次，临终与死亡是关系性的，家庭的关系、期待与动态影响着个人的临终（Broom & Kirby，2013）。这在家文化盛行的中国社会尤其如此，家属代替患者做抉择成为常态。家属情感的不舍、孝道伦理的要求、医疗技术的可及以及没有法律或制度来保障患者真实意愿的实现，多重因素叠加，于是出现了不少被维持的生命或过度的治疗。同样因为家庭关系的复杂、经济条件的限制、医疗保障的不足，一些有治疗价值的生命被放弃。

第四章呈现了临终地点的协商与变迁。正在变化的社会观念、传统归家的文化、殡葬习俗、对死亡的禁忌、死亡管理制度以及医疗资源的错配，这些因素综合到一起，让不少死亡变成了"无处安放的死亡"。在这些因素中，本章重点分析了医疗资源的错配。很多重症晚期患者想要居家离世，但居家需要有技术含量的照护、需要足够的医疗指导，而当下能为临终者提供居家服务的机构很少。需要医疗干预的重症晚期患者也难以找到一个合适的医疗机构：小医院治不了，大医院进不去，而中间层的医疗机构缺失，不同层级机构之间的转诊和衔接不畅。临终患者难以找到解决自己问题的对应部门，临终之苦被无限放大。

上述章节中"过度治疗的死亡"和"治疗不足的死亡"显示了临终与死亡的不平等性。虽然人人都可能患病，死亡会发生在任何人身上，但不同人面临风险的类型和概率不同，人们获得救治、获取良好医疗资源的能力也不同。现有研究也发现中国人死亡质量的城乡差异。我国城市老年人死亡质量相对高于农村老年人的死亡质量（陆杰华、张韵，2018）；城市老年死者的医疗花费也比农村老年死者的医疗花费高（Li et al.，2023）；农村老年人所获得的临终社会支持明显少于城镇老年人（宋靓珺、苏聪文，2021）。另外，人们过去生活和健康的不平等也影响死亡的发生概率和时间。因此死亡也是社会经济地位不平等的反映。即便在临终阶段，数据显示高收入老人比低收入老人死亡质量高，且两者的差距随年龄增长而不断扩大（龚秀全、龚晨曦，2023）。这种死亡的阶层性、不平等性也反映在第四章呈现的死亡地点上，如在医院死亡的人群，其社会地位往往更为优越（景军、袁兆宇，2016），因为其受医疗保险支持的力度更大、自付医疗费用的能力更强、获得医疗服务的机会更多、有可能对健康风险更为警惕。

当代中国社会的死亡图景更呈现出快速发展变化的社会矛盾性与复杂性。本书第一章回顾了 Walter（1996）关于传统、现代和后现代社会死亡的三分类：传统社会宗教占主导的死亡；现代社会被医学控制的死亡；后现代社会个人化的死亡。但后来的研究者指出，即便当代西方社会对死亡的态度也不能简单地归为现代或后现代，当下社会与文化变得更加多元化，一系列关于死亡的宗教和文化观念及实践被引入，而传统的观念也是动态的，根据社会发展而变化；因此当代西方社会呈现的是关于死亡的观念、实践和仪式的丰富融合（Howarth，2007a：266）。在当代中国社会，我们也能看到人们对死亡的观念和实践是多重元素的叠加，死亡无法符合某一个单一的分类，处于一种杂糅的状态：对死亡的安宁理念与对死亡的忌讳并存，过度医疗与治疗不足并存，好死亡中自然死亡的想象与死亡中充足医疗干预期待的共存，个体权利意识的觉醒与传统家文化和家庭抉择的并存……这既是由于中国社会本身的复杂性（地域差异、阶层差异、文化多元等），也是由于中国社会处于一个高速变化的转型时期，关于死亡的传统观念继续发挥着影响，而当代社会观念也正在发生变迁。这也是全球化影响下观念、实践、知识在世界范围内传播，本土与外来的观念及实践（如安宁疗护）碰撞的结果。这在本书第二部分的安宁疗护实践中更加凸显。

社会学研究常关注健康与疾病的社会决定因素，临终与死亡（因什么死亡、在哪里死亡、如何死亡）也同样受到很多社会因素的影响。总体来看，当下中国社会好死亡的困境是文化、社会观念、家庭伦理、医疗体制安排及社会保障体系等综合作用的结果。虽然人们普遍有对"好死亡"的隐含看法，但这些看法和观念在现实中可能无法转变为真的好死亡。对死亡的回避态度让人们不愿意谈论死亡，患者对自己的病情不清楚，个人意愿没有充分表达出来；家属代替患者做抉择，家庭的孝道伦理和医疗体系的救治要求，让一些患者被维系着生命；家庭的复杂关系与社会保障不足，让另一些患者被放弃治疗；保障患者自主权的制度缺失，如个人没有预立医嘱，临终者也难以选择自己的临终地点。此外，医疗体系资源配置错位，积极治疗的医疗机构没有为死亡留出足够的空间，更让临终者难以找到合适的临终地点。理解当下临终和死亡的一些特征和模式，看到现有临终医疗服务提供与人们需求之间的差距，以及影响这些现状的社会、经济、医疗体系、文化因素，更启发我们去探索未来可以改进的方向。面对数量剧增的老龄人口所带来的巨大医疗负担，中国社会亟须解决对待临终和死亡的问题。那有没有可以让更多人有尊严地离世的方法？如何将医疗资源最优配置，让健康与死亡都更加公平？本书的第二部分对此进行探讨。

二　多重矛盾整合下的本土安宁疗护实践

　　死亡质量不仅关系着生命的最后一刻，更是为了生命的整体质量，关乎医学的价值取向和社会的文明进步。安宁疗护事业则是对当下国内死亡问题的回应。安宁疗护作为一种外来的观念与实践近年来进入本土的临终照护领域，随着社会老龄化程度的加深与医学领域对人文关怀理念的关注而逐渐受到重视。作为改进死亡质量的事业，安宁疗护在国内快速发展与推进，但依旧遭遇不少困难。为什么安宁疗护在中国的推进过程中困难重重？其如何嵌入以救治为主的医疗场域，并适应中国的社会、文化与制度？前面的章节回顾到，我国安宁疗护事业起步较晚，当下安宁疗护机构设置总数少、覆盖范围小、地域分布不平衡，且缺乏资金和资源支持，从业人员面临巨大缺口。这导致我国安宁疗护服务覆盖率低、服务对象有限。现有研究指出了国内安宁疗护发展现状中存在的问题，但大多只是对相关现象做了简单的归纳和描述，没有就安宁疗护发展中的影响因素、影响机制进行深入分析。本书第二部分第五、六、七章，通过对医疗机构及一线从业人员的安宁疗护实践进行细致呈现，进而分析社会文化观念、主流医疗理念以及制度安排如何形塑机构及从业者在具体的场景下开展安宁疗护与临终照护。

　　在社会观念方面，中国文化中的死亡观念尤其是回避和忌讳死亡的社会传统影响着临终照护与安宁疗护实践，具体表现为两个方面：机构运营中对死亡的区隔，医护人员对死亡相关工作内容的忌讳与抗拒。此外，公众对安宁疗护与临终救治的看法影响到他们对安宁疗护的接受程度。家属常常将安宁疗护与放弃治疗画等号，在孝道文化下，家庭倾向于救治而不是坦然接受安宁疗护；人们对安宁疗护的认知不足，也让医务人员跟患者和家属谈论死亡及临终照护变得困难。在临终抉择中，家属的重要性让临终照护的决定随着时间变化也变得更加复杂，家属即便选择将患者送入安宁疗护机构，也可能在患者病情转差时要求抢救。一旦患者家庭内关系不好或态度不一致，医务人员则难以让临终照护按照对患者最舒适的方式进行。

在医疗文化方面，安宁疗护与以救治为主的常规医疗在理念上有很大差异。对于医生来说，在治疗理念上主流医疗强调救命，而安宁疗护强调善终。不进行积极干预有时候被主流医学认为是失败，被其他理念不同的医务人员质疑。有时候从事安宁疗护的医务人员也对症状是否需要干预、干预的限度在哪里感到困惑。对于护士来说，临终照护对护理的综合要求与当下护理专业导向的发展相背离。专业导向的发展让护理内容强调技术、专业理论，而临终照护涉及很多生活护理的内容，涉及对综合技术的运用，护士难以从中找到职业成就感。另外，当下碎片化的医疗与安宁疗护强调的多学科合作也存在冲突。安宁疗护强调对临终者身心社灵的全面关注，这需要多学科的专业、多学科的从业者，而当下医疗体系缺乏医疗以外的其他专业和人才。此外，在医学救治生命、"拒绝死亡"的传统下，从事安宁疗护的医务人员面对死亡时常常承受情感压力，也缺乏职业成就感。这些给他们带来很多困惑，而现阶段他们依旧是小众和非主流的，需要在医疗体制、专业分工、文化传统等巨大惯习中拉扯和摸索。

在制度方面，临终照护与安宁疗护实践嵌入医疗体系的运行制度之中。医疗制度对安宁疗护实践产生影响，其中主要包括医疗体系的市场化导向、医疗保险支付方式、医疗机构的管理制度等。市场化导向的要求和医保支付方式增加了医疗机构的运营压力，导致对经济效益差的安宁疗护资源和人力配置的压缩；在医疗机构运行的效率逻辑下，死亡被遮蔽和转移，机构无法为死亡留出足够的时间和空间，安宁疗护难以落地；医院管理的绩效分配制度也让安宁疗护从业者处于劣势，其主要根据从业者工作的经济价值进行绩效分配，然而安宁疗护的工作内容在这样的价值评估体系中多表现为"不赚钱"、"隐形"劳动和"廉价"劳动。上述制度限制导致安宁疗护从业者的收入不高、人力被压缩、工作压力大、培训不足，进而影响他们的工作积极性与职业稳定性。

总之，社会观念和临终患者的家庭抉择、主流医疗文化和理念的影响、制度和结构性的限制等因素交织，让医务人员难以实践理想的安宁疗护。面对社会观念、医疗文化与制度的约束，医护人员作为临终照护实践的行动主体也努力应对，以推动安宁疗护的发展。

对于死亡观念的约束，他们顺应现有文化观念、借用现有文化资源应对死亡带来的不好意向；转译现有文化观念，将临终照护与安宁疗护这类需要接触死亡的工作解读为"积德行善"，通过改善临终者生命末期的生活质量来积累"福报"，给安宁疗护工作赋予积极意义；也对临终和死亡进行区隔和转移，将会接触到死亡的工作场域与个人的生活完全分开，并通过转移部分死亡料理的工作给殡葬从业者，转移部分死亡教育与沟通的工作给其他辅助人员（如社工），以及转移个体心理层面的注意力来应对接触死亡的压力。然而，通过上述策略，从业者解决的是个人层面应对死亡的困境，并没有化解医患互动中面对死亡的困境，也没有解决家庭临终抉择和观念障碍对推进安宁疗护的影响。

面对主流医疗文化的影响，安宁疗护从业者也在摸索中解决理念和认知的冲突：他们尽力在工作中整合主流医学救治的要求和安宁善终的要求，模糊杂糅地实践安宁疗护；用安宁理念来解决过去救治失败带来的职业困惑，在工作中去发展新的意义；找寻新的职业成就感的来源，从救治过渡到安宁舒适；也努力调整自己的角色定位，从"拯救者"变为"陪伴者"，形成更平等的医患关系。然而这些改变依旧是行动者从个体层面对自己工作的重新解读和调整，在医疗领域及社会层面尚没有引起更大的共鸣和响应。

对于安宁疗护运行的制度约束，致力于推动安宁疗护的医护人员则显得有些被动。他们只能通过一些专业团体如医师协会、护理学会、生前预嘱推广协会等组织，对安宁疗护进行宣传和知识普及，呼吁相关政策和制度的支持。在无法改变大的制度环境的情况下，医务人员选择先把安宁、缓和理念嵌入日常工作中，从安宁缓和的理念推广、学科建设和人才培养的角度推进发展。由于缺少制度层面的激励，大多数从业者依赖日常工作中家属的感谢、同行的激励等社会价值的获取来开展安宁疗护。安宁疗护的持续发展依赖于制度环境的改变，值得欣慰的是，当下国内安宁疗护发展的制度环境本身也在发生变化。国家和地方政府出台了越来越多的支持政策，这鼓励了更多机构开展安宁疗护相关的业务。对于从业者和机构来说，制度在一定程度上仍是他们实践安宁疗护的桎梏，这表现在缺乏配套制度和根本制度逻辑没有改变两方面。因此，开展安宁疗护的机构和从业者仍需在缺乏标准的模糊环境中摸索前行。

总的看来，临终照护与安宁疗护在我国的实践受本土的社会观念、医疗文化及制度的形塑。机构和从业者实践安宁疗护的时候，会发现面临诸多困难，从收费、医保到文化观念、人力资源、价值冲突，等等。与此同时，从业者在努力适应安宁疗护实践所嵌入的社会、文化和制度环境，试图弥合多重理念的差异、协调不同体系的多重逻辑、尝试从工作中寻求合法性，以达到推动安宁疗护发展的目的。然而，这些应对多局限于从业者群体内部，停留于个体层面，缺乏制度化、结构化的支持，也没有在社会层面产生更大的影响。下一节则对如何进一步改进临终照护、推动安宁疗护进行有针对性的讨论。

三　改进临终照护的思考

虽然目前安宁疗护在国内的发展还非常有限，但在调研中我们发现不少患者和家属对安宁疗护有迫切的需求，且很多医护人

员有参与的热情。于临终者而言，选择安宁疗护而非过度的治疗
与抢救措施，将使其遭受更少痛苦，在安宁和平静中走完自己的
生命旅程。于家属而言，安宁疗护可让其减轻面对死亡的心理负
担和照顾病人的劳累，更从容地看待亲人离世。于医护工作者而
言，安宁疗护让他们可以化解过去救治失败带来的职业困惑，看
到更全面的工作使命和意义。于社会而言，安宁疗护的费用相较
于积极治疗的费用要低得多，当下有许多医疗资源被浪费在了过
度甚至无用的临终抢救措施上，[①] 且进入老龄化社会后我国的医疗
支出增长迅速。[②] 如果安宁疗护能够得以推广，可以减少不必要的
医疗和过度医疗的支出，进而节省医疗资源和费用（May et al.，
2015；Chang et al.，2016）。最后，安宁疗护理念中对病人身心社
灵多方面的关注，正是当下中国医疗体系缺少的内容，正在进行
中的医疗改革融入安宁的理念和元素，也会改善医患关系，让中
国的医疗体系良性循环发展。

　　《"健康中国 2030"规划纲要》指出"要覆盖全生命周期"，
"实现从胎儿到生命终点的全程健康服务和健康保障"。构建全生
命周期健康战略需要关注从生到死的全过程；维护健康、抢救生
命的医疗体系也应当纳入对死亡的关照，去缓解临终者的痛苦、
维护其尊严。那么当下的医疗体系如何更好地关照到临终与死亡？
本书前面章节分析问题居多，将当下临终照护及安宁疗护实践中
遇到的种种困境及矛盾剖析出来。通过揭露当下中国医疗与临终
场景下隐含的价值观念、实践和运行逻辑，以及不同角色的参与
和协商，本书希望对如何走向更好的临终照护有所启发。针对安
宁疗护实践在社会观念、医疗文化和制度方面所面临的障碍，我

[①] 上海的调查发现，临终者最后一年的医疗费用有 64% 用在了最后 3 个月，超过
43% 用在了最后 1 个月（Zhu et al.，2018）。

[②] 研究（Zhai，Goss & Li，2017）显示，从 1978 年到 2012 年，我国的总医疗卫生
费用支出以每年 11.7% 的速度增加，高于这一阶段的国内生产总值（GDP）的
年均增速（9.9%）；这一增速在 2009 年新医改开始后更快，2009～2012 年我国
总医疗卫生费用年均增速为 13.1%。因此控费成了后续新一轮医改的重中之重。

们提出推行安宁疗护时兼顾社会文化观念和当下的医疗及社会制度，后文则针对这三个方面提出一些建议，并讨论发掘符合国情的本土安宁疗护实践。

社会观念的内部磨合与外部宣传

在社会文化观念方面，需要"内部磨合"（更多医务人员理解死亡和接纳安宁疗护）和"外部宣传"（让公众认识死亡、了解并认可安宁疗护）双管齐下。在"内部磨合"方面，医务人员自身也需要死亡教育和准备。很多医务人员对安宁疗护及缓和医疗认知不足，面对死亡感到焦虑，缺乏基本的应对策略，尤其是年轻的医务人员。因此，需要对医学生和医务人员推广安宁疗护的理念，传播安宁缓和医疗知识，让即便不从事安宁疗护的专业人员对此也有一定的认识和接纳。在医学教育中应加强临终医学、临终护理学、临终心理学等相关专业知识，长期培养具有专业技能的安宁疗护人员；将死亡教育与死亡应对等内容融入医学教育、护理学的职业培训与基础理论中，让医务人员面对死亡更有准备。而所有医务工作者都需要学习更多的病情告知和死亡沟通的技巧。医务人员接受沟通技巧培训，能更好地成为患者和家属的沟通者、教育者，也能更好地承担"生死摆渡人"的角色。

在"外部宣传"方面，可以在社会层面上广泛推行死亡教育，潜移默化地引导民众正确看待死亡、珍爱生命。死亡教育或生命教育提倡高质量的"生"和有尊严的"死"，其本身就是实施安宁疗护的一个前提。病人接受安宁疗护服务时，需要引导其对死亡有恰当认识并接纳；而临终病人的家属也是死亡教育的对象，让其正确认识死亡并使亲人有尊严地度过临终阶段，在亲人离世后顺利度过丧亲阶段。在当代社会，对于很多年轻人来说，死亡是陌生的、隐蔽的、平常接触不到的，而一旦家人去世，他们会深受冲击。社会需要慢慢引导观念与习俗的改变，不能仅仅将死亡定义为消极的、晦气的存在，也要看到生命可以珍惜之处及死亡的自然属性，并为家里老人潜在的不可避免的死亡早做准备。当下各大城市也在有意识地进行公众教育，如深圳市在公交车屏幕等地方投放生命善终的公益广告；也有不少社会组织在积极地参与临终探访并推动死亡教育，如各地的生前预嘱推广协会①，我调研的红房子、十方缘等机构。死亡咖啡馆运动也在中国一些大城市开展起来。生死的故事需要在更多平台被讲述，让死亡在社会层面不再陌生和隐蔽。希望通过长期的死亡教育和安宁疗护推广，可以慢慢改变当前安宁疗护实践中的社会文化困境，为安宁疗护发展创造更好的社会氛围。

在安宁疗护中，文化在成为阻力的同时，也有可能成为一种助力因素，关键是实践者对于"文化工具箱"的具体使用（陈纯菁，2020）。中国的临终照护事业发展可以善用现有文化中有利于安宁疗护发展的部分，甚至借用第五章呈现的医务人员主动的"转译"，将安宁疗护积极建构为"尊严""善终"，是"积福"和孝顺的表达，从而让公众更好地接纳。虽然死亡给个人和社会带来了威胁和挑战，但纵观人类历史长河，死亡在社会发展的进程中起到了不可忽视的作用。死亡有其自身的价值：其让出生、成长和改变变得可能，没有死亡，文明将不可持续；而在死亡中，通过给予临终者时间、精力和情感，我们学会与他人建立联系，体会到自身的脆弱性，认识到彼此的相互依赖和人类关系的核心（Sallnow et al.，2022：870）。在死亡教育中，死亡的积极价值需要被更多强调，只有让公众认识到死亡的价值并不再视其为忌讳之事，整个社会面对死亡才能更加坦然。

医疗文化层面的接纳与支持

在医疗文化层面，首先，医疗行业内部需要一个整体的文化转变，让所有的医务人员都既看重救死扶伤，也同样不忽略解除

---

① 如北京生前预嘱推广协会的网站"选择与尊严"（https://www.lwpa.org.cn/）就长期进行公众死亡教育的工作，面向大众普及尊严死、生前预嘱、缓和医疗等理念。

病人不必要的痛苦，而后者需要主流医疗体系对死亡和临终更加坦然的接纳，需要超越治疗为主的医学理念。如上文"内部磨合"所述，安宁疗护实践不仅需要从业者内部或科室内部达成一致的文化和价值观（认可安宁疗护、接纳死亡），需要更多肿瘤专科医生对安宁缓和理念的认知和接纳，也需要不同专业的医务人员及医院管理者理解多样的医疗服务与照护的提供模式。即便不是从事安宁疗护的医务人员也对安宁疗护有更多的认识，并理解彼此的工作，这有助于促进不同专业更好的合作与支持。在学科和组织层面也希望安宁缓和医疗相关的学科可以在中国的医疗体系得到专业认可，有更多安宁缓和医疗相关的学会和组织成立，在行业内部发挥更大的宣传和引导作用。

其次，安宁疗护服务因其独特的医学伦理和文化内涵，对从业人员的业务能力、职业操守甚至心理承受能力都有较高的要求。除了专业技术要求，安宁疗护从业者还要有耐心、细心、责任心以及强大的心理素质。医疗系统需要培养更多安宁疗护从业者，提高他们的专业能力；同时，应加强现有安宁疗护从业者的继续教育培训，改变安宁疗护给从业者日常工作带来的认知冲击。另外，为安宁疗护从业者提供更多的心理支持和疏导，以减少频繁面对死亡所带来的情感压力和职业倦怠。正如下一节讨论的，安宁疗护从业者还需要更多的制度支持——减少临终抉择困境的法律资源、建立职业资格认证和晋升制度、提高待遇等，让从业人员的工作价值得到认可，使他们进得来、留得住。

最后，医疗体系内部需要树立"以病人为中心"的全人理念，对临终患者身心社灵需求全面关注，理解临终照护需要多学科的视角、需要综合的照护和多学科团队。针对当下医疗体系缺乏多学科人员参与的情况，需要建立多学科参与的安宁疗护团队，积极引入与临终相关专业（如康复医学、老年病学、医学心理学）的专业人员（包括医生、护士、心理咨询师、营养师、医务社工等）参与到临终照护的工作中。对临终患者的安宁疗护与关怀也是一个全社会的工作，仅仅依靠专业人士无法独自进行，还应积极吸纳民间团体、慈善机构与志愿者队伍，应对这些组织进行扶持和培育。如志愿者定期来医院为临终患者提供探访和陪伴服务，也可以在很大程度上缓解医护人员的工作压力。

总的来看，作为生死摆渡人的安宁疗护从业者，压力大、挑战多，照护者自身也需要被关怀和照护，他们需要更多的指导和关怀，更需要政策和制度的支持。

制度层面的完善

世界卫生组织提出，享有缓和医疗服务是基本人权，安宁缓和医疗应该构成全民医疗保障的一部分，并且是初级医疗卫生服务的组成部分（Sallnow et al.，2022：867），这被视为一个国家和社会的进步。中国安宁缓和医疗的推动者也希望将缓和医疗和安宁疗护纳入基本医疗，成为民生基本保障；但将缓和医疗与安宁疗护纳入基本医疗还涉及"医疗保障、基本药物、人力资源、政策资金等多方面因素"[①]。提供普惠、人人都可获得的临终照护服务，不以支付能力和资源获取能力来分化患者，有助于社会团结；而基础的、由政府兜底的临终照护服务也应是每个人享有的权利。要达成这一目标，还需要制度层面的完善。

首先，宏观上，在医疗资源的整体配置方面，当下国内治愈性治疗占据了医疗领域的主要位置，医疗体系大多数资源和人力都用在了救治和延长生命上，但面对一个人口老龄化和慢性病高发的社会，我们的医疗体系需要往前后两端延伸——前端是疾病的预防和保健，后端为慢性病的康复及临终照护。当下，改善临终期照护的服务和安宁缓和医疗还处于非常边缘的位置。医疗体系需要更多地接纳临终照护与安宁疗护，并为其提供资源和支持。

其次，如前所述，对于安宁疗护从业者，制度支持尚不足，当下需要完善资格认证制度、明确职业晋升路径，并落实绩效管

---

① 参见尹晗、张玉辉、昕亚《缓和医疗的两"基"之难》，《医师报》2020 年 12 月 10 日。

理改革等相关制度，形成与临终照护和安宁疗护相适应的工作激励机制。在机构方面，安宁疗护缺少明确的政策要求、保障措施和资金配套，导致机构在探索安宁疗护服务时面临诸如资金、医保结算、有偿收费标准等问题。让医疗机构走出安宁疗护的经营之困需要更多关于安宁疗护的硬性支持政策，比如增强资源配置与财政支持，拓宽安宁疗护经费来源渠道（如社会捐赠），同时通过考核与评估指标的改变督促医疗机构落实对安宁疗护的发展。[①]在医疗保障方面，我们还需探索将安宁缓和医疗纳入医保体系的具体执行方案。

再次，具体来看，安宁疗护的推进嵌入当下的医疗体系中，需要结合我国医疗体系现有的格局来提供多样化、多层次的安宁疗护服务。国内外安宁疗护的规划设计中，安宁疗护服务自身也是分级的，从专业的/高级的安宁疗护到基本的/初级的安宁疗护。[②]在这种纵向的分级诊疗规划中，我国的安宁疗护发展可以充分结合现有的三级医疗卫生服务体系来安排。[③]三级医院找到自己在安宁疗护服务中的定位，成为安宁疗护的学科带头人、培训者

---

① 如有专家呼吁将安宁疗护病房/病区的开设纳入医疗机构的评估考核体系。参见《顾晋代表：安宁疗护应纳入大医院绩效考核》，https：//news. pku. edu. cn/ztrd/jjlh% EF% BC%882018% EF% BC%89/5316 - 301327. htm，最后访问日期：2023 年 7 月 10 日。

② 国际上安宁缓和医疗也是在多样的医疗场景中提供，从三级医院到基层初级卫生机构，而一般都建议安宁缓和医疗服务在至少两到三个层级提供：（1）安宁缓和的取向（palliative care approach），将安宁缓和的干预和步骤融合到那些没有专门的安宁专家的场域，如初级卫生机构、疗养院、医院；（2）基本的安宁缓和医疗（generalist palliative care），由那些具有较好的基本安宁缓和技能的专业人员提供，如接受过安宁缓和教育的肿瘤专家或老年医学专家，但安宁疗护不是他们职业工作最主要的目标；（3）专业的安宁缓和医疗（specialist pallia-tive care），由那些主要工作是专门提供安宁缓和医疗的机构提供；为此，安宁缓和医疗的教育也可以分为三个层级：基本的（basic）、高级的（advanced）、专业的（specialized）（Hökkä et al.，2020）。

③ 有地方甚至在三级医疗体系基础上发展了更多级别的安宁疗护体系，如河北沧州市建立了"五级照护模式"，由三级医院、二级医院、乡镇卫生院、社区卫生服务中心以及养老护理机构共同构成以安宁疗护为核心任务的医联体（郭艳汝等，2022）。

和示范区，并为下级医疗机构提供需要的技术保障和人力输出。基层医疗机构在临终照护中发挥更大的作用，如整合资源，利用现有的社区、乡镇卫生服务网络和全科医护及乡村医生队伍[①]，构建依托基层医疗机构的安宁疗护服务网，探索居家、社区、机构多层次安宁疗护服务模式。一个系统的分级安宁疗护体系，让临终患者根据病情可以便捷地上下转诊，从而避免第四章叙述的临终患者"无处可去"的悲剧。让基层医疗机构在临终照护中发挥更大的作用，才有机会让安宁疗护变得更加"普惠"，让小城镇及广大农村地区，即当下缺少安宁疗护资源覆盖的地区有机会享受到安宁疗护资源。此外，从横向的分类医护来看，当下卫生部门和民政部门有不少资源用于为老年人提供临终照护服务，可以将这些相互交叉重叠的服务进一步整合，以减少浪费，并探索以医院、社区、家庭、养老院等为载体的多层次临终照护服务网络。[②]

最后，对于安宁疗护的推进，需要完善保障其实施需要的法律与政策环境。安宁疗护的服务提供和机构设立尚无完善的医疗

---

① 有研究者（黎赵、方凌艺，2022）指出，当下乡村医生参与临终关怀服务缺乏积极性且普遍缺乏实施的经验和能力，要发展农村临终关怀需要提升村医介入临终关怀的条件和能力，充分利用民间资源（如老年协会、民间基金会等）助力村医介入乡村临终关怀。在这些很好的建议之外，我认为，一个分级的安宁疗护体系也十分关键，乡村医生及乡镇医疗卫生机构如果能在分级体系中获得上级医疗机构的支持，并获得来自制度对开展安宁疗护的支持与肯定，则有可能更好地调动积极性；在一个分级的安宁疗护体系中，农村的临终患者也有可能根据病情需要上下转诊，避免当下农村患者临终期就医地点不确定，很多人在家中痛苦离世的场景。当然分级安宁疗护服务体系建设也需要当下医疗体系整体的分级制度做得更好。

② 老龄化社会，谁应该肩负起临终照护的重任？当下医院推进安宁疗护面临困境，社区医疗机构也更愿意做"康复"，当安宁疗护本身与主流医疗体系的任务、运行逻辑、角色定位差异很大的时候，安宁疗护是不是可以同步拓展到主流医疗体系之外的地方，挖掘医疗体系之外的资源，在那些矛盾冲突较少的领域发展安宁疗护？如设立单独的护理院、安养院，或进一步利用现有的护理院、养老院、社区提供居家安宁的团队等来提供安宁疗护服务，以提供更加贴近民众的成本更低的安宁疗护服务。当然当下市场上各种资本对老年终末期护理、安宁疗护充满兴趣，但在没有准入标准和足够的技术能力的情况下，卫生管理部门更需要小心甄别，尽快出台准入标准。

条例、法律法规来指导，需要进一步完善临终医疗相关法律条例、卫生法规，设立准入、监管和服务标准。我国还应进一步出台与安宁疗护及临终患者权益相关的法规，保障患者对死亡和临终抉择的相关权益，也减少安宁疗护从业者在患者临终抉择中的职业困境和风险。

发掘符合国情的本土安宁疗护实践

在转型期的中国社会，死亡呈现出多样的场景。与西方发达国家走过的死亡医疗化甚至过度医疗化不同，虽然中国的死亡医疗化开始出现，在医疗机构的死亡越来越多，但在很多地方大多数人依旧在家里死亡，传统的离世方式及丧葬仪式依旧在进行着。处在这样一个转型时期，对中国的医疗体系也好，对中国社会也好，这是一个契机来避免西方发达国家死亡的过度医疗化带来的后果。我们要从根源上反思什么是对人们来说合适的、适度的临终医疗，及时地给中国的医疗体系引入安宁缓和医疗理念，避免死亡的过度医疗化，让在机构的死亡可以有尊严，而在家的死亡也可以缓慢渗入更多需要的专业支持。

在发展符合国情的安宁疗护实践中，我们应该发掘本土资源，找到与社会、文化和制度相契合的地方。当下国内安宁疗护呈现为一种"百花齐放"的模糊实践状态。从业者也认为这是不同人按照自己的理解、学习能接触到的案例并结合本地情况的实践，有时候呈现为"各说各话"。很多机构及从业者当下的困惑是，已经在摸索实践，但不清楚自己做得怎么样。甚至有从业者担心这样缺乏标准的模糊实践会随着安宁疗护试点增多和规模的扩大，浪费很多资源。针对当下安宁疗护处于模糊摸索的现状，未来行业发展首先要继续推行准入及运行标准，在此基础上，也需要考虑地方化和个性化。安宁疗护需要根据病人的情况进行个别化的服务，在制定标准（如服务包和定价）的同时兼顾个性化、人性化。不同级别和性质的机构在尝试安宁疗护的过程中，也需要根据机构实际情况因地制宜。当下国内医务人员灵活包容的安宁疗护实践在一定程度上值得肯定，尤其在摸索期对推进安宁疗护极其重要。从国外引入的安宁疗护理念要落地，而一线的从业者结合自己工作的环境、地方的具体政策以及整个社会的观念总结出来的实践经验是宝贵的，这些经验后续的提炼和总结可以启发甚至决定中国安宁疗护发展的大方向。比如，安宁疗护实践不一定仅限于在特定的安宁病房或病床进行，从业者更容易在日常工作和普通病房中进行带有安宁疗护理念的医疗实践。在目前公开谈论死亡和安宁疗护依旧较难的社会背景下，这也许是让更多民众接受安宁疗护的方式。一线从业者的这些探索或许能启发出一条与中国国情相适应的安宁疗护发展之路。①

中国的安宁疗护从业者在提供临终照护服务中遇到的困惑以及模糊杂糅的实践也启发我们要兼顾和平衡。中国安宁疗护实践看起来充满了矛盾性，是本土观念（如死亡的关系性和家庭抉择）与全球理念（如安宁话语中对死亡人权的主张）的冲突和协商，是国外安宁缓和医疗的准则应用到中国的医疗场景和患者身上的本土适应。安宁缓和的理念预设着个人对死亡的公开意识、交流和接纳（Saunders，2006），且安宁疗护一开始就以个人的自主为前提，让个人对自己的生命做主，因此它在集体主义取向的社会扎根可能会遇到一些问题（Walter，2012：137）。现有研究也看到安宁缓和运动在一些集体主义取向的国家和地区如伊斯兰社会遇到障碍（Sachedina，2005）。安宁疗护在中国社会的推进中遇到的障碍也同样明显，正如前面章节"无法自主的死亡"中所显示的，关于临终与死亡的决定甚至会涉及整个家庭内部的协商。中国的安宁疗护实践要考虑个人权利和自主与家文化、家庭抉择之间的

① 值得一提的是，从业者也在日常工作中摸索出不少带有本土文化理念的安宁疗护实践，如引入老人信任的中医特色技术融入安宁疗护中：中医镇痛、中药泡足、穴位按摩等；针对不同信仰的临终患者推出不同的抚慰方式：对有宗教信仰的老人关怀中引入佛道教的信仰，对信仰共产主义的老人则提供"红色抚慰"（王一方教授也在多个场合提及安宁疗护服务中适应本土文化的"红色抚慰"），等等。但因为本书前面章节没有就此展开论述，故而仅在此做一点说明。

平衡。在发展安宁缓和医疗时，除了纳入来自西方的基于医疗个人主义和个人权利的安宁缓和视角，更要思考如何平衡与之看起来相反的中国的医疗家庭主义传统及家庭道德与伦理观念。

在这个平衡中，我们需要去重新发掘家庭在临终照护中的作用和角色，发展本土的有家庭和社区参与的安宁疗护模式。在传统的老人临终照护中，家庭的参与就是很重要的部分，这关乎着老人认为的好死亡和子女的尽孝。人们观念中的好死亡是嵌入自己熟悉的环境和人际网络中的，在传统社会，死亡更是一个把人们凝聚和团结到一起的事件。死亡的传统社会文化场景（如亲属参与临终照护、陪伴死者离世、死后全社区参与的葬礼）给临终者和丧亲者都提供了意义和支持。纳入家庭和社区关系的临终与死亡过程，以及这一过程中的习俗、知识、技能，在一定程度上要延续下来，而不能完全抛弃。我国在大力发展如今还很欠缺的由专业人员提供的临终照护时，也需要考虑纳入家庭和临终者社会网络的参与，正式的和非正式的照护网络可以互相弥补。国外的社会学家也开始反思安宁疗护的提供模式，提倡临终的社会模式（social model of end-of-life），强调人临终的时候依旧是嵌入社会关系的，社会关系对个人的福祉来说极其重要，这一点不应在强调个人自主权的话语中被忽略；研究者强调临终者个人社会网络的发掘，让本来围绕在个人身边的资源和社会网络参与居家照护，而不是把这项工作都留给专业人员（Brown & Walter，2014）。面对老龄化社会繁重的照护负担，我国的死亡同样不能仅仅抛给专业机构和医务人员来负责，还需要来自家庭、社区、社会的更多参与者，以共同承担起临终与死亡照护的重任。

在具体发展安宁疗护中，关注中国社会对好死亡的观念，尤其是家及家庭陪伴在好死亡中的重要作用，才能更好地提供符合文化习俗的临终照护，如让临终照护离"家"近（居家安宁、基于社区的安宁疗护、机构内临终也有家人陪伴或构造一个类家的环境）。结合老百姓对居家或离家近的地方离世的偏好，我国尤其需要发展社区层面提供的安宁疗护服务，支持居家安宁疗护的探索，实施从社区到家庭的上门居家安宁疗护服务。而在人口死亡率逐年升高的当下，让所有人都在有条件的机构离世显得不太现实，因此提供居家安宁疗护服务更是现实的方向。

值得一提的是，中国是一个多元的社会，人群有地域差异、民族差异、信仰差异，关于死亡的观念与临终照护的实践也极其多样。本书基于对当下进行安宁疗护的主要城市和地区的调研而开展的论述，对其他民族及地区的实践涉及很少。在这些地方安宁疗护的开展可能较晚，现有安宁疗护的资源也更少，但地方社会或许有一套自己应对死亡和提供临终照护的体系（包路芳，2007；嘉日姆几，2007；买丽萍，2001；严梦春，2013a、2013b），它们同样值得关注，且可能成为引导地方安宁疗护实践的关键。

四　从医疗到社会：关于死亡与临终照护的未来研究

改革开放以来，我国进入一个社会经济高速发展的时期。在中国现代化的道路上，人们的生活条件改善、寿命增加，过去几十年的高速发展似乎都在让所有人关注"好活"——如何更好地生活。2000 年以后，随着我国人口老龄化进程的不断加快，我们更需要停下来思考如何"优逝"——有尊严有质量地离开。临终是人生命周期的一个必经阶段，好死亡也是好活的一部分，构成了人生命质量的重要一部分。2021 年后我国每年死亡人口超过 1000 万人，其中大部分为慢病重疾临终者，这意味着每年有几百万人在生命末期需要一定的安宁缓和医疗。这对我们的医疗和养老体系提出了巨大的挑战。我国已进入深度老龄化社会，未来民众对安宁疗护的需求必将更大，而当下的医疗和养老体系尚未为此做好充分的准备。值得欣慰的是，安宁疗护在近些年越来越成为行业热点，医疗体系自身也在快速调整以应对人口的老龄化，国家和社会也在为改善临终照护服务做出努力。那么作为学界的力量，社会学可以为临终与死亡的改善做些什么？社会学早期研究更多的是活着的人类社会，但死亡也是构成人类社会的一部分，后来被越来越多地纳入研究。社会学对死亡议题的研究可以做更大的贡献。死亡咖啡馆（Café Mortels）运动最早的发起人就是一位来自瑞士的社会学家 Bernard Crettaz，他在妻子死后发起了死亡咖啡馆，推动公众对于死亡的讨论，这启发了后来正式的死亡咖啡馆运动。社会学对死亡以及死亡的比较研究告诉我们很多关于社会的变迁以及不同社会的差异。社会学的理解也可以对社会改良做出贡献。

　　本书旨在从社会学的学科视角来探索中国的临终与死亡问题，理解个人和社会对于死亡的态度与认识，当下的死亡现状与问题，以及安宁疗护的发展与困境，为改进死亡质量提供参考。但本书对死亡、临终和安宁疗护实践的分析还存在很多不足之处。安宁疗护是正在进行中的实践，虽然本研究的开展正处于安宁疗护在国内快速推进的时期，但到目前为止，大多数机构和从业者都正在摸索中，在这个时候总结经验还为时尚早。正如前文分析中提及的，安宁疗护实践的政策、制度环境在快速变化，当下实践遇到的困境在未来可能会有所改善。这值得研究者长期关注。我国正在快速发展变化的死亡和临终照护环境也可以用其他视角进行分析，如从治理的视角来分析和解读安宁疗护的发展与政策变化。在安宁疗护的推进中，医疗职业团体、机构、政府与市场所扮演的角色还有待分析。而关于临终与死亡的社会学研究，本书对一些与安宁疗护相关的议题并未涉及，如死亡仪式、预立医疗、丧亲之痛等。下文则对一些未来潜在的相关议题稍加讨论。

临终照护作为社会问题

　　受社会学结构功能主义的影响，卡斯滕鲍姆早在 1977 年就提出了"死亡系统"（death system）的概念，认为死亡是一个复杂的系统，整合了"人际的、社会生理的以及象征的网络，个人与死亡的关系通过这些网络由社会所调节"（Kastenbaum，2012：102）；死亡系统在任何社会都由不同角色的人，与死亡相关的地点、时间与节日，需要用到的物体与象征符号等部分组成。其在社会中有以下七个功能：预警死亡、防止死亡、照顾临终者、处理死者、死后进行社会整合、理解死亡、规范杀戮。他通过死亡系统这个概念来理解死亡场景中涉及什么，以及人们对死亡的态度和行为如何受社会所规范。同样，2022 年《柳叶刀》发表的《柳叶刀死亡价值重大报告》（Sallnow et al.，2022）也提出了"死亡系统"的概念：死亡系统涉及社会、文化、经济、宗教和政治这些诸多彼此关联的因素网络，这些因素决定了死亡、临终和丧亲之痛如何被理解、经历和控制。在这个概念的基础上，报告进一步设想了未来死亡系统应该是什么样的。这份报告就死亡和临终的新愿景提出了五项原则：（1）解决死亡、临终和丧亲之痛的社会决定因素，以使人们更健康地生活，更平等地经历临终和死亡。（2）死亡被视为一个关系性和灵性的过程，而不仅仅是一个生理事件。（3）有广泛的照护网络（包括家属、社区成员和专业人士等）来给人们的临终、照护和丧亲提供支持。（4）关于死亡、临终和丧亲之痛的讨论与故事变得普遍，以促进更广泛的公众对话、辩论和行动。（5）认可死亡是有价值的。要达成这五项原则，报告也提出了一些建议，这不仅需要医疗和社会照护体系的改变，更需要来自全社会的行动，包括基本医疗服务、教育系统、财政系统、家庭和社区等。

"死亡系统"启发我们看到好的临终照护体系是一个系统的工程，需要整个社会的参与。我国安宁疗护事业发展到现在，主要聚集于医疗机构中，嵌入医疗服务提供中，因此本书的分析呈现了安宁疗护嵌入现有医疗体系所遇到的多重困境。但"临终关怀既需要医疗服务的介入也需要照护服务的支持，在我国目前的政策体系下还需要养老服务的支持，是一个涉及医疗、医保、照护、养老服务、心理关怀甚至民族、宗教等多项政策协调的服务项目"（谢琼，2019）。此外，安宁疗护实践也是一个系统工程。当下从业者所遇到的困境和困惑，不仅是一个医疗文化下做出的临床抉择的问题，也受到文化观念、伦理、法律、经济等多重因素的影响。因此，安宁疗护既是医疗体系内部的问题，也是经济问题、伦理问题、道德问题、家庭问题……安宁疗护涉及文化、理念、制度等多重因素，且涉及不同的人员、多学科的专业知识，涉及很多部门的协调和配合，以及多主体（临终者、家属、专业照护人员、照护提供机构、医保部门等）的参与。在中国安宁疗护的发展中，我们要将安宁疗护从"医疗体系内部的问题"，向作为中国应对老龄化社会到来的一个"社会问题"转变。安宁疗护的提供嵌入整个社会为老人和临终者提供更有社会和文化意义的支持中。安宁疗护的发展需要政府的支持，需要从业机构和人员的专业投入，也需要社会观念的更新与社会资源的注入。同样，改善临终照护仅仅依靠医护群体的努力是难以实现的，在医疗体系内部变革之外，我们还需要文化、伦理、法律、制度的变革来推动对死亡和临终看法的改变及临终照护的改善。好的死亡更是一个系统工程，不仅涉及临终者在生命末期接受的照护，还涉及死亡发生后的死亡证明办理、殡葬、墓地、遗产、家属的丧亲之痛等。本书研究的仅仅是最前面的内容，但在这个系统中，所有的内容都形塑和影响着中国老百姓的死亡观念、死亡质量与尊严，都值得继续研究。

死亡与治理

前述死亡系统并不是一成不变的，而是会随着社会情景的变化而发生改变的。研究者指出，随着死亡从以急性死亡为主向以慢性死亡为主转变，一方面，延长的临终过程提供了开放性讨论死亡的机会；另一方面，社会或者国家有必要从公共角度管理病人的临终过程，从而使得死亡和临终过程成为公共议题（Zimmermann，2007）。各国政府对死亡和临终越来越重视。死亡具有破坏性，尤其是大规模的人口死亡。社会作为一个整体对死亡进行管理，从保险制度（对生存的保障和死亡的经济规划）、医疗制度（对死亡的控制）到人口统计（对死亡的计量）。在国家层面，国家需要通过死亡率的统计、死因监测等来管理人口，死亡率更是衡量一个国家居民健康水平高低的标志，尤其是 5 岁以下儿童死亡率。人口的预期寿命和过早死亡的人口数量越来越被政治化，人口的过早死亡被认为是国家治理上可以避免的或者是一国政治缺陷的证明（Kearl，1989：296）。死亡作为社会治理的一部分，在追求国民幸福感的当下，改善死亡质量也成为政府的重要责任；政府通过医疗及社会服务调整来影响个人从生到死的历程，控制死亡率并改善死亡质量，这也关乎着一国的国际形象。

　　对于改善临终照护的安宁疗护本身，治理的视角同样给人启发。生死两相安，死的人走得好，活着的人才心安。因此安宁缓和医疗的提供关系着我国每年成百上千万家庭的安稳，关系着中国社会的稳定。安宁缓和医疗服务的提供也带着道德含义，常常与尊严、人道等词进行关联，它关乎一个社会对生命的尊重，彰显着社会的文明程度。而安宁疗护服务体系最能反映一个国家现代社会福利制度与人文关怀理念的成熟程度，最能反映一个国家社会福利责任承担的政治智慧和医政管理能力，最能反映各国政府对社会问题与社会需要的回应能力（刘继同、袁敏，2016）。从治理的视角来分析和解读我国安宁疗护的发展与政策变化，可以启发我们看到国家与社会的关系，为透视中国社会变迁提供一个契机。在中国安宁疗护的发展中，早期主要由民间推动，但随着社会现实需求的凸显，政府政策及时跟进并不断根据现实问题调整。这让我们看到各级政府的快速反应能力，也彰显了中国治理模式的灵活性。2015年后中国安宁疗护的快速发展源于其进入了政策制定者的视野，国家相关部门积极响应，安宁疗护被列入国家卫生事业目标。虽然国家在宏观层面给安宁疗护发展提供了一个鼓励的政策环境，但面对实践落地的具体困境，医务人员在接受访谈时均强调安宁疗护的发展还需要地方政府、卫生部门及医院领导层的支持。支持力度的不同也让各地安宁疗护的发展差异较大。安宁疗护被一些地方政府（如上海①）列入政府工作议程，

---

①　如早在2012年，上海市政府工作报告就把开展社区临终关怀服务作为政府工作目标和任务。参见《关于做好2012年市政府实事舒缓疗护（临终关怀）项目的通知》，http://www.wsjsw.gov.cn/wsj/n429/n432/n1487/n1512/userobject1ai79554.html，最后访问日期：2022年5月14日。

并快速发展，但在国内很多地方还缺乏支持、发展缓慢。地方政府在国家的宏观政策导向与地方具体的医疗资源与制度情境下如何行动？在政策制定与执行相分离的情况下，宏观的国家政策、地方的治理情境及机构的现实处境如何相互影响并形塑着各地安宁疗护的走向值得继续观察。

机构与从业者

在治理之外，社会学也探讨安宁疗护机构及体系自身如何适应本土社会和现有主流医疗体系。本书第一章回顾到，不少研究关注安宁疗护的制度化和官僚化。美国的研究发现，其安宁疗护在发展中为了获得社会的接受和稳定的经济支持，而背离了安宁疗护最初的理念，这种变化在不少安宁疗护机构中缓慢地自然地发生：如在为安宁疗护制定标准和认证的过程中，安宁疗护机构变得更像医院，其聘请更多专业的医务人员，也把传统医疗的理念带入了机构内；此外，安宁疗护机构为了获得医保支付而做出的妥协影响到其独立性（Weitz，2007：308 - 310）。随着安宁疗护成为一种制度化的形式，并被纳入主流医学，善终的安宁理想与维护组织的成本效益、行政命令等之间存在冲突（McNamara，Waddell & Colvin，1994）；安宁疗护机构提供的服务，已经不是个性化和整体性的，而变得越来越"常规化"（James & Field，1992）；这让从业者越来越多地与"同情疲劳"和"职业倦怠"做斗争，需要承担自我心理保护和机构压力协商的双重任务（Simard，2020），没有时间或更少主动去关注照护对象的情感需求，而这些在过去是安宁疗护的核心特征（Russ，2005）。受这些研究的启发，我们要关注中国安宁疗护发展变化的过程，尤其是在适应本土环境的过程中，不要丢失了安宁疗护最基本的原则。安宁疗护实践要以患者福祉为根本，而不仅是为了机构考核，也不仅是为了获得更多资金让机构生存。同样，开展安宁疗护的从业者也困惑于守住初心和与现实妥协之间。我们的医疗行业有很多充满情怀的从业者在积极地探索如何提供更好的临终照护。但当从业者面临本书前文提及的多方面的职业困境时，他们如何做到在工作中聚焦患者的疾苦，以患者福祉为原则，而不被其他要求（如考核指标）所干扰更值得探讨。

临终阶段的照护是一个动态的过程，常常涉及多种角色之间的协商，如临终者本人、不同的家属、不同的医务人员、其他辅助人员等。虽然本书在写作中很多时候将医护作为一个整体用"医护人员"一词来表示，但在医疗职业体系中，医护各自的角色和责任有所不同，医生专注于治疗疾病、救治生命，护士聚焦于照护患者、让患者恢复健康。在安宁疗护工作中，护士强调临终照护中患者的身体舒适，以及患者心理的状态和愿望的实现。医生则更多关注症状的管理与控制，倾向于认为身体的护理和心理的关怀是留给护士、社工或家属等其他人的任务。医生和护士处理死亡和从事安宁疗护的角色与体验有很大差异。前文的分析虽然尽力去呈现这个群体中的差异，在有的部分呈现护士的视角多一些，有的部分呈现医生的视角多一些，但限于篇幅，本书并没有详细展示医护角色的差异，以及医护间的关系与冲突如何形塑和影响安宁疗护的实践。在临终照护中除了医护人员，还有很多其他的从业人员，他们同样重要，尤其是对于需要多学科合作的安宁疗护。但正如前文所述，当下这些其他的专业角色如社工、心理咨询师还较为缺乏，因此本书暂未涉及。另外，前文提及生活照护提供者如护工在临终照护中也非常重要，但由于篇幅有限，本书没有将其作为安宁疗护的专业从业者进行分析。未来随着安宁疗护继续发展和成熟，相信这些非医疗的从业者也会越来越多，值得更多关注。

养老与临终照护

临终作为当代生命历程的一个重要阶段与老年有一定的重合性，但也并不完全一致，因为各个年龄阶段的人都可能经历漫长的临终阶段，且并不是所有老年人都会经历疾病和漫长的临终（Carr & Luth，2019）。即便如此，在研究临终与死亡的时候，老年人群体和老年阶段是学界关注最多的。在我国的临终照护体系中，养老的部分占据了很大一部分。国内当下实践的安宁疗护很多也是和养老结合，业内不少人认为自己是做"终末期养老"，很多机构推进的临终照护也在实践中与养老康复相结合，处于安宁疗护与养老照护边界模糊的状态。本研究纳入了一个医养结合机构作为田野点，在过去几年探访的 20 多家机构中，有一半也是养老机构。在这些机构，我总能看到与自己孩子去的托班和幼儿园极其类似的情景：各种技能锻炼的工具、针对失能失智的玩具、带着托板的餐椅、勺子配小瓷盆的餐具、跟幼儿园类似的一周食谱表（均是有较好营养搭配且易消化的食物）……与机构工作人员聊天，也会发现他们使用的不少词语与儿童照护机构类似："日托""周托""全托"。久卧病床、失去自理能力的老人甚至跟躺在摇篮里的婴儿一样，每当有人从旁路过就用期望的眼神看过来，口中甚至发出"哦哦"的声音，想要人关注。我们的社会及家庭要将用心培养孩子、养育孩子的精力，同样地放到老人身上，因为童年和老年都是人生的重要阶段。而后一个阶段可能面临的困境和考验更多，因为老人的身体每况愈下与孩子的能力日渐增强完全相反，前者带给亲历者的不是希望，而是沮丧。老年与临终的叠加让老人加倍弱势，老人每况愈下的身体让他们对他人的依赖日益增强，甚至走向一个无法自主的状态。这个时候他们需要更多的保护和权益维护，以避免本书第三章所出现的"无法自主的死亡"。老人的需求一点都不比儿童少，解决老人的问题同解决孩子的问题一样重要。如何让他们安全、有尊严地度过人生的末期？这关乎我们每个人一生的生活质量。

我们的照护体系需要更多提供老年及临终照护的机构，也需要更多为老人提供照护的人群，更需要这些机构和人群具有一定资质和标准，避免新闻媒体经常报道的虐待老人现象。在儿童日益成为家庭中心的时候，在家长愿意为儿童的安全和培养付出时间和金钱的时候，老人却并没有获得同样的资源。家长的选择为市场出现更优质的托育及培训机构提供了动力，虽然托育机构的质量依旧参差不齐，但有保障的儿童托育机构比同样的老人照料机构更好找。当下国内的养老或医养结合机构总体数量并不能满足老龄化社会的需求，那些高质量的机构收费昂贵，把目标放在一小部分人群（高知、高干、高管……）身上。还有很多老人不得不在低端的私人养老院、老年公寓、农村的公共福利院度过余生，他们如何经历临终、面对死亡？本书主要观察安宁疗护如何嵌入当下的医疗体系，因此把更多的注意力放到了医疗机构内部的运行和逻辑上，养老机构没有纳入太多。养老机构的运营跟医疗机构有一定差异性，它们进行安宁疗护实践时面临的困境也与医疗机构有所不同。因此未来研究可以对比分析养老机构的运营与安宁疗护的结合，当下已有一些学者开始这方面工作（傅琦等，2022），尤其是对具有宗教信仰的安养院的安宁疗护实践的考察（如方静文、齐腾飞，2018；陈昭，2021），也有研究者通过养老机构的民族志来呈现这里老人的临终与死亡（Keimig，2020）[1]，也期待未来有更多研究在这方面继续探索。

家庭参与及丧亲之痛

前文虽然涉及家属及家庭在患者临终抉择中的角色和作用，但本书并没有详细呈现患者和家属在临终照护这一过程中的经历，而是聚焦于"医护制度"本身。我们不应忽视家属在临终照护中举足轻重的角色。中国家庭在临终抉择中扮演了重要角色，家庭在好死亡的理念中极其重要，居家离世也是大多数人理想的死亡方式，这些都让我们看到中国基于家庭的生活与以家庭为中心的日常安排。"养生送死"是子女对父母、亲人对逝者的责任。但在"送死"这件事上，患者与家属会如何选择？尤其当安宁疗护的理念与传统的孝道观念看起来不一致的时候，患者和家属会经历怎

---

[1]　葛玫（Rose K. Keimig）的英文著作 *Growing Old in a New China：Transitions in Elder Care* 近期也由上海三联书店翻译了中文版《谁住进了养老院：当代中国的"银发海啸"与照护难题》，该书分析了中国养老的很多困境。

样的纠结？面对病痛的折磨，他们最终选择或不选择安宁疗护的心理过程是怎样的？这些疑问提示我们需要去探究中国家庭临终照护及抉择的心理及文化过程。[①] 此外，在家庭结构变化的社会背景下，可能有越来越多的临终者没有家人在旁边，不得不独自离世。尤其伴随着独生子女一代的父母步入退休年龄并渐渐老去，这批父母未来的临终阶段更可能面临子女不在身旁的困境。中国家庭结构的变化，如更小的家庭规模、分开居住模式，可能给临终与死亡（如临终阶段照护责任的分工、临终的治疗抉择）带来什么具体的影响值得进一步探讨。

患者离世后家属的经历同样值得关注。死亡社会学（sociology of death，dying and bereavement）研究中很重要的一部分就是丧亲之痛。过去几年的调查让我接触到不少丧亲者，且一些安宁疗护的机构也将服务延伸到丧亲抚慰的环节，但因为难以深入地走进丧亲群体的内心，且考虑到本书集中在死亡发生前的临终照护实践，本书并没有涉及死后的丧亲体验及殡葬部分。但患者死亡后家属的经历也需要被关注。患者离世的过程、方式、地点等与家属的丧亲体验有直接关系。写作这部分的时候，我脑子里回想起小时候邻居奶奶得知女儿意外去世的消息后那震天的哀号场景。这哀号回响在我家所居住的单位宿舍楼的天井中，来自同一单位的邻居们纷纷站在不同楼层的公共走廊望向哭晕在自家门前的那位奶奶，同一楼层的则前往劝慰。邻居们议论着这个奶奶将要面临的困境：独女去世，孙子还小，女婿和她关系不好，年轻的女婿可能会再娶，老人则面临以后没人养老的处境。白发人送黑发人的巨大悲痛以及突然被打乱的生活和未来保障，让众人都理解且同情这巨大的哀号。这样公开展示的丧亲之痛在后来的生活记忆中已经很少，单位宿舍楼被拆掉，人们纷纷搬进了单门独户的

---

① 在此感谢一位匿名评审人就我和梅笑合作的《从嵌入到互构：中国安宁疗护本土化发展的挑战与机遇》一文提出的疑问，这些疑问启发我在未来研究中关注患者和家属面对安宁疗护的社会与心理过程。

商品房，悲痛也被隐藏在自家门后。

殡仪与丧葬

如上所述，人死后的安葬、悼念、殡仪活动也关乎着老百姓理解的逝者的尊严，关乎着逝者离开后亲人如何度过丧亲之痛，是临终与死亡的延续部分。对于社会来说，死亡不仅意味着个人自身存在的消亡和亲友的逝去，也是对社会结构和机能本身的挑战。但正如涂尔干等社会人类学家（Durkheim，1954［1915］）所提出的，社会在失去其成员时，往往通过各种礼仪和仪式来悼念逝者，同时规范和引导生者，以确保社会整体机能的持续和稳定。通过这些仪式和程序，不仅社会成员间的关系可以得到再确认，还可以增强社会成员间的团结，进而为社会整体的发展提供保障。如祭奠英雄的仪式，不仅是对牺牲者本身价值的肯定和赞扬，同时也可以促进社会成员的认同感及社会的凝聚力。尤其当一个社区或家庭有人离世这种打破社会现状的事件发生时，仪式是承接丧亲之痛和促进社会团结的活动，死亡仪式连接生死，发挥着从照顾死者到照顾生者的功能。当下中国社会临终与死亡的困境也与当代社会不断被压缩的殡葬仪式相关。尤其在一些特殊的时候，如新发传染病的暴发，所有这些承接死亡的仪式无法进行。我们更应该思考如何找寻可替代的载体来祭奠死亡、承接悲伤。

当下在大多数医疗机构中，病人死亡后由医院工作人员将其第一时间送到太平间，之后由家属自行联系殡仪馆办理后事。但在安宁疗护的实践中，一些机构选择与殡仪公司合作，将逝者的尊严延伸到死后的这一段时间。有学者[①]也在呼吁打通医疗－殡丧分治的局面，实现救疗关怀与丧葬关怀一体化，这是安宁疗护关怀体系的重要命题。如前文所述，殡仪公司的介入也"转移"了过去属于医护人员职责的部分遗体料理工作，这减轻了安宁疗护从业者的身心压力。不少医养结合机构也在拓展医养－殡葬一体

---

① 引自王一方教授在 2020 年 10 月 31 日第四届亚洲医学人文菁英训练营上的发言。

的服务包，用后续的殡葬服务收费来弥补安宁疗护服务的亏损。另外，当下不少社会力量如保险公司也在抢占殡葬市场，为了与传统的殡葬行业竞争，试图将殡葬和安宁疗护对接。与此同时，不少医务人员认为他们的身份不宜在殡葬中介入太多，因为牵涉利益；媒体常报道的天价殡葬费、殡葬领域的乱象也让公众对殡葬行业的营利性有所忌讳。为此，有研究者提出，在殡葬服务中引入临终关怀（熊英，2011）、推动殡葬服务与临终关怀服务的联动机制（仇蕴倩，2020）也可以提升殡葬服务的质量和水平。在此背景下，如何让"以临终者福祉为中心"的安宁疗护与极容易被商业化的殡葬服务更好地对接值得探索。

现有对于殡仪和丧葬的研究人类学和民俗学居多，尤其是丧葬仪式在对临终者和家属的心理支持方面，以及地方文化在应对生死中发挥的作用（相关研究如：嘉日姆几，2007；Robben，2004）。但社会学也可以做出自己的贡献，如从社会福利与保障的角度反思将殡葬服务纳入社会保障体系，构建更好的殡葬服务制度，解除民众的殡葬后顾之忧（郭林，2020）。在过去的研究中，我和学生跟一家试图介入安宁疗护服务后程的殡仪公司对接，访谈了他们的工作人员，并陪伴工作人员前往进行各种殡仪事宜，看到家属带着自己对殡仪的理解提出一些仪式要求。与此同时，医疗机构和制度对死亡也有相应的管理规定，殡仪公司还要对接接收遗体并火化的殡仪馆，夹在医院、家属和殡仪馆中间，其提供的殡仪服务更需要这些类"中介"的从业人员灵活多样地实践。而殡仪和丧葬从业人员在各国都很容易被污名化，他们接触尸体、与逝者打交道的工作常被认为是"脏活"，不少社会学的研究则试图去呈现这些殡葬从业人员的工作体验及去污名化的策略（Carden，2001；Jordan，Ward & McMurray，2019）。国际上，社会学研究关注殡葬从业人员的工作实践、职业地位与身份认同（如 Valentine，Woodthorpe & Easthope，2013；McCarthy，2016）。最近对中国殡葬从业人员的研究也开始出现，研究呈现了殡葬改革和政府治理如何影响殡葬从业人员，而殡葬业员工和殡葬中介又如何形塑了中国的丧葬仪式（Liu，2023）。另外，我国殡葬行业本身也在经历国际化和现代化发展，如从业人员学习日本的遗体整容术，将最新的"科学"知识和"先进"技术融入传统习俗和文化观念影响下的殡仪实践中，既有延续，又更新了一些殡仪流程。殡葬行业也在不断向"现代化"发展，如殡仪馆更新设施设备、技术与理念（张丽丽，2013）。这为探索传统与现代在死亡管理中的交互影响提供了契机，也为探讨符合当代社会需求的、与临终关怀相结合的殡葬制度提供了机会。希望未来有更多对我国殡葬行业和从业人员的社会学研究以呈现这个在社会上被"隐蔽"但又极其重要的行业。

过去几年随着新冠疫情的发展，全球出现了大量的死亡，让我一度有些不知道该如何完成这本书。2020 年，一个常住英国的朋友的父亲癌症晚期去世，之后婆婆也突然心衰去世，可是疫情期间的防控让她买不到机票，赶不上送亲人最后一程。异国他乡的丧亲之痛"痛得彻底"，更加让人难以承受。她让我推荐一些临终关怀的读物，说希望以后自己能做得更好，不留遗憾。这给我带来很多震撼，让我看到死亡不仅仅是老人才会遇到的问题，也是我们这一代正处于"上有老下有小"的人迟早会遇到的问题。即使是年轻人也需要早早地去学习这一课，因为对死亡的认识是对生命认识必不可少的一部分。而新冠疫情让这一切来得更加紧迫。然而这本书现有的章节大多是在没有发生疫情或不考虑疫情影响的情况下做的分析和写作。这是一个缺憾。

诚然本书还存在诸多不足，但研究的本意是希望能够对中国的死亡与临终照护从社会学的视角进行解读，对约束安宁疗护发展的社会结构性因素及影响机制进行剖析，为改善临终照护的安宁疗护事业发展提供一些医疗专业之外的观点，而安宁疗护的本土化发展仍有待更多研究的支持。疾病和死亡逼迫我们重新思考我们的人生和周遭的世界：反思什么是人之存在之根本，我们想以什么样的方式离开这个世界，什么是有意义有尊严地活着。死亡的研究是为了启发活着的人如何更好地度过每一天，如何度过有意义的一生。而死亡的研究也启发社会如何改善临终照护、保障人的尊严。理解疾病、苦痛、生死，也是一个了解人类的局限性，理解个体的有限性与渺小的过程，这让人珍惜，也让人谦卑。未来，愿我们的社会更多人可以直面死亡，也更珍惜活着的每一天；愿每一个人都可以有尊严地活在这个世上，也可以有尊严地死亡。

参考文献

中文文献

柏宁，尹梅，2014，《医学视阈下对中西方死亡文化差异的分析》，《医学与哲学（A）》第 5 期。

白福宝，2017，《追寻"永生"模式：死亡焦虑的纾解之道》，《医学与哲学（A）》第 11 期。

包路芳，2007，《蒙古族的死亡观与临终关怀》，《社会科学》第 9 期。

鲍曼，2002，《生活在碎片之中——论后现代道德》，郁建兴译，上海：学林出版社。

北京生前预嘱推广协会，2021，《中国缓和医疗发展蓝皮书（2019 – 2020)》，北京：中国人口出版社。

陈纯菁，2020，《生老病死的生意：文化与中国人寿保险市场的形成》，魏海涛、符隆文译，上海：华东师范大学出版社。

陈巍，封国生，梁金凤，2022，《公立医院高质量发展下公益性补偿机制探讨》，《中国医院》第 1 期。

陈竺，2008，《全国第三次死因回顾抽样调查报告》，北京：中国协和医科大学出版社。

陈昭，2021，《从"灵性生活"走向"灵性护理"：以我国佛教安养院临终关怀实践和思想为例》，《中央民族大学学报（哲学社会科学版)》第 3 期。

陈子晨，2020，《疾病的概念隐喻及其社会心理效应》，《广东社会科学》第 6 期。

谌永毅，吴欣娟，李旭英，成琴琴，毛婷，2019，《健康中国建设背景下安宁疗护事业的发展》,《中国护理管理》第 6 期。

邓寒梅,2012,《中国现当代文学中的疾病叙事研究》,南昌:江西人民出版社。

董毅,李玲,2020,《医院伦理氛围与护士临终关怀态度的相关性研究》,《护理学杂志》第 18 期。

杜冰莹,荀臻臻,芦方颖等,2016,《上海市临终关怀事业现状调查》,《中国医学伦理学》第 1 期。

杜丽娜,2020,《肿瘤科的临终关怀服务:临床医护对服务需求、满足程度与自身知识技能的评估》,《南京医科大学学报(社会科学版)》第 5 期。

方新文,边林,2013,《医学的"死亡"背景与现代医学对死亡的遗忘》,《医学与哲学(A)》第 5 期。

方洪鑫,2021,《现代死亡的道德形构:社会想象与日常实践》,《社会》第 4 期。

方静文,齐腾飞,2018,《老年临终关怀:来自佛教安养院的启示》,《思想战线》第 3 期。

福柯,2001,《临床医学的诞生》,刘北成译,上海:译林出版社。

傅琦,任杰慧,王青等,2022,《养老机构安宁疗护服务困境与对策》,《老龄科学研究》第 6 期。

傅心,李大平,蒋林宇,段玉婉,2023,《我国临终患者死亡质量研究综述》,《智慧健康》第 11 期。

富晓星,张有春,2007,《人类学视野中的临终关怀》,《社会科学》第 9 期。

葛文德(阿图·葛文德),2015,《最好的告别》,彭小华译,杭州:浙江人民出版社。

龚秀全,龚晨曦,2023,《年龄—时期—队列视角下老年人死亡质量差异研究》,《人口与经济》第 2 期。

龚震晔,陈立今,2013,《上海临终关怀机构卫生资源及服务现状的调查与分析》,《上海交通大学学报(医学版)》第 8 期。

顾文娟,施永兴,袁炜,陈琦,周佳秋,黄艳,朱彤华,2015,《上

海市社区舒缓疗护（临终关怀）项目试点机构从业人员的临终
　关怀认知与态度调查》，《中国全科医学》第 22 期。

郭林，2020，《中国殡葬服务：核心问题与发展思路》，《社会保障
　评论》第 3 期。

郭小燕，赵文婷，李莺婷，刘欣，2021，《山西省基层医疗机构医
　护人员临终关怀态度及其影响因素》，《循证护理》第 12 期。

郭艳汝，任晓娟，袁嫒等，2022，《安宁疗护五级照护路径探索
　与实践——以沧州市人民医院安宁疗护病房临床实践为例》，
　《医学与哲学》第 14 期。

郝燕萍，李艳媚，庄静仪等，2018，《广州市临终关怀机构资源及
　现状调查》，《中国公共卫生》第 3 期。

和文臻，2016，《与阿里耶斯对话：就死亡地点讨论纳西族死亡
　观》，《思想战线》第 2 期。

胡成文，陶艳，丁娜，陈淑娟，2015，《肿瘤医院护士死亡焦虑现
　状及其影响因素研究》，《中国护理管理》第 8 期。

胡芳，韦彦名，2023，《长期护理保险制度参与安宁疗护的挑战与
　对策研究》，《卫生软科学》第 1 期。

胡敏，刘登，陈琦等，2019，《上海市舒缓疗护人力资源现状的
　SWOT 分析和对策研究》，《中华全科医学》第 6 期。

华长军，彭军，祝灵，陈娅，汪为，2018，《晚期恶性肿瘤患者临
　终关怀期望以及对死亡态度研究》，《肿瘤预防与治疗》第
　5 期。

黄剑波，孙晓舒，2007，《基督教与现代临终关怀的理念与实践》，
　《社会科学》第 9 期。

吉登斯，2016，《现代性与自我认同》，夏璐译，北京：中国人民
　大学出版社。

嘉日姆几，2007，《试析凉山彝族传统临终关怀行为实践》，《社会
　科学》第 9 期。

姜珊，李忠，路桂军，周宁，2019，《安宁疗护与缓和医疗：相关
　概念辨析、关键要素及实践应用》，《医学与哲学》第 2 期。

姜申易，吴彬，于晓松，2020，《我国城乡居民心脑血管疾病死亡地点分析》，《中国卫生统计》第 3 期。

景军，2022，《尊严死之辨》，《开放时代》第 4 期。

景军，袁兆宇，2016，《在医院去世与在家中去世——有关中国公民死亡地点的社会学辨析》，《思想战线》第 2 期。

景军，王健，冷安丽，2020，《生命代价之重与优逝善终之难》，《社会学评论》第 4 期。

景军，徐蓓，2020，《我们将如何有尊严地老去》，《解放日报》第 1 期。

考夫曼（莎伦·考夫曼），2020，《生死有时：美国医院如何形塑死亡》，初丽岩，王清伟译，上海：上海教育出版社。

孔伟，杨明，王利一，2021，《老年患者临终前医护费用分布状况及对策建议——基于北京市某三甲综合医院调查数据的分析》，《老龄科学研究》第 5 期。

雷明，迪金森，2016，《温暖消逝》，庞洋，周艳译，北京：电子工业出版社。

李成福，刘鸿雁，梁颖，王晖，李前慧，2018，《健康预期寿命国际比较及中国健康预期寿命预测研究》，《人口学刊》第 1 期。

李丹丹，2012，《浅析安乐死在当前中国之不可行性》，《法制与社会》第 11 期。

李晋，2007，《佛教、医学与临终关怀实践—基于人类学的研究》，《社会科学》第 9 期。

李莉，刘庆敏，金达丰，2012，《杭州市居民死亡地点分布及相关因素研究》，《浙江预防医学》第 2 期。

李迎鑫，程明明，2020，《存在主义视角下医护人员的死亡焦虑及其应对策略》，《医学与哲学》第 19 期。

李睿灵，乐思逸，吴伊凡，罗清水，胡勃，王京娥，李梦倩，2021，《临终关怀国内外研究进展》，《护理研究》第 23 期。

黎赵，方凌艺，2022，《临终关怀在我国乡村面临的困境与出路》，《中央民族大学学报（哲学社会科学版)》第 3 期。

梁红霞，陈爱初，萧美云，2007，《临床护士的死亡观和临终关怀心态的调查研究》，《护理研究》第 13 期。

廖江，冯曦兮，何燕，2014，《成都市 2013 年居民死亡地点分析》，《公共卫生与预防医学》第 4 期。

廖藏宜，闫俊，2019，《我国医保支付方式的改革历程及发展趋势》，《中国人力资源社会保障》第 6 期。

刘谦，王德林，2020，《"突然离世"的安宁疗护实践困境与对策》，《广西民族大学学报（哲学社会科学版）》第 5 期。

刘继同，袁敏，2016，《中国大陆临终关怀服务体系的历史、现状、问题与前瞻》，《社会工作》第 2 期。

刘金纪，殷凯，黎明强，甘志高，2006，《居民死因分析与我国慢病防治现状》，《现代预防医学》第 4 期。

路桂军，姜珊，李忠，王云岭，周宁，2021，《安宁疗护服务对象准入标准的国际经验与中国实践》，《医学与哲学》第 16 期。

陆杰华，伍海诚，2017，《老龄化背景下中国特色临终关怀体系建构的若干思考》，《新视野》第 1 期。

陆杰华，张韵，2018，《健康老龄化背景下中国老年人死亡质量现状及其对策思考》，《河北学刊》第 3 期。

罗蕾，李放，张健，李吟枫，程清，文彦，2021，《安宁疗护专科护士的死亡态度与死亡教育需求现状及其相关性分析》，《中国护理管理》第 2 期。

买丽萍，2001，《回族穆斯林的"死亡关怀"及其积极意义》，《回族研究》第 1 期。

孟宪武，2002，《临终关怀》，天津：天津科学技术出版社。

宁晓红，2021，《三级医院院内缓和医疗会诊服务实践探讨》，《中国临床保健杂志》第 1 期。

仇蕴倩，2020，《殡葬服务与临终关怀服务联动机制研究——以上海市静安区临汾路街道社区卫生服务中心安宁疗护病房为例》，东华大学硕士学位论文。

宋彩虹，沈勤，2019，《探索与困境：我国老年人安宁疗护事业发展分析》，《中国集体经济》第 6 期。

宋靓珺，苏聪文，2021，《中国老年人死亡质量的研究现状与政策
　　应对》，《北京社会科学》第 6 期。

史铁生，2007，《史铁生散文集》，北京：人民文学出版社。

施永兴，王光荣（主编），2010，《中国城市临终关怀服务现状与
　　政策研究》，上海科技教育出版社。

谭清立，刘思妍，柳丹玲，刘欣悦，廖雨晴，2021，《按病种分值
　　付费对医生行为的影响——基于实验经济学》，《中国卫生政
　　策研究》第 9 期。

唐咏，陈海燕，叶芙蓉，罗鹏，2021，《二维政策工具框架下我国
　　临终关怀政策研究》，《社会工作与管理》第 4 期。

唐跃中，徐东浩，程明明等，2021，《全科医学安宁疗护多专业团
　　队服务模式构建及效果研究》，《中国全科医学》第 22 期。

田碧珊，陈少娜，叶瑞芬，2005，《社区家庭临终关怀现状》，《护
　　理管理杂志》第 9 期。

王小华，宁晓红，2021，《患者家属视角下的缓和医疗》，《医学与
　　哲学》第 10 期。

王心茹、绳宇，2020《生前预嘱、预立医疗指示和预立医疗照护
　　计划的概念关系辨析》，《医学与哲学》第 24 期。

韦革，2019，《中国临终关怀服务的需求障碍和化解策略》，《医学
　　与哲学》第 6 期。

吴玉苗，奉典旭，施永兴，姚志刚，2019，《社区安宁疗护服务实
　　践与思考》，《中国护理管理》第 6 期。

吴玉苗，奉典旭，徐东浩等，2020，《中国安宁疗护服务政策演变
　　与发展》，《医学与哲学》年第 14 期。

吴丹，庞书勤，王素华，赵杰刚，2021，《恶性肿瘤患者临终关怀
　　护士岗位胜任力指标体系的构建》，《食管疾病》第 1 期。

吴晓瑞，罗艳侠，张颖，李义庭，2010，《北京地区安乐死社会心
　　态的调查分析》，《中国医学伦理学》第 1 期。

相俊，许方蕾，沈蕾等，2021，《院科两级绩效考核分配模式在公

立医院护理绩效管理中的应用》,《上海护理》第 7 期。

谢金亮,许蓝滢,肖建军等,2019,《城市公立医院补偿机制改革效果的调查与思考》,《卫生经济研究》第 12 期。

谢琼,2019,《死得其安:临终关怀服务体系的构建与完善》,《中国行政管理》第 12 期。

熊英,2011,《中国大陆殡葬服务工作中引入临终关怀的思考》,《北京青年政治学院学报》第 2 期。

许静,2019,《经济新常态下中国人口发展态势和健康状况研究》,《中国软科学研究会 2019 年中国软科学文集》。

严梦春,2013a,《论藏族的死亡观和临终关怀传统》,《西藏大学学报》第 2 期。

严梦春,2013b,《回族的死亡观与临终关怀传统》,《宁夏社会科学》第 4 期。

杨璟歆,刘毅,2019,《关于完善我国临终关怀法律制度的几点思考》,《医学与法学》第 1 期。

姚泽麟,2015,《近代以来中国医生职业与国家关系的演变——一种职业社会学的解释》,《社会学研究》第 3 期。

尹秀云,2010,《文化冲突与价值碰撞:安乐死问题根源探究——兼及反思国内安乐死问题之讨论》,《医学与哲学》(人文社会医学版)第 4 期。

曾毅,冯秋石,2017,《中国高龄老人健康状况和死亡率变动趋势》,《人口研究》第 4 期。

张晶,李明慧,2022,《"向死而生":安宁疗护专科护士的情感劳动层次及其转化》,《社会学评论》第 2 期。

张大庆,2007,《医学史十五讲》,北京:北京大学出版社。

张丽丽,2013,《现代殡葬理念在中国殡仪馆的实施与展望》,《经济研究导刊》第 25 期。

张庆宁,卞燕,2007,《综合医院里的临终关怀——妇科肿瘤病房和 ICU 的人类学观察》,《社会科学》第 9 期。

张雪梅,胡秀英,2016,《我国安宁疗护的发展现状、存在的问题及发展前景》,《中华现代护理杂志》第 34 期。

张韵,陆杰华,2017,《痛苦抑或安详:中国老年人临终状态及其
影响因素的实证探究》,《人口与发展》第 2 期。

赵桂增等,2014,《河南省公众对安乐死的认知、态度及意向调
查》,《医学与社会》第 10 期。

赵耀辉,张泉,王梅,2021,《中国人离世的相关问题》,北京生前
预嘱推广协会,《中国缓和医疗发展蓝皮书 (2019 – 2020)》第
三章,北京:中国人口出版社。

郑红玲,成琴琴,谌永毅,张清慧,2021,《安宁疗护照护质量研
究现状》,《护理研究》第 7 期。

中国疾病预防控制中心,2017,《中国死因监测数据集 2016》,北
京:中国科学技术出版社。

中国医学论坛报社 (编),2013,《死亡如此多情:百位临床医生
口述的临终事件》,北京:中信出版社。

周脉耕,杨功焕,2009,《中国人群死亡地点影响因素研究》,《疾
病监测》第 5 期。

周英华、李俏,2022,《安宁疗护实践中伦理困境的探讨》,《医学
与哲学》第 5 期。

周永红,钟华娟,徐珊珊,王玉媛,刘莉,李君,李守立,李瑞
霞,牟玉英,杨海魁,2016,《60 例临终患者社区优质服务与
家庭照护相结合的临终关怀实践》,《护理学报》第 14 期。

庄孔韶,2007,《现代医院临终关怀实践过程的文化检视——专题导
言》,《社会科学》第 9 期。

英文文献

Ariès, P. (1974). *Western Attitudes toward Death: From the Middle A-
ges to the Present.* Baltimore: Johns Hopkins University Press.

Armstrong, D. (1987). Silence and Truth in Death and Dying. *Social
Science & Medicine*, 24 (8): 651 – 657.

Arney, W. R., & Bergen, B. J. (1984). *Medicine and the Manage-*

ment of Living: *Taming the Last Great Beast*. University of Chicago Press.

Bandini, J. (2020). Negotiating the "Buffet" of Choice: Advances in Technology and End-of-life Decision-making in the Intensive Care Unit Setting. *Sociology of Health & Illness*, 42 (4): 877 – 891.

Barrett, R. (2011). Anthropology at the End of Life. in Merrill Singer, Pamela I. Erickson (eds.), *A Companion to Medical Anthropology*. Wiley-Blackwell: 477 – 490.

Barsky, A. (1988). The Paradox of Health. *New England Journal of Medicine*, 318: 414 – 418.

Bauman, Z. (1992). *Morality, Immorality and Other Life Strategies*. Stanford, CA: Stanford University Press.

Berger, P. (1969). *The Social Reality of Religion*. Faber: London.

Blauner, R. (1966). Death and Social Structure. *Psychiatry*, 29 (4): 378 – 394.

Borgstrom, E. (2015). Planning for an (un) certain Future: Choice within English End-of-life Care. *Current Sociology*, 63 (5): 700 – 713.

Bradbury, M. (1999). *Representations of Death: A Social Psychological Perspective*. London: Routledge.

Broom, A., Kirby, E. (2013). The End of Life and the Family: Hospice Patients' Views on Dying as Relational. *Sociology of Health and Illness*, 35 (4): 499 – 513.

Brown, L., & Walter, T. (2014). Towards a Social Model of End-of-life Care. *The British Journal of Social Work*, 44 (8): 2375 – 2390.

Buckman, R. (1988). *I Don't Know What to Say*. London: Macmillan.

Buckman, R. (1992). *How to Break Bad News*. London: Pan.

Cain, C. L. (2019). Agency and Change in Healthcare Organizations: Workers' Attempts to Navigate Multiple Logics in Hospice Care.

Journal of Health and Social Behavior, 60 （1）.

Callahan, D. (1993). *The Troubled Dream of Life*. New York: Simon & Schuster.

Candib, L. (2002). Truth-telling and Advance Planning at the End of Life: Problems with Autonomy in a Multicultural World. *Families, Systems & Health*, 20 （3）: 213 – 229.

Cannaerts, N. , de Casterlé, B. D. , & Grypdonck, M. (2004). Palliative Care, Care for Life: A Study of the Specificity of Residential Palliative Care. *Qualitative Health Research*, 14 （6）: 816 – 835.

Carden, P. (2001) . Rising from the Dead: Delimiting Stigma in the Australian Funeral Industry. *Health Sociology Review*, 10 （2）: 79 – 87.

Carr, D. & Luth, E. A. (2019). Well-being at the End of Life. *Annual Review of Sociology*, 45: 515 – 534.

Carr, M. & Merriman, M. (1996). Comparison of Death Attitudes among Hospice Workers and Health Care Professionals in Other Settings. *Omega*, 32 （4）: 287 – 301.

Chang, H. T. , Lin, M. H. , Chen, C. K. , Chen, T. J. , Tsai, S. L. , Cheng, S. Y. , …& Hwang, S. J. (2016). Medical Care Utilization and Costs on End-of-life Cancer Patients: The Role of Hospice Care. *Medicine*, 95 （44）.

Chen, C. H. , Kuo, S. C. , & Tang, S. T. (2017). Current Status of Accurate Prognostic Awareness in Advanced/Terminally Ill Cancer Patients: Systematic Review and Meta-regression Analysis. *Palliative Medicine*, 31 （5）: 406 – 418.

Chong, A. M. L. , Lang, S. G. (1998). Attitudes of Chinese Elderly People towards Death: Practical Implication for Social Workers. *Asia Pacific Journal of Social Work and Development*, （8）: 50 – 63.

Chung, V. C. , Wu, X. , Lu, P. , Hui, E. P. , Zhang, Y. , Zhang, A. L. , …& Wu, J. C. (2016). Chinese Herbal Medicine for Symptom Management in Cancer Palliative Care: Systematic Review and Meta-analysis. *Medicine*, 95 (7).

Clark, D. (1993). Whither the Hospice?, in D. Clark (ed.) *The Future for Palliative Care*, Buckingham: Open University Press.

Clark, D. (1999). Total Pain, Disciplinary Power and the Body in the Work of Cicely Saunders, 1958 – 1967. *Social Science & Medicine*, 49 (6): 727 –736.

Clark, D. (2002). Between Hope and Acceptance: The Medicalisation of Dying. *BMJ*, 324 (7342): 905 –907.

Clark, D. (2018). *Cicely Saunders: A Life and Legacy.* Oxford: Oxford University Press.

Connor, S. R. , Pyenson, B. , Fitch, K. , Spence, C. , & Iwasaki, K. (2007). Comparing Hospice and Nonhospice Patient Survival among Patients Who Die within a Three-year Window. *Journal of Pain and Symptom Management*, 33 (3): 238 –246.

Dong, F. , Zheng, R. , Chen, X. , Wang, Y. , Zhou, H. & Sun, R. (2016). Caring for Dying Cancer Patients in the Chinese Cultural Context: A Qualitative Study from the Perspectives of Physicians and Nurses. *European Journal of Oncology Nursing*, 21: 189 –196.

Donovan, T. (2001). The Stigma of Terminal Cancer. *Stigma and Social Exclusion in Healthcare*, 250 –251.

Durkheim, E. (1954) [1915] *The Elementary Forms of Religious Life* (trans. J. W. Swaine) Allen and Unwin: London.

Elias, N. (2001). *Loneliness of the Dying.* London: Continuum.

Emanuel, E. J. , & Emanuel, L. L. (1998). The Promise of a Good Death. *The Lancet*, 351: SII21 – SII29.

Everett, D. (2008). *Don't Sleep, There are Snakes.* Profile Books.

Exley, C. (2004). The Sociology of Dying, Death and Bereavement. *Sociology of Health & Illness*, 26 (1): 110 –122.

Fang, E. F. , Scheibye, K. M. , Jahn, H. J. , et al. (2015). A Research Agenda for Aging in China in the 21st Century. *Ageing Research Reviews*, 24: 197 – 205.

Faulkener, A. (1995). *Working with Bereaved People*. London: Churchill Livingstone.

Faunce, W. A. & Fulton, R. L. (1957). The Sociology of Death: A Neglected Area of Research. *Social Forces*, 36: 205.

Field, D. (1984). 'We didn't Want Him to Die on His Own' — Nurses' Accounts of Nursing Dying Patients. *Journal of Advanced Nursing*, 9 (1): 59 – 70.

Finkelstein, E. A., Baid, D., Cheung, Y. B., Schweitzer, M. E., Malhotra, C., Volpp, K., ···& Somasundaram, N. (2021). Hope, Bias and Survival Expectations of Advanced Cancer Patients: A Cross-sectional Study. *Psycho-Oncology*, 30 (5): 780 – 788.

Finkelstein, E. A., Bhadelia, A., Goh, C., Baid, D., Singh, R., Bhatnagar, S., & Connor, S. R. (2022). Cross Country Comparison of Expert Assessments of the Quality of Death and Dying 2021. *Journal of Pain and Symptom Management*, 63 (4): e419 – e429.

Fries, J. F. (2002). Aging, Natural Death, and the Compression of Morbidity. *Bulletin of the World Health Organization*, 80 (3): 245 – 250.

Fu, C., & Glasdam, S. (2022). The "Good Death" in Mainland China—A Scoping Review. *International Journal of Nursing Studies Advances*, 4: 100069.

Giddens, A. (1990), *The Consequence of Modernity*, Cambridge: Polity.

Glaser, B., & Strauss. A. (1965a). *Awareness of Dying*. Chicago: Aldine.

Glaser, B., & Strauss, A. (1965b). Temporal Aspects of Dying as a Non-scheduled Status Passage. *American Journal of Sociology*, 71

(1): 48 – 59.

Glaser, B. , & Strauss. A. (1968). *Time for Dying.* Chicago: Aldine.

Glasdam, S. , Ekstrand, F. , Rosberg, M. , & van der Schaaf, A. M. (2020). A Gap between the Philosophy and the Practice of Palliative Healthcare: Sociological Perspectives on the Practice of Nurses in Specialised Palliative Homecare. *Medicine, Health Care and Philosophy*, 23 (1): 141 – 152.

Gomes, B. , Calanzani, N. , Gysels, M. , Hall, S. , & Higginson, I. J. (2013). Heterogeneity and Changes in Preferences for Dying at Home: A Systematic Review. *BMC Palliative Care*, 12 (1): 1 – 13.

Gong, X. , Pei, Y. , Zhang, M. , & Wu, B. (2022). Quality of Death among Older Adults in China: The Role of Medical Expenditure and Timely Medical Treatment. *Journal of Aging & Social Policy*, 1 – 16.

Gorer, G. (1965). *Death, Grief and Mourning in Contemporary Britain*, London: Cresset Press.

Gorer, Geoffrey. [1965] 1976. The Pornography of Death. in Edwin Shneidman (ed.), *Death: Current Perspectives*, Palo Alto, CA: Mayfeld.

Gott, M. , Seymour, J. , Bellamy, G. , Clark, D. , & Ahm- edzai, S. (2004). Older People's Views about Home as a Place of Care at the End of Life. *Palliative Medicine*, 18 (5): 460 – 467.

Graven, V. , Petersen, A. , Timm, H. (2021). Hospice Care: Between Existential and Medical Hope. *Mortality*, 26 (3): 326 – 342.

Greiner, L. , Buhr, B. , Phelps, D. & Ward, S. (2003). A Palliative Care Needs Assessment of Health Care Institutions in Wisconsin. *Journal of Palliative Medicine*, 6 (4): 543 – 556.

Gruenberg, E. M. (1977). The Failures of Success. *The Milbank Me-*

morial *Fund Quarterly Health and Society*, 55: 3 – 24.

Gu, D. , Liu, G. , Vlosky, D. A. , & Yi, Z. (2007). Factors Asso-
ciated with Place of Death among the Chinese Oldest Old. *Journal
of Applied Gerontology*, 26 (1): 34 – 57.

Gu, X. , Chen, M. , Liu, M. , Zhang, Z. , & Cheng, W. (2016).
End-of-life Decision-making of Terminally Ill Cancer Patients in a
Tertiary Cancer Center in Shanghai, China. *Supportive Care in Canc-
er*, 24: 2209 – 2215.

Gustafson, E. (1972). Dying: The Career of the Nursing Home Pa-
tient. *Journal of Health and Social Behavior*, 226 – 235.

Hart, B. , Sainsbury, P. , & Short, S. (1998). Whose Dying? A Soci-
ological Critique of the "Good Death". *Mortality*, 3 (1): 65 –
77.

Higo, M. (2012). Surviving Death-anxieties in Liquid Modern Times:
Examining Zygmunt Bauman's Cultural Theory of Death and Dy-
ing. *OMEGA-Journal of Death and Dying*, 65 (3): 221 – 238.

Hockey, J. (1990). *Experiences of Death: An Anthropological Account.*
Edinburgh, UK: Edinburgh University Press.

Howarth, G. (2007a). *Death and Dying: A Sociological Introduction.*
Polity.

Howarth, G. (2007b). Whatever Happened to Social Class? An Exami-
nation of the Neglect of Working Class Cultures in the Sociology of
Death. *Health Sociology Review*, 16 (5): 425 – 435.

Hökkä, M. , Martins Pereira, S. , Pölkki, T. , Kyngäs, H. , & Her-
nández-Marrero, P. (2020). Nursing Competencies across Different
Levels of Palliative Care Provision: A Systematic Integrative Review
with Thematic Synthesis. *Palliative Medicine*, 34 (7): 851 – 870.

Huang, Q. S. (2015). A Review on Problems of China's Hospice Care
and Analysis of Possible Solutions. *Chinese Medical Journal*, 128
(2): 279 – 281.

Huang, H. S. , Zeng, T. Y. , Mao, J. , & Liu, X. H. (2018). The Understanding of Death in Terminally Ill Cancer Patients in China: An Initial Study. *Cambridge Quarterly of Healthcare Ethics*, 27 (3): 421 – 430.

Hui, D. , De La Cruz, M. , Mori, M. , Parsons, H. A. , Kwon, J. H. , Torres-Vigil, I. , ⋯ & Bruera, E. (2013). Concepts and Definitions for "Supportive Care," "Best Supportive Care," "Palliative Care," and "Hospice Care" in the Published Literature, Dictionaries, and Textbooks. *Supportive Care in Cancer*, 21: 659 – 685.

Illich, I. (1976). *Medical Nemesis: the Expropriation of Health*. New York: Bantam Books Inc.

James, N. , & Field, D. (1992). The Routinisation of Hospice: Charisma and Bureaucratisation. *Social Science & Medicine*, 34 (12): 1363 – 1375.

Jordan, P. , Ward, J. , & McMurray, R. (2019). Dealing with the Dead: Life as a Third-generation Independent Funeral Director. *Work, Employment and Society*, 33 (4): 700 – 708.

Justice, C. (1997). *Dying the Good Death: The Pilgrimage to Die in India's Holy City*. Albany: SUNY Press.

Kastenbaum, R. (2012). *Death, Society, and Human Experience* (11th ed.). Boston, MA: Pearson.

Kaufman, S. (2005). *And a Time to Die: How American Hospitals Shape the End of Life*. New York: Scribner.

Kaufman, S. (2015). *Ordinary Medicine: Extraordinary Treatments, Longer Lives, and Where to Draw the Line*. Durham. NC: Duke University Press.

Kaye, P. (1995). *Breaking Bad News: A Ten Step Approach*. Northampton: EPL.

Kearl, M. C. (1989). *Endings: A Sociology of Death and Dying*. Oxford:

Oxford University Press.

Keimig, R. K. (2020). Chronic Living and Delayed Death in Chinese Eldercare Institutions. *Anthropology and Aging*, 41 (1): 17 – 30.

Kellehear, A. (1984). Are We a "Death-denying" Society? A Sociological Review. *Social Science & Medicine*, 18 (9): 713 – 721.

Kellehear, A. (1990). Dying of Cancer: The Final Year of Life. Chur: Harwood Academic Publisher.

Kleinman, A. (2010). Four Social Theories for Global Health. *The Lancet*, 375 (9725): 1518 – 1519.

Klessig, J. (1992). The Effect of Values and Culture on Life-support Decisions. *Western Journal of Medicine*, 157 (3): 316.

Kübler-Ross, E. (1970). *On Death and Dying*. London: Tavistock Publications.

Lawton, J. (1998). Contemporary Hospice Care: The Sequestration of the Unbounded Body and "Dirty Dying". *Sociology of Health and Illness*, 20 (2): 121 – 43.

Leng, A. , Jing, J. , Nicholas, S. & Wang, J. (2019). Catas- trophic Health Expenditure of Cancer Patients at the End-of-life: A Retrospective Observational Study in China. *BMC Palliative Care*, 18 (1): 1 – 10.

Li, Z. , Hung, P. , Shi, K. , Fu, Y. , & Qian, D. (2023). Association of Rurality, Type of Primary Caregiver and Place of Death with End-of-life Medical Expenditures among the Oldest-old Population in China. *International Journal for Equity in Health*, 22 (1): 1 – 10.

Liu, H. M. L. (2023). *Governing Death, Making Persons: The New Chinese Way of Death*. Cornell University Press.

Liu, Y. , & van Schalkwyk, G. J. (2019). Death Preparation of Chinese Rural Elders. *Death Studies*, 43 (4): 270 – 279.

Long, S. O. (2005). *Final Days: Japanese Culture and Choice at the*

End of Life. Honolulu: University of Hawaii Press.

Lynn, J. , & Adamson, D. M. (2003). *Living Well at the End of Life: Adapting Health Care to Serious Chronic Illness in Old Age*. Santa Monica: Rand.

MacArtney, J. I. , Broom, A. , Kirby, E. , Good, P. , Wootton, J. , & Adams, J. (2016). Locating Care at the End of Life: Burden, Vulnerability, and the Practical Accomplishment of Dying. *Sociology of Health & Illness*, 38 (3): 479 – 492.

Maguire, P. (1985). Barriers to Psychological Care of the Dying. *British Medical Journal*, 291: 1711 – 1713.

Maguire, P. & Faulkner, A. (1988). Improve the Counselling Skills of Doctors and Nurses in Cancer Care. *British Medical Journal*, 297: 847 – 849.

Maslach, C. , Schaufeli, W. B. & Leiter, M. P. (2001). Job Burn-out. *Annual Review of Psychology*, 52: 397 – 422.

May, P. , Garrido, M. M. , Cassel, J. B. , Kelley, A. S. , Meier, D. E. , Normand, C. , … & Morrison, R. S. (2015). Prospective Cohort Study of Hospital Palliative Care Teams for Inpatients with Advanced Cancer: Earlier Consultation is Associated with Larger Cost-saving Effect. *Journal of Clinical Oncology*, 33 (25): 2745.

McCarthy, J. (2016) . Closing the casket: Professionalism and care amongst funeral directors in the Republic of Ireland. *Mortality*, 21 (4), 305 – 321.

McCue, J. (1995). The Naturalness of Dying, *JAMA*, 273 (13): 1039 – 1043.

McInerney, F. (1992). Provision of Food and Fluids in Terminal Care: A Sociological Analysis. *Social Science & Medicine*, 34 (11): 1271 – 1276.

McNamara, B. , Waddell, C. & Colvin, M. (1994). The Institutional-isation of the Good Death. *Social Science & Medicine*, 39: 1501 –

1508.

Mei, X. & Tu, J. (2021). Values, Skills, and Decision-making: A Cultural Sociological Approach to Explaining Diagnostic Disclosure, *Social Science & Medicine*, 279: 114034.

Mellor, P. A. (1993). Death in High Modernity: The Contemporary Presence and Absence of Death, in D. Clark (ed.), *The Sociology of Death: Theory, Culture, Practice*, Oxford: Blackwell Publishers/The Sociological Review.

Mellor, P. A., & Shilling, C. (1993). Modernity, Self-identity and the Sequestration of Death. *Sociology*, 27 (3): 411 –431.

Murphy, R. F. (1990). *The Body Silent.* London: W. W. Norton.

Murphy, S. L. (2000). *Deaths: Final Data for 1998.* Hyattsville, MD: National Center for Health Statistics.

Nardi, P. (1990). AIDS and Obituaries: The Perpetuation of Stigma in the Press. in Douglas A. Feldman (ed.), *Culture and AIDS*, Westport, Connecticut: Praeger Publishers, 159 – 168.

Neimeyer, R. A, (2001). *Meaning Reconstruction and the Experience of Loss.* Washington, DC: American Psychological Association.

Neimeyer, R. A. (2015). The Grief and Meaning Reconstruction Inventory: Initial Validation of a New Measure. *Death Studies*, 39 (2): 61 –74.

Palgi, P., & Abramovitch, H. (1984). Death: A Cross-cultural Perspective. *Annual Review of Anthropology*, 13: 385 –417.

Parsons, T. (1963). Death in American Society: A Brief Working Paper. *American Behavior Science*, 6 (9): 61 –65.

Robben, A. C. (2004). Death and Anthropology: An Introduction. in A. C. Robben (ed.), *Death, Mourning, and Burial: A Cross-cultural Reader*, John Wiley & Sons: 1 – 16.

Russ, A. J. (2005). Love's Labor Paid for: Gift and Commodity at the Threshold of Death. *Cultural Anthropology*, 20 (1): 128 – 155.

Sachedina, A. (2005). End-of-life: The Islamic View. *The Lancet*, 366 (9487): 774 – 779.

Sallnow, L., Smith, R., Ahmedzai, S. H., Bhadelia, A., Chamberlain, C., Cong, Y., …& Wyatt, K. (2022). Report of the Lancet Commission on the Value of Death: Bringing Death back into Life. *The Lancet*, 399 (10327): 837 – 884.

Saunders, C. (2006). *Cicely Saunders: Selected Writings 1958 – 2004.* Oxford: Oxford University Press.

Seale, C. F. (1998). *Constructing Death: The Sociology of Dying and Bereavement.* Cambridge: Cambridge University Press.

Seymour, J. E. (1999). Revisiting Medicalisation and "Natural" Death. *Social Science & Medicine*, 49 (5): 691 – 704.

Seymour, J. E. (2000). Negotiating Natural Death in Intensive Care. *Social Science & Medicine*, 51 (8): 1241 – 1252.

Seymour, J. E., Payne, S., Chapman, A. & Holloway, M. (2007). Hospice or Home? Expectations of End-of-life Care among White and Chinese Older People in the UK. *Sociology of Health and Illness*, 29 (6): 872 – 890.

Shih, C. Y., Hu, W. Y., Cheng, S. Y., Yao, C. A., Chen, C. Y., Lin, Y. C., et al. (2015). Patient Preferences versus Family Physicians' Perceptions regarding the Place of End-of-life Care and Death: A Nationwide Study in Taiwan. *Journal of Palliative Medicine*, 18: 625 – 630.

Shinada, K., Kohno, T., Fukuda, K., Higashitani, M., Kawamatsu, N., Kitai, T., …& Mizuno, A. (2022). Caregiver Experience with Decision-making Difficulties in End-of-life Care for Patients with Cardiovascular Diseases. *Journal of Cardiology*, 79 (4): 537 – 544.

Simard, J. (2020). About Caregiver Suffering in Hospice Care. *Mortality*, 25 (2): 125 – 137.

Spencer, K. L. , Hammad Mrig, E. , Matlock, D. D. & Kessler, E. R. (2017). A Qualitative Investigation of Cross-domain Influences on Medical Decision Making and the Importance of Social Context for Understanding Barriers to Hospice Use. *Journal of Applied Social Science*, 11 (1): 48 – 59.

Steinhauser, K. E. , Clipp, E. C. , McNeilly, M. , Christakis, N. A. , McIntyre, L. M. , & Tulsky, J. A. (2000). In Search of a Good Death: Observations of Patients, Families, and Providers. *Annals of Internal Medicine*, 132 (10): 825 – 832.

Strauss, A. L. , Corbin, J. , Fagerhaugh, S. , Glaser, B. G. , Maines, D. , Suczek, B. & Wiener, C. L. (1984). *Chronic Illness and the Quality of Life* (2nd ed.), St. Louis. MO: CV Mosby.

Sudnow, D. (1967). *Passing on: The Social Organization of Dying*. Englewood Cliffs, New Jerse: Prentice-Hall, Inc.

Tang, S. T. et al. (2008). Patient Awareness of Prognosis, Patient-family Caregiver Congruence on the Preferred Place of Death, and Caregiving Burden of Families Contribute to the Equality of Life for Terminal Ill Cancer Patients in Taiwan. *Psycho-Oncology*, 17 (12): 1202 – 1209.

Thompson, N. , Allan, J. , Carverhill, P. A. , Cox, G. R. , Davies, B. , Doka, K. , ⋯& Wittkowski, J. (2016). The Case for a Sociology of Dying, Death, and Bereavement. *Death Studies*, 40 (3): 172 – 181.

Timmermans, S. (1998). Resuscitation Technology in the Emergency Department: Towards a Dignified Death. *Sociology of Health and Illness*, 20 (2): 144 – 67.

Tu, J. , Shen, M. , & Li, Z. (2022). When Cultural Values Meets Professional Values: A Qualitative Study of Chinese Nurses' Attitudes and Experiences Concerning Death. *BMC Palliative Care*, 21 (1): 1 – 10.

Turner, B. S. (1995). *Medical Power and Social Knowledge* (2nd ed.), London: Sage Publications.

Valentine, C., Woodthorpe, K., & Easthope, L. (2013). Opportunities and Barriers to Forming a Professional Identity: Communities of Practice within UK Funeral Directing. *Mortality*, 18 (4): 358 – 375.

Van Brussel, L., & Carpentier, N. (eds.) (2014). *The Social Construction of Death: Interdisciplinary Perspectives*. Basingstoke: Palgrave Macmillan.

Walter, T. (1994). *The Revival of Death*, London: Routledge.

Walter, T. (1996). Facing Death without Tradition, in G. Howarth and P. Jupp (eds.), *Contemporary Issues in the Sociology of Death, Dying and Disposal*, Basingstoke: Macmillan.

Walter, T. (2012). Why Different Countries Manage Death Differently: A Comparative Analysis of Modern Urban Societies. *The British Journal of Sociology*, 63 (1), 123 – 145.

Weitz, R. (2007). *The Sociology of Health, Illness, and Health Care: A Critical Approach*. Belmont: Thomson Wadsworth.

Wilkinson, S. (1999). Communication: It Makes a Difference. *Cancer Nursing*, 22 (1): 17 – 20.

Willmott, H. (2000). Death. So what? Sociology, Sequestration and E-mancipation. *The Sociological Review*, 48 (4), 649 – 665.

Zaman, M., Espinal-Arango, S., Mohapatra, A., & Jadad, A. R. (2021). What would It Take to Die Well? A Systematic Review of Systematic Reviews on the Conditions for a Good Death. *The Lancet Healthy Longevity*, 2 (9), e593 – e600.

Zhai, T., Goss, J., & Li, J. (2017). Main Drivers of Health Expenditure Growth in China: A Decomposition Analysis. *BMC Health Services Research*, 17, 1 – 9.

Zheng, R., Guo, Q., Chen, Z., Ma, L., & McClement, S. (2021).

An Exploration of the Challenges for Oncology Nurses in Providing Hospice Care in Mainland China: A Qualitative Study. *Asia-Pacific Journal of Oncology Nursing*, 8 (2), 139 – 146.

Zhu, B. , Li, F. , Wang, C. , Wang, L. , He, Z. , Zhang, X. , ⋯ Jin, C. (2018). Trackinghospital Costs in the Last Year of life— The Shanghai Experience. *Bioscience Trends*, 12 (1): 79 – 86.

Zimmermann, C. (2007). Death Denial: Obstacle or Instrument for Palliative care? An Analysis of Clinical Literature. *Sociology of Health & Illness*, 29 (2): 297 – 314.

后　记

　　本书的写作主要集中在 2022～2023 年我在英国兰卡斯特大学访学的日子，这一段没有太多其他事务干扰的时光让我可以有机会把从 2017 年开始一直延续了五年的科研项目最终结项，并且把结项书稿一点点打磨修改出来。英国是现代安宁疗护的发源地，也是 2015 年经济学人智库发布的报告中死亡质量指数排名第一的国家，其安宁缓和医疗起源早、发展成熟，且将安宁缓和医疗纳入了国民医疗卫生服务体系（National Health Service，NHS）。整个社会对临终与死亡的讨论和研究似乎无处不在。大街上有很多临终照护机构开的慈善二手商店，公交站上经常可以看到 Hospice 的公益广告，举办葬礼的店铺开在繁华的商业街上，民房和学校挨着墓地……每次路过这些地方，我会不自觉地对比不同社会文化环境下人们对待死亡的态度和方式，但也意识到中国和英国的很大不同不仅在文化观念上，还在社会的很多方面，如人口。整个英国 2021 年人口 6700 多万人，而广东省常住人口就将近其两倍。人口多意味着医疗和养老体系面临的压力大。即便英国人口规模很小，其医疗体系和安宁缓和医疗发展至今也面临很多问题，媒体常报道 NHS 处于最大承接量的边缘，病人看病需要轮候很长时间。那么对于人口规模如此巨大且老龄化加速的中国，如何才能满足人们的医疗养老需求，让更多人获得临终阶段需要的服务？这可能是我们国家比世界上很多国家面临的更大挑战。

　　兰卡斯特实在是一个很小的城市，生活简单安宁。但兰卡斯特大学的图书馆拥有丰富的图书，其中关于死亡和临终的图书占据了很大一排书架。当看到很多以前只能查到目录的经典图书赫然摆在书架上时，我高兴坏了。这一年也是我借了这些书慢慢阅读，不断思考和修改书稿的一年。刚开始写作书稿的时候，正是暑假，女儿还未入学，我没时间带她出去玩。她自己很无聊，于是在我每次坐在桌前写作时，她也搬个凳子坐在我旁边，看我打出的每一段字，并且点评几句。阳光并充满活力的小生命陪伴着我写作死亡这个沉重议题的时光，让我觉得写作变得更加轻松，虽然也带来干扰。等女儿上学后，我的阅读和写作时光一度让我感觉回到了十年前在英国写博士学位论文的时光，安静的环境、阴雨连绵的天气，让在室内待着成了最好的选择。但这样的时间又很短暂，一周只有工作日孩子上学后的五六个小时能正常工作，还有大段大段小学放假的时间完全无法工作。

写作这本书稿时，我正孕育二宝，似乎只有怀揣着生的希望，才有勇气面对和思考死亡的议题。正如同我访谈的护士，她们用生的喜悦、怀孕的好兆头来应对临终照护工作中面对死亡的压力。我生育二胎的决定，受到这些年所从事研究的长期影响。从 2014 年开始，我一直围绕着癌症患者、临终病人、死亡这些议题开展研究，我一度变得很恐惧，对自己的身体高度敏感，生怕自己生病，一旦发现哪里有一点点异常就很紧张，而检查后发现只是普通的包块，则感觉幸运地逃过一劫。也是因为目睹了很多疾病与死亡的发生，我时常心情沉重，深感生命之脆弱。好像所有的这些都需要"新生"的希望来帮我冲淡。我看到所访谈的年轻癌症患者为了维持之后生育的可能性，在化疗前早早地冻精冻卵，治疗后也担心未来无法生育的遗憾；年老的癌症患者则跟我讲述多一个孩子的重要性，在他们病后的晚年生活，切身感受到多子女的家庭照护远远好过独生子女的家庭处境。而随着这些给我无数劝告的受访者离开人世，我深感要更加珍惜健康的身体，珍惜生活的每一天。正是在这些经历的长期影响下，我个人对生活的理念发生了变化，从生完女儿后坚定地不要再生第二胎，到开始思考生命和陪伴的重要性，决定在已经比较"高龄"的时候生二宝。也谢谢我家二宝在妈妈肚子里耐心等待，没有早出来也没有晚出来，等妈妈赶啊赶啊赶，赶完了书稿后才平安降生。

死亡是每个人生活都会遇到的经历，我们生活在一个人人都会死亡的世界，因此不得不将死亡和临终纳入关注。不少人提及，安宁疗护或临终关怀在现在的医疗制度和社会环境中还是一种"奢侈品"，只有极少数人能接触到或享受到。中国的很多临终患者在生命末期无法自主，无法获得需要的医疗和人文关怀。很多人在生命末期不断地寻求合适的医疗而不得，临终后被迅速移入殡葬流程，死亡毫无尊严可言。当下安宁疗护等一系列正在推进的改善国人生活质量和死亡质量的措施，正说明我们的社会开始珍视每一个生命。没有人的生命是廉价的，也不能被廉价。个体生活在一个时代的大潮中，需要这个时代更好，才能保证人生活的稳定与安全。真心希望未来每一个人都可以有尊严地走完一生，不卑不亢，也不留遗憾。

这本书的出版经历了不少曲折，从一开始的经费不足、放弃合同、重签合同、合同不符合要求、重走合同流程，到经费再次不足，每一次都让我几乎想要放弃学术出版。作为学者，我习惯了自己埋头分析和写作，却不习惯与现实的这些复杂问题打交道，内心极度纠结。写完书稿临门一脚的时候也差点因此放弃，谢谢梁玉成老师这时候的几句安慰。他是一位真正的社会学家，让社会学同理他人、理解社会、站在他人视角看问题的习惯融入了日常生活和对周围世界的理解，他的一两句点评也在这样的关键时刻启发我重新看待遇到的这些小问题。感谢社会科学文献出版社的黄金平编辑和王绯老师对本书出版做出的大量工作。王绯老师一直支持我们的学术出版工作，尽量为学者的学术出版提供便利。我这本书的出版合同签完不久她就退休了，希望她的退休生活过得精彩而幸福。黄金平编辑一如既往的细致审校让我受益匪浅，我的第一本中文著作就得益于他的审校工作，这一次也同样感谢他提出的详尽意见、所做的审校工作及各种信息沟通。审校本书和写作后记时也是我产后的恢复和适应期，跟着娃一起抗黄疸、斗新冠、对抗乳腺炎……幸运的是，我能获得相对充足的社会支持,来自父母、公婆、丈夫的全力协助,让我即便在忙得四脚朝天的日子也依旧可以坐在电脑前打完这些文字。愿我的家人们健健康康,愿宝贝们平安快乐成长,而我可以一直陪在他们身旁!

涂 炯

2023 年 10 月 2 日

图书在版编目（CIP）数据

如何有尊严地离去？：关于临终、死亡与安宁疗护的社会学研究／涂炯著. -- 北京：社会科学文献出版社，2024.3

（中山大学社会学文库）

ISBN 978 - 7 - 5228 - 3058 - 2

Ⅰ.①如…　Ⅱ.①涂…　Ⅲ.①临终关怀学 - 研究 Ⅳ.①R48

中国国家版本馆 CIP 数据核字（2024）第 019982 号

中山大学社会学文库

如何有尊严地离去？

——关于临终、死亡与安宁疗护的社会学研究

著　　者／涂　炯

出 版 人／冀祥德
责任编辑／黄金平
责任印制／王京美

出　　版／社会科学文献出版社·政法传媒分社（010）59367126
　　　　　地址：北京市北三环中路甲 29 号院华龙大厦　邮编：100029
　　　　　网址：www. ssap. com. cn
发　　行／社会科学文献出版社（010）59367028
印　　装／三河市尚艺印装有限公司

规　　格／开本：787mm×1092mm　1/16
　　　　　印张：22.25　字数：309 千字
版　　次／2024 年 3 月第 1 版　2024 年 3 月第 1 次印刷
书　　号／ISBN 978 - 7 - 5228 - 3058 - 2
定　　价／128.00 元

读者服务电话：4008918866